缓和医疗症状控制

Symptom Management in Palliative Care

主 编 宁晓红

中国协和医科大学出版社
北 京

图书在版编目（CIP）数据

缓和医疗症状控制 / 宁晓红主编. -- 北京 : 中国协和医科大学出版社, 2025. 5. -- ISBN 978-7-5679-2651-6

Ⅰ. R395.1

中国国家版本馆CIP数据核字第2025ZH3497号

致 读 者

本书中介绍的药物用法和用量是编者根据当前医疗观点和临床经验慎重制订的，并与通用标准保持一致，编校人员也尽了最大努力来保证本书中所推荐药物用法和用量的准确性。必须强调的是，临床医师开出的每一个医嘱都必须以自己的理论知识、临床实践为基础，以高度的责任心对患者负责。本书中列举的药物用法和用量主要供临床医师参考，并且主要针对疾病诊断明确、临床表现典型的患者。读者在选用药物时，还应认真研读药品说明书中所列出的适应证、禁忌证、用法、用量、不良反应等，并以《中华人民共和国药典》《中国国家处方集》等权威著作为依据。此书仅作为参考，我社不对使用此书所造成的医疗后果负责。

主　　编　宁晓红
责任编辑　杨小杰
封面设计　邱晓俐
责任校对　张　麓
责任印制　黄艳霞
出版发行　**中国协和医科大学出版社**
（北京市东城区东单三条9号　邮编100730　电话010-65260431）
网　　址　www.pumcp.com
印　　刷　廊坊市佳艺印务有限公司
开　　本　787mm×1092mm　1/16
印　　张　17.25
字　　数　314千字
版　　次　2025年5月第1版
印　　次　2025年5月第1次印刷
定　　价　118.00元

编者名单

主　编　宁晓红

副主编　戴晓艳　杜铁宽　曲　璇

编　者（按姓氏笔画排序）

王　裕　中国医学科学院北京协和医院
史　迪　中国医学科学院北京协和医院
白　露　北京市海淀医院
宁晓红　中国医学科学院北京协和医院
曲　璇　中国医学科学院北京协和医院
刘红菊　中国医学科学院北京协和医院
杜铁宽　中国医学科学院北京协和医院
李默晗　中国医学科学院北京协和医院
张　硕　中国医学科学院北京协和医院
范欣荣　中国医学科学院北京协和医院
周立新　中国医学科学院北京协和医院
郑　莹　中国医学科学院北京协和医院
赵　林　中国医学科学院北京协和医院
秦　苑　北京市海淀医院
耿瑞璇　中国医学科学院北京协和医院
葛　楠　中国医学科学院北京协和医院
戴晓艳　中国医学科学院北京协和医院

序　一

医学不仅是科学与技术的结晶，更是人文与生命的对话。《“健康中国2030”规划纲要》明确提出“安宁疗护一体化的健康和养老服务”，多项政策强调全生命周期健康管理，缓和医疗的重要性愈加突显。欣悉宁晓红医生及其团队精心编写《缓和医疗症状控制》一书，立足北京协和医院临床经验，将国际前沿理念与本土实践深度融合，为我国缓和医疗事业发展注入了新的力量，赋能全人群全生命周期健康管理。

英国安宁疗护的先驱西西里·桑德斯女士倡导：个体的重要性将始终贯穿生命的始终。虽然现代医学的飞速发展攻克了许多顽疾，但面对慢性病、老年病及终末期患者时，单纯的“治愈”已非唯一目标。缓和医疗正是以患者为中心，聚焦缓解症状、提升生活质量，通过症状控制、心理支持、社会关怀等方式，让患者在生命的任何阶段都保有尊严与舒适。

当前，我国的缓和医疗尚处于发展初期阶段，在人才培养、学科建设、社会认知等方面都还有待提升、大有空间。本书将缓和医疗从理念转化为可操作的实践工具，系统阐述了缓和医疗对各类症状的控制方法，从疼痛、呼吸系统症状，到消化系统症状、神经系统症状等，进行了细致入微地讲解，不仅有深入的理论剖析，还穿插了丰富的临床案例，极大增强了内容的可读性、实用性，提供了宝贵的知识资源。

尤其是书中第二部分，关于缓和医疗团队协作的案例更是一大亮点，也充分体现了协和多学科协作的优良传统。缓和医疗团队往往涵盖医生、护士、社工、心理治疗师等不同专业人员。这些案例以团队视角展示了各成员在缓和医疗中的角色、作用，也提供了宝贵的、可借鉴的实践范例，对于拓宽临床思维、为患者提供更加优质的医疗服务都有重要的参考价值，也有利于推动我国缓和医学学科、全生命周期健康管理朝着更加规范化、专业化的方向发展。

期望本书能让更多人了解、重视并积极投身于缓和医疗事业发展，让社会各界给予缓和医疗更多关注与支持。让我们一起为处于疾病终末期的患者点亮生命旅程的温暖之光，让生命长河中的每一个阶段都有意义和尊严。

医学的边界或许有限，但人性的关怀永无止境。相信在大家的共同努力下，缓和医疗事业必将迎来更加美好的明天。

北京协和医院院长　张抒扬

2025年4月

序 二

2012年，宁晓红医生向我询问“去哪里深入学习缓和医疗”，作为北京抗癌协会当时的主事人，我推荐她去台湾省看看。此时我们决定派几名医生前往台北马偕纪念医院学习缓和医疗，宁晓红医生是其中一员，我委派她做小组长，负责回来后汇报学习成果。学成返京后，宁晓红医生兴高采烈地和我们谈起她的见闻，特别谈到此行扩展了她的“医学边界”，认为“缓和医疗工作非常值得去做，那些生命末期被病痛折磨的患者太需要专业的照护和关怀了”。显然，她是真正理解了缓和医疗，喜欢上了缓和医疗，并决心以此作为自己的事业。当时的环境远不如现在，决心投身缓和医疗的医生在全国也没有几个，宁晓红医生是为数不多的几个先行者之一。

幸运的是，在北京协和医院以“科学济人道”百年校训的氛围中，宁晓红医生的缓和医疗工作迅速得到了全院从院长、科主任到护工、志愿者的充分理解和大力支持，她的努力、执着和身体力行也影响、带动了同事们。2022年，北京协和医院缓和医学中心成立，宁晓红医生担任中心主任。他们人手很少，没有独立病房，但只要患者需要，全院每个科室的病床都是缓和医学中心的病床，很多教授们查房时遇到痛苦大的患者总要说上一句“请缓和医学中心看看”。缓和医学中心的工作人员也是有请必到，绝不会让同道们和患者失望。

百年前，北京协和医院建立了中国第一个隶属于医院的社会服务部，老百姓以自己的体会把它称为“帮穷部”“救命部”。我觉得从某种意义上讲，现在北京协和医院缓和医学中心既是百年前“帮穷部”“救命部”精神的延续，又是其部分专业内容的延续。

北京协和医院为什么在全国人民心中的地位无出其右，关键在于对“科学济人道”精神的百年坚持。正是这种精神营造了有利于缓和医疗这棵幼苗在协和这片土壤的成长环境，正是这种价值导向使宁晓红医生和她的团队锲而不舍地辛勤耕耘，终有收获，并且高质量地出版了《缓和医疗症状控制》。

看到《缓和医疗症状控制》的书稿，回忆十多年前的往事，非常感慨。我深知本书撰写的不易，呈现在读者面前的是编者们在临床一线劳动的汗水和知识的积累，其背后是编者们的志向和担当。

相信本书的出版必然能够推动我国缓和医疗的发展，希望本书的出版能够造福广大患者。

中国抗癌协会原理事长助理、副秘书长　刘端祺

2025年3月

前 言

治愈疾病，无疑是现代医学的核心目标之一。然而，当疾病发展到无法治愈、生命被巨大痛苦裹挟时，医学又该开辟怎样的路径？这正是缓和医学的核心命题与关键意义所在。当下，我国缓和医学学科尚处萌芽阶段，众多医护人员对其认知有限。作为有幸投身缓和医学领域的一员，在因接触、钻研缓和医学知识而更添自信，又有幸于北京协和医院建立缓和医学中心之后，我满心期许，要把自己领悟到的缓和医学精髓分享给同行们，助力更多人认识、理解缓和医学，进而胸有成竹地展开实践，为减轻患者痛苦贡献心力。

缓和医学作为医学的重要分支之一，定位精准且严谨。它率先聚焦于症状控制，借助科学的评估体系与治疗手段，针对疼痛、呼吸困难、恶心、呕吐等各类疾病症状实施有效缓解策略，为全力保障患者生活质量、捍卫其生命尊严筑牢根基。为方便读者聚焦学习，我们特意把缓和医疗中症状控制的理论与实践内容单独成册，此即编撰本书的初衷。

本书分为两个部分：第一部分针对缓和医疗情境下的常见症状展开细致讲解，其间穿插丰富案例，辅助读者吸收、消化理论知识；第二部分则是源于临床真实案例的实践分享，从团队视角呈现实操做法，突显护士、社工等成员在团队中不可或缺的地位，助力大家真切了解缓和医疗的团队协作实景。每个案例都是团队协同的生动样本，满含宝贵实践要点，可供反复揣摩、深度剖析，助力专业能力提升。

阅读本书时，您既可以先从基于案例的临床实践部分读起，碰到特定症状想深挖细节时，再回头精读前面相应章节；又可以依据所管理患者当下的症状切入阅读，边读边应用于临床实践，以便更快地掌握书中精华。

衷心期望本书能成为医护同仁的得力帮手。对于有志在缓和医学领域精耕细作的新手而言，它能勾勒清晰的入门路线，助力快速搭建实操知识框架，使其在临床工作中更有底气；资深从业者也能借此深度挖掘案例，拓宽思维视野，达成知识与技能的持续进阶。

在此，诚挚感谢北京协和医院缓和医学中心的每一位伙伴，是大家一丝不苟的付出与日积月累的经验沉淀，为本书注入了丰富的专业养分，赋予我们成书的底气。感恩家人，在我们照护患者、编撰本书的漫长历程里，始终给予支持与鼓励，成为我们强有力的精神支柱。同样感谢投身缓和医学事业的各位同行，正是大家的躬身入局与一线实践，推动着中国缓和医学朝着规范化、专业化稳步迈进，为生命终章呈上更优质的守护。

宁晓红

2024年12月

目 录

绪论…………………………………………………………………………………… 1

第1部分 症状控制与照护

第1章 疼痛 ……………………………………………………………………………11
第一节 疼痛的定义与评估 ……………………………………………………11
第二节 疼痛的治疗 ………………………………………………………………26
第三节 多学科疼痛综合管理 …………………………………………………43
第2章 呼吸系统症状 …………………………………………………………………47
第一节 呼吸困难 ……………………………………………………………………47
第二节 咳嗽 …………………………………………………………………………62
第三节 临终喉鸣 ……………………………………………………………………66
第3章 消化系统症状 …………………………………………………………………71
第一节 口腔不适 ……………………………………………………………………71
第二节 厌食 …………………………………………………………………………76
第三节 呃逆 …………………………………………………………………………82
第四节 恶心呕吐 ……………………………………………………………………88
第五节 恶性肠梗阻 …………………………………………………………………96
第六节 便秘 ………………………………………………………………………… 105
第七节 腹泻 ………………………………………………………………………… 111
第4章 神经系统症状 ……………………………………………………………… 119
第一节 失眠 ………………………………………………………………………… 119
第二节 颅内压增高 ……………………………………………………………… 127
第三节 谵妄 ………………………………………………………………………… 136

第5章　其他症状 …………………………………………………………… 147
第一节　泌尿系统症状 ………………………………………………… 147
第二节　乏力 …………………………………………………………… 153
第三节　瘙痒 …………………………………………………………… 158
第6章　缓和医疗中的急症 ……………………………………………… 165
第一节　癫痫发作 ……………………………………………………… 165
第二节　大出血 ………………………………………………………… 172
第三节　临终躁动 ……………………………………………………… 176
第四节　恶性脊髓压迫症 ……………………………………………… 183
第五节　高钙血症 ……………………………………………………… 191
第7章　濒死与死亡 ……………………………………………………… 199
第8章　缓和镇静 ………………………………………………………… 216

第2部分　缓和医疗团队工作案例

第9章　ICU濒死患者的团队视角照护 …………………………………… 231
第10章　癌性伤口与疼痛患者的团队视角照护 ………………………… 239
第11章　肠梗阻患者的团队视角照护 …………………………………… 247

数字资源 …………………………………………………………………… 254
附录A　药物用药方法缩略语 …………………………………………… 255
中英文对照索引 …………………………………………………………… 256
后记 ………………………………………………………………………… 260

绪　论

一、缓和医疗的定义

现代缓和医疗（palliative care）始于20世纪60年代。1967年，西西里·桑德斯博士在英国建立圣·克里斯托弗安宁院（St.Christopher's Hospice），开创性地提出了“全人照护”理念，强调要关注患者的身体、心理、社会和灵性等多维度需求。1975年，加拿大巴尔弗尔·蒙特博士首次提出“palliative care”这一术语。“Palliative”源自拉丁文“pallium”（意为“斗篷”），暗喻对患者的全面庇护，这一概念超越了单纯的安宁疗护，扩展到对患者全程、全方位的照护。

随着缓和医疗理念的不断发展，2002年，世界卫生组织（World Health Organization，WHO）将其定义为一种积极的全人照护方式，面向因严重疾病而遭受痛苦的患者及其家属。其核心是通过早期识别、准确评估和治疗痛苦，预防和缓解患者的身体、心理、社会和灵性痛苦，从而提高患者及其家属的生活质量。国际安宁缓和医疗协会（International Association for Hospice and Palliative Care，IAHPC）进一步深化了这一理念，2018年发布了基于400多位缓和医疗专家共识的缓和医疗定义，该定义强调缓和医疗应贯穿疾病全程，并与其他治疗方式协同进行。在这一框架下，缓和医疗既肯定生命的意义和价值，又将死亡视为自然过程；既注重症状控制和疼痛管理，又强调心理和精神层面的支持；既重视患者的当下需求，又关注家属的长期福祉。这种全方位的照护理念要求医疗团队在实践中既不刻意加速患者死亡，也不过分延长患者生命，而是致力于提升患者在疾病过程中的生活质量。

各机构或组织对缓和医疗的定义见表0-1。

表0-1 各机构或组织对缓和医疗的定义

机构或组织	时间	定义
世界卫生组织 World Health Organization，WHO	2002	缓和医疗是通过预防和缓解痛苦，改善面临威胁生命疾病相关问题的患者及其家属生活质量的方法。它通过早期识别及对疼痛和其他问题（包括身体、心理、社会和灵性方面）的精确评估和治疗来实现这一目标 Palliative care is an approach that improves the quality of life of patients and their families facing the problem associated with life-threatening illness, through the prevention and relief of suffering by means of early identification and impeccable assessment and treatment of pain and other problems, physical, psychosocial, and spiritual
英国缓和医疗委员会 National Council for Palliative Care，NCPC	2006	缓和医疗是对晚期发展性疾病患者的积极整体照护。疼痛和其他症状的管理，以及心理、社会和精神支持的提供至关重要。缓和医疗的目标是为患者及其家属实现最佳生活质量。缓和医疗的许多方面也适用于疾病早期阶段，与其他治疗方式共同实施 Palliative care is the active holistic care of patients with advanced progressive illness. Management of pain and other symptoms and provision of psychological, social and spiritual support is paramount. The goal of palliative care is achievement of the best quality of life for patients and their families. Many aspects of palliative care are also applicable earlier in the course of the illness in conjunction with other treatments
澳大利亚缓和医疗协会 Palliative Care Australia，PCA	2015	缓和医疗是以个人和家庭为中心，为持续发展、晚期疾病加重且几乎或完全没有治愈可能或即将死亡的患者提供的照护，其主要目标是提高生活质量 Palliative care is person and family-centred care provided for a person with an active, progressive, advanced disease, who has little or no prospect of cure and who is expected to die, and for whom the primary goal is to optimise the quality of life
国际安宁缓和医疗协会 International Association for Hospice and Palliative Care，IAHPC	2018	缓和医疗是对所有年龄段因严重疾病而承受与健康相关痛苦的个体，尤其是临近生命终点的患者，提供的积极的整体照护。其目标是改善患者及其家属和照护者的生活质量 Palliative care is the active holistic care of individuals across all ages with serious health-related suffering due to severe illness, and especially of those near the end of life. It aims to improve the quality of life of patients, their families and their caregivers
加拿大安宁缓和医疗协会 Canadian Hospice Palliative Care Association，CHPCA	2019	作为一种专业化的医疗形式，安宁缓和医疗旨在缓解痛苦并提高面临生命限制性疾病的患者及其家属的生活质量。它针对与生命限制性疾病相关的特定身体、心理、社会、灵性和实际问题，以及相关的期望、需求、希望和恐惧提供支持 A specialized form of healthcare, hospice palliative care aims to relieve suffering and improve the quality of life for those living with a life limiting illness, and their families. It addresses the specific physical, psychological, social, spiritual, and practical issues associated with life-limiting illnesses, and related expectations, needs, hopes, and fears

续　表

机构或组织	时间	定义
世界卫生组织 World Health Organization，WHO	2020	缓和医疗是改善面临威胁生命疾病相关问题的患者（成人和儿童）及其家属生活质量的方法。它通过早期识别、正确评估和治疗疼痛及其他问题（包括身体、心理、社会或灵性方面）来预防和缓解痛苦 Palliative care is an approach that improves the quality of life of patients (adults and children) and their families who are facing problems associated with life-threatening illness. It prevents and relieves suffering through the early identification, correct assessment and treatment of pain and other problems, whether physical, psychosocial or spiritual
美国安宁缓和医学学会 American Academy of Hospice and Palliative Medicine，AAHPM	2024	缓和医疗是专门设计用于缓解由严重或慢性疾病引起的症状和压力的专业医疗照护。这种以患者和家庭为中心的照护适用于任何年龄或疾病阶段，旨在为患者及其家属实现最佳生活质量 Palliative care is specialized medical care designed to relieve the symptoms and pressure caused by serious or chronic illness. This patient and family-centered care is suitable for any age or disease stage, with the aim of achieving the best possible quality of life for both the patient and their loved ones

在实践层面，缓和医疗强调多学科团队协作的重要性。医生、护士、社会工作者（简称“社工”）、心理治疗师、志愿者等专业人员以团队工作的形式密切配合，为患者及其家属提供全面的照护。这种团队工作确保了照护的连续性和整体性，使患者能够在疾病的不同阶段都可以获得其所需要的适当的照护。值得注意的是，缓和医疗并不仅限于疾病晚期，它可以在疾病早期与原发疾病的治疗同步开展，帮助患者更好地应对疾病带来的各种挑战。

二、缓和医疗实践原则

1. 缓和医疗肯定生命的意义。
2. 缓和医疗承认死亡是一个自然过程。
3. 缓和医疗不刻意加速或推迟死亡。
4. 缓和医疗可与原发病治疗同步开展。
5. 缓和医疗强调维护患者尊严，帮助患者达到善终。
6. 缓和医疗应优先尊重患者意愿，理解并尊重患者及其家属的文化与价值观。
7. 应在患者需要时提供缓和医疗，尤其在生命末期阶段。
8. 缓和医疗帮助患者尽可能充满希望地生活。

9. 缓和医疗可以在家中、所有医疗及照护机构开展。

10. 缓和医疗的干预措施应尽可能建立在循证依据之上。

11. 帮助患者及家属制订及实施预立医疗照护计划（advanced care planning，ACP），与患者及家属讨论照护目标。

12. 若患者有需求，协助确定医疗决策代理人。

13. 在患者离世前和离世后为家属及照护者提供哀伤支持。

14. 缓和医疗应由多学科团队协作提供，团队成员涵盖但不限于医生、护士、社工、志愿者、心理治疗师及非医疗性治疗师等专业人员。

15. 困难病例应转诊至专业缓和医疗团队。

三、缓和医疗的意义

缓和医疗的意义在于能够关注罹患各种疾病的人经历的痛苦，并正视死亡，有能力聚焦于死亡这个事实，用心陪伴和帮助正在走向生命终点的人及其家属和照护者，帮助患者达到善终，达到“生死两相安”。

随着我国老龄化进程全面加速，人口结构变动给中国的总体健康水平、国民疾病谱和死亡质量带来极大的挑战。根据国家统计局数据，中国自20世纪末开始进入老龄化社会以来，老年人口数量和占总人口的比例持续增长。研究显示，90%的晚期癌症患者无法获得缓和医疗服务，这种供需失衡带来了过度医疗、医疗资源浪费、家庭经济负担加重等一系列问题。据世界安宁缓和医疗联盟（Worldwide Hospice Palliative Care Alliance，WHPCA）2020年报告显示，全球每年约有5680万人需要缓和医疗服务（包括临终期2570万人及非临终期3110万人）。从接受服务的患者数量来看，中国每百万人口中仅有23.33～142.72人能获得缓和医疗服务，而发达国家这一数字则高达2932.85～42 675.32人。

缓和医疗是应对人口老龄化背景下慢性病、肿瘤等重大疾病负担的必然选择。根据WHO全球卫生观察站（Global Health Observatory）2019年数据，非传染性疾病已占全球死亡原因的74%，其中心血管疾病占32%、癌症占17%、慢性呼吸系统疾病占7%。对于中国而言，国家卫生健康委发布的《2022年中国卫生健康统计年鉴》显示，恶性肿瘤、心脏病、脑血管病等慢性病已成为我国居民主要死因，这三类疾病死亡人数占总死亡人数的50%以上。这些患者及其家属的生活品质会因缓和医疗的介入而优化。

缓和医学是一门医学专业技术与人文结合的学科。实施缓和医疗应成为各个专科医生的基本技能。

四、缓和医疗与中国生死观契合

在中国，缓和医疗的发展经历了一个逐步深化和本土化的过程。1988年，天津医学院（今天津医科大学）成立临终关怀研究中心，标志着现代缓和医疗理念在中国的正式引入。随着实践的深入，相关术语的中文译名也在不断完善。“Palliative care”最初被译为“姑息治疗”，后来逐渐发展出“缓和医疗”“舒缓疗护”“纾缓医疗”等译法。这一演变过程反映了人们对缓和医疗内涵理解的不断深化。2017年，国家卫生和计划生育委员会发布《安宁疗护实践指南（试行）》，首次规范了生命终末期服务的内容，将全人照护、症状控制、心理支持等核心要素纳入卫生服务体系，使中国缓和医疗事业的发展迈出了一大步，也为缓和医学学科建设奠定了重要基础。

尽管现代缓和医疗概念仅在20世纪末被引入中国，但中华传统文化一直都有助人善终的理念和做法。中华民族的生死观具有深厚的哲学智慧，其中《易经》《庄子》《老子》三部经典著作对生死的阐述各具特色，对现代中国社会的生死观念产生了深远影响。

《易经》通过阴阳变化阐述了生死规律。“原始反终”的循环观念体现在“天地之数五十，其用四十有九”之中，说明事物发展变化都有其必然规律。《易经·系辞传》中提出“天地之大德曰生”，将生命视为天地运行的重要体现。在《易经·说卦传》中，生死被视为自然界阴阳二气的往复变化，“立天之道，曰阴与阳；立地之道，曰柔与刚；立人之道，曰仁与义”。这种阴阳相生相克的观念表明生死是宇宙运行的基本规律，人应顺应这种规律。《易经》还通过“否泰”卦象展现了生死轮回的思想，“天地否，而后泰”说明事物总是在对立统一中发展变化，生死也不例外。

《庄子》的生死观更具超越性和智慧性。在《庄子·大宗师》中，“死生，命也，其有夜旦之常，天也”，将生死视为自然规律。《庄子》通过“庄周梦蝶”的寓言，展现了对生死界限的超越，“不知周之梦为胡蝶与，胡蝶之梦为周与”，表明生死只是形态的转化。《庄子·养生主》中“安时而处顺，哀乐不能入也”的观点，强调以平静心态面对生死。《庄子·至乐》中记载了子祀、子舆、子犁、子来四人的对话：“死生为昼夜，且有待乎”，表达了对生死自然规律的豁达认知。《庄子·大宗师》中描述的“坐忘”境界，更是展现了超越生死的精神境界。

《老子》的生死观体现了“道法自然”的思想核心。“人法地，地法天，天法道，道法自然”阐明了顺应自然的重要性。“道生一，一生二，二生三，三生万物”说明万物生死变化都源于道的运行。《老子》第五十章“出生入死”的论述，揭示了生命现象的本质。“善摄生者，陆行不遇兕虎，入军不被甲兵”，强调通过修养达到与道合一的境界。“专气致柔，能如婴儿乎”的修养方法，旨在回归生命的本真状态。

这三部经典著作的生死观既有共通之处，又各具特色。共同之处在于都强调生死的自然性和必然性，主张以平和心态面对生死，体现了“天人合一”的思想。差异在于《易经》侧重阐述生死变化的规律性，《庄子》更强调超越生死的精神境界，《老子》则着重论述如何通过修养达到对生死的豁达。这些传统生死观影响了中国人对死亡的基本态度，形成了较为理性和豁达的生死观，为现代缓和医疗的本土化实践提供了文化基础。

五、缓和医疗与安宁疗护

安宁疗护（hospice care）是2016年全国政协双周协商座谈会正式启用的称呼，旧称“临终关怀”。2017年，国家卫生和计划生育委员会发布《安宁疗护实践指南（试行）》，指出“安宁疗护实践以临终患者和家属为中心，以多学科协作模式进行，主要内容包括疼痛及其他症状控制，舒适照护，心理、精神及社会支持等”。

安宁疗护专为处于生命末期的患者及其家属和照护者提供全人照护实践。其目标是在不刻意加速和延缓死亡的前提下，通过缓解患者的身体、心理、社会和灵性痛苦，维护患者尊严，帮助患者实现善终，提升患者及其家属和照护者的生命质量，直至哀伤期结束。安宁疗护是缓和医疗的重要组成部分，二者的核心内容和方法并无本质区别，区别在于两个概念涵盖的时间段及被照顾对象的预计生存期不同（图0-1）。

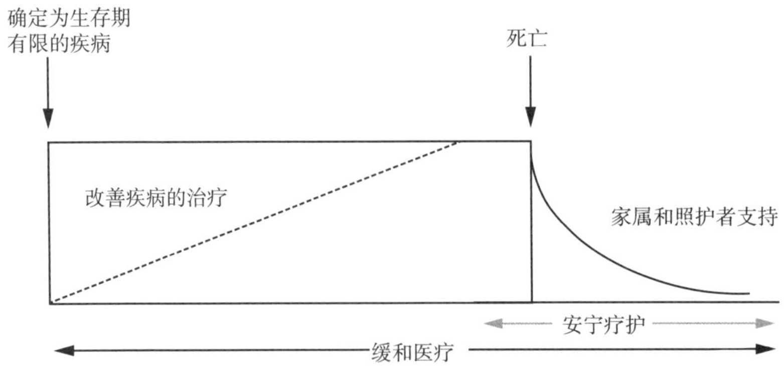

图0-1　缓和医疗和安宁疗护

参考文献

[1] 陈小鲁，罗峪平. 中国缓和医疗发展蓝皮书（2019—2020）[M]. 北京：中国人口出版社，2021.

[2] WORLD HEALTH ORGANIZATION. Cancer pain relief and palliative care. Report of a WHO Expert Committee [R]. Geneva：World Health Organization，1990.

[3] WORLD HEALTH ORGANIZATION. Palliative care [EB/OL]. [2025-03-16]. https：//www.who.int/news-room/fact-sheets/detail/palliative-care.

[4] BLANCHARD C，BRUERA E，BUITRAGO R，et al. Redefining Palliative Care—A New Consensus-Based Definition [J]. Journal of Pain and Symptom Management，2020，60(4)：754-764.

[5] American Academy of Hospice and Palliative Medicine. Mission，Vision，Values [EB/OL]. [2025-03-16]. https：//aahpm.org/about-aahpm/mission-vision-values/.

[6] Canadian Hospice Palliative Care Association. What is Hospice Palliative Care? [EB/OL]. [2025-03-16]. https：//www.chpca.ca/education/what-is-hospice-palliative-care/.

[7] Palliative Care Australia. What is Palliative Care? [EB/OL]. [2025-03-16]. https：//palliativecare.org.au/resource/what-is-palliative-care/.

[8] National Council for Palliative Care. Palliative Care Explained [EB/OL]. [2025-03-16]. https：//www.ncpc.org.uk/palliative-care-explained/.

[9] WORLD HEALTH ORGANIZATION. National cancer control programmes：policies and managerial guidelines [EB/OL]. 2002.

[10] IAHPC. Palliative Care Definition [EB/OL]. [2025-01-13]. https：//hospicecare.com/what-we do/projects/consensus-based-definition-of-palliative-care/definition/.

[11] PALLIATIVE DOCTORS. Quality care for those with serious illness [EB/OL]. [2025-01-13]. https：//palliativedoctors.org/hospice/care.

第 1 部分

症状控制与照护

症状控制与照护是缓和医疗的核心，贯穿患者疾病全程。本部分结合具体案例，详细介绍了缓和医疗中常见的症状管理知识，涵盖疼痛、呼吸系统症状（如呼吸困难、咳嗽、临终喉鸣）、消化系统症状（如口腔不适、厌食、呃逆）、神经系统症状（如失眠、颅内压增高、谵妄）及其他常见症状（如泌尿系统症状、乏力、瘙痒）的评估与处理。同时，深入探讨了缓和医疗中的急症处理、濒死与死亡阶段的照护，以及缓和镇静这一重要治疗手段。旨在为读者提供实用且操作性强的症状管理知识，帮助他们更好地理解症状的成因、表现及管理策略，并将这些知识应用于实践，更有效地帮助患者减轻痛苦。

1

第1章 疼　痛

疼痛是终末期患者常见且亟需干预的症状，严重影响患者的生活质量。本章通过一个具体的疼痛案例，围绕疼痛展开全面论述，详细介绍了疼痛的定义、分类、病理生理机制，强调了疼痛管理在末期疾病中的重要性。本章还重点强调了疼痛评估的多维度视角，包括总疼痛的概念、评估方法及工具。在治疗方面，提出了多模式个体化治疗原则，涵盖了病因治疗、非药物治疗和药物治疗等多个方面，旨在为读者提供一个系统、全面的疼痛管理知识框架。

第一节　疼痛的定义与评估

患者，女，80岁。6个月前出现腹部疼痛，为上腹部隐痛，疼痛不严重，自述可耐受。之后疼痛逐渐加重，并向后背部放射，未用镇痛药。3个月前行CT检查发现胰腺占位，经穿刺病理确诊为胰腺中分化腺癌，本人拒绝增加痛苦的治疗，未接受针对肿瘤的治疗。患者有3个孩子，都在国外工作和生活；老伴刚刚去世半年；平时和保姆一同居住。1个月后出现皮肤巩膜黄染，并出现恶心、乏力和疼痛明显加重，超声、CT（图1-1）提示肝内胆管增粗，考虑梗阻性黄疸。疼痛方面，给予盐酸吗啡缓释片30mg q12h联合加巴喷丁300mg q8h，疼痛较前减轻，继续逐渐增加盐酸吗啡缓释片

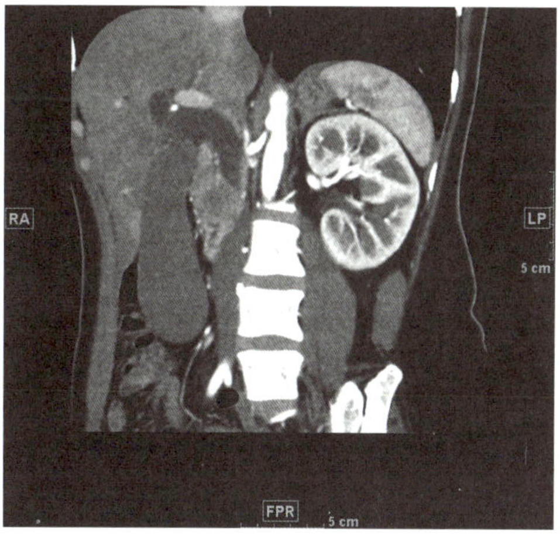

图1-1　胰腺癌合并胆管扩张

注：腹部CT＋胰腺薄扫＋三维重建显示胰头占位伴肝内外胆管及胆总管扩张。

剂量到80mg q12h，疼痛没有进一步减轻。患者经常抱怨睡不好，有时会说“活着就是累赘，还不如早点儿结束，这样孩子们也不用惦记我”。1周前，患者神志状况逐渐变差，嗜睡直至呼之不应，不能口服药物。孩子们希望母亲不再痛苦，但不确定能否做到这一点。

在这个肿瘤案例中，患者有多个痛苦症状，疼痛是其中非常需要干预的重要症状。实际上，很多患者在疾病末期都存在疼痛症状。

一、疼痛的定义

疼痛是临床最常见的主诉之一。国际疼痛研究学会（International Association for the Study Pain，IASP）将疼痛定义为“与实际或潜在组织损伤相关，是一种不愉快的感受和情绪体验”。在2020年更新的IASP疼痛定义中，还对疼痛的定义进行了进一步的解释和说明：疼痛往往是一种个人体验，受到生物学、心理学及社会因素等不同程度的影响。IASP将癌症相关性疼痛（以下简称“癌痛”）定义为“由癌症原发或转移或癌症治疗所引起的疼痛”。

疼痛与伤害感受是不同的现象，疼痛不能单纯通过感觉神经元的活动来进行推断。个人可以从他们的生活经验中学到疼痛的概念。应尊重疼痛主诉。尽管疼痛通常具有适应性作用，但可能对功能、社会及心理健康造成不良影响。语言描述仅仅是表达疼痛的多种方式之一，无法沟通并不表示否认人或非人类动物存在疼痛的可能性。

二、疼痛的分类

疼痛可根据病理生理学机制、病程、起源等进行分类。

（一）根据病理生理学机制分类

根据病理生理学机制的不同，可将疼痛分为伤害感受性疼痛（nociceptive pain）、神经病理性疼痛（neuropathic pain）及伤害可塑性疼痛（nociplastic pain）三种类型。伤害感受性疼痛是由组织损伤或功能异常引起的伤害性刺激造成，通常被认为是对机体具有保护意义的反馈机制。神经病理性疼痛是由外周或中枢感觉神经系统病变引起，通常存在疼痛信号传导通路中的感觉神经损伤，常见的神经病理性疼痛包括三叉神经痛、坐骨神经痛、脑卒中后疼痛或肿瘤相关神经病理性疼痛。伤害感受性疼痛与神经病理性疼痛的比较详见表1-1。

表1-1 伤害感受性疼痛与神经病理性疼痛的比较

疼痛类型	原因	特点
伤害感受性疼痛		
躯体性疼痛	体表及深部组织的痛觉感受器兴奋	可定位，锐痛
内脏性疼痛	胸腹腔的脏器被浸润、压迫或肿胀而引起疼痛感受器活化	不可定位，绞痛
神经病理性疼痛	压迫或浸润周边神经或脊髓而造成损伤，引起神经自发性放电；手术、放化疗引起周边神经化学损伤	持续性，钝痛，间断有抽搐、烧灼感，镇痛药效果差

伤害可塑性疼痛是指由疼痛感觉信号处理异常引起的疼痛，通常没有明确的组织损伤或感觉神经的病理改变，包括纤维肌痛、肠易激综合征、原发性腰背痛等，都可能是伤害可塑性疼痛的表现，对于常规镇痛治疗的反应相对较差。

（二）根据病程分类

临床工作中，常将疼痛根据病程分为急性疼痛和慢性疼痛两大类，遵循不同的诊断思路及治疗方法。

1. 急性疼痛

急性疼痛通常为伤害感受性疼痛，由组织损伤或功能异常引起的伤害性刺激造成，常与神经内分泌应激反应相关，如术后急性疼痛、创伤后疼痛或内外科疾病（如急性心肌梗死、胰腺炎、胆囊结石）引起的疼痛。

2. 慢性疼痛

当急性疼痛未得到良好控制时，可能会转变为慢性疼痛。慢性疼痛通常是指持续时间超过3个月的疼痛，根据原因可分为慢性原发性疼痛及慢性继发性疼痛综合征。

慢性原发性疼痛包括慢性弥漫性疼痛、复杂性区域疼痛综合征、慢性原发性头痛或口面部疼痛、慢性原发性内脏痛、慢性原发性肌肉骨骼疼痛。慢性继发性疼痛综合征包括慢性癌痛、慢性术后或创伤后疼痛、慢性神经病理性疼痛、慢性继发性头痛或口面部疼痛、慢性继发性内脏痛、慢性继发性肌肉骨骼疼痛。每种慢性疼痛还可根据原因进一步分类。在慢性疼痛的诊疗中，准确评估疼痛的原因及疼痛综合征的类型，尤其是鉴别神经病理性疼痛与伤害感受性疼痛，识别与中枢敏化相关疼痛及伤害可塑性疼痛非常重要。

（三）根据起源分类

疼痛根据起源可分为躯体痛和内脏痛两种类型。

1. 躯体痛

躯体痛可进一步分为起源于皮肤、皮下组织和黏膜的躯体性表面痛和起源于肌肉、肌腱、关节或骨骼的躯体性深部痛。前者通常容易定位，常被描述为尖锐、刺痛、搏动性疼痛或灼热感；后者不易定位，常被描述为钝性疼痛，且刺激的强度和持续时间可能影响疼痛的严重程度。

2. 内脏痛

内脏痛通常难以定位，也可能伴有交感神经异常或副交感神经活跃引起的恶心、呕吐、大汗及心率、血压的改变。体腔壁痛是一种特殊类型的内脏痛，是指内脏疾病引起邻近体腔壁的浆膜受刺激或骨骼肌痉挛产生疼痛，由于其从躯体神经传入，疼痛特点与躯体痛相似。内脏痛可能伴有牵涉痛，是指某些内脏疾病引起远处体表部位发生疼痛或痛觉过敏，如心绞痛可能伴有心前区、左肩、左上臂疼痛，甚至牙痛，这是由体表和内脏的痛觉纤维在脊髓后角感觉传入的二级神经元发生汇聚引起的，来自内脏的伤害性刺激冲动持续存在时，可对体表传入冲动产生易化作用。

本例患者的疼痛是上腹部隐痛，钝性且不能准确描述疼痛部位，因此，考虑内脏痛。从时长看属于慢性疼痛。疼痛向后背部放射，考虑伴有牵涉痛。

三、疼痛的病理生理

为了更好地处理疼痛，需要熟悉疼痛的病理生理。其中神经传导通路、疼痛调节是与临床密切关联的内容。

1. 神经传导通路

痛觉传导通路中的各个环节都是镇痛药物的可能作用位点，在学习疼痛控制前应熟悉疼痛的神经传导通路。

生理性疼痛通常为伤害性感受疼痛，由三级神经元通路传导（图1-2），初级传入神经元与次级神经元在脊髓背角形成突触连接，通过脊髓丘脑束上传至丘脑，在丘脑

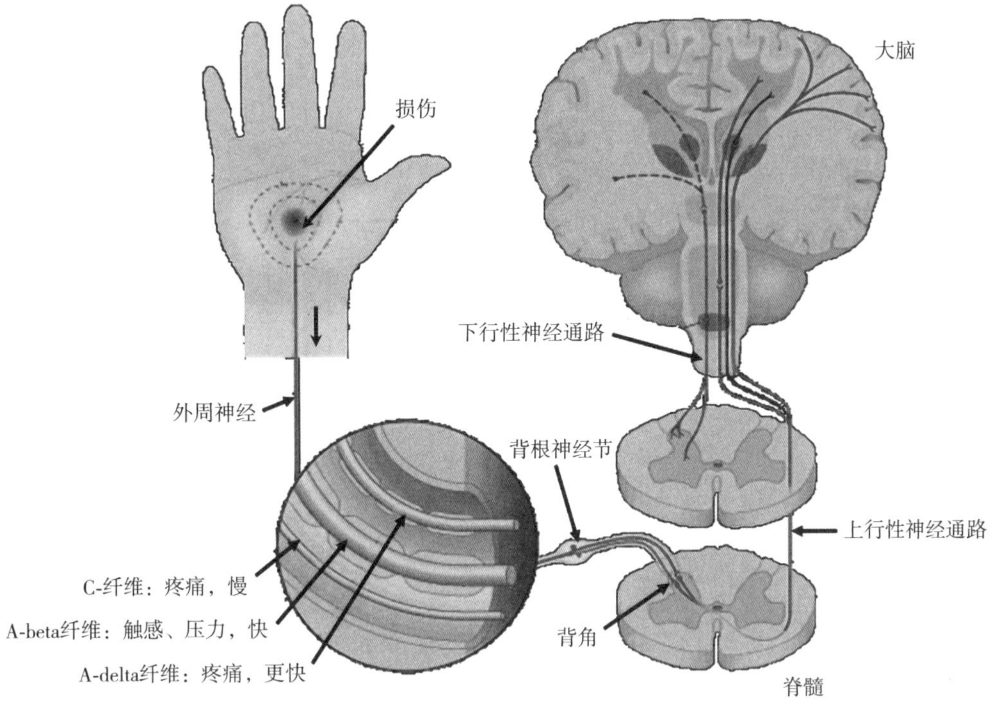

图1-2　伤害感受性疼痛传导的基本过程

核与三级神经元相连，然后投射至大脑皮质中央后回。

脊髓丘脑束是主要的疼痛传导通路，其中外侧脊髓丘脑束将疼痛的定位、强度、持续时间等辨别性信息传入，而内侧脊髓丘脑束则介导疼痛的自主和不愉快情感等信息，还有部分神经纤维可能投射至网状激活系统与下丘脑，参与疼痛的唤起反应。

将伤害性刺激转换为动作电位特化的初级传入神经元称为伤害性感受器。刺激因子可以引起伤害性感受器电压门控钠离子通道激活产生动作电位，沿神经轴突传递到脊髓背角，经脊髓神经元投射至大脑。传递过程可由单突触连接，也可由多个兴奋性或抑制性中间神经元介导。

2. 疼痛调节

疼痛调节结构位于外周的伤害性感受器及中枢的脊髓及脊髓以上，包括易化作用和抑制作用。

外周敏化和中枢敏化在慢性疼痛的形成中起到重要作用。中枢敏化是指在神经系统中，中枢神经系统（主要是脊髓和大脑）对传入的感觉信息产生过度敏感和放大反应的一种状态。外周敏化是指伤害性感受器对其感受阈值降低和对刺激反应性增强的现象。反复刺激伤害性感受器可能引起受体敏化，导致兴奋阈下降，对同样强度刺激反应频率增加、反应潜伏期缩短，甚至可能在刺激停止后自发放电。伤害性感受器受到持续刺激，周围及中枢神经系统可出现细胞凋亡、神经生长、轴突侧支萌芽等神经回路生理性重塑。在慢性疼痛的形成中，外周、中枢及心理机制共同作用，交感神经系统可能也参与其中。

中枢敏化可对患者的身体和心理等多个方面造成危害。生理方面，中枢敏化可导致疼痛加剧与持续，功能障碍，睡眠障碍和其他健康问题，如心血管系统负担加重，导致血压升高、心率加快、食欲减退、消化不良等症状。心理方面，中枢敏化可导致焦虑与抑郁、认知功能下降、社交障碍等影响心理健康和生活质量的严重后果。外周敏化可导致慢性疼痛、痛觉过敏等问题，也可引发心理方面的影响。

本例患者在病程初期腹部隐痛可耐受未治疗，之后疼痛逐渐加重直至无法忍受。疼痛加重可能由病情进展所致，同时疼痛持续存在所致的中枢敏化也可能是疼痛加重的因素之一。疼痛不像味觉、嗅觉等其他感受的生理特点那样可以出现耐受，与之相反的是长期疼痛会出现疼痛敏化。因此，疼痛治疗应充分评估、早期治疗，以减少敏化的发生。

四、疼痛评估

完善的疼痛评估是实现良好疼痛控制的基础。由于疼痛是一种主观感受，受到社会、心理等多种因素影响，对于疼痛定量评估存在许多挑战。

（一）总疼痛的概念

疼痛是多维度的，而非单纯躯体感受。英国的西西里·桑德斯博士提出了总疼痛的概念：总疼痛包括躯体、心理、社会、灵性多方面的成分，各个成分之间相互作用（图1-3）。

诸多因素可以影响疼痛的阈值。除生理方面的不适症状、失眠、疲乏可以降低疼痛阈值外，心理情绪上的焦虑、恐惧、愤怒、厌倦、悲伤、抑郁等也会降低疼痛阈值；放弃社交、精神隔离也会降低疼痛阈值。反之，症状的缓解、充分的睡眠和休息、良好的心情、参与社交、陪伴和倾听等支持则能升高疼痛的阈值。

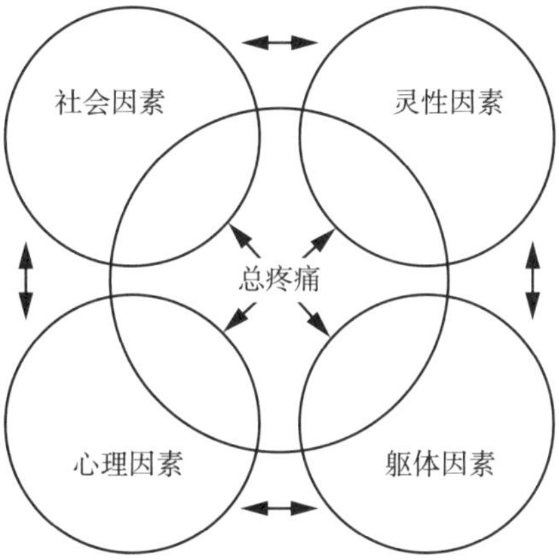

图1-3 总疼痛：相互作用模型

在疼痛治疗中，如果患者接受了各种药物和各种介入措施治疗仍主诉疼痛时，需要考虑是否有心理、社会、灵性方面的因素被忽略或遗漏。这时，除对躯体的治疗外，还需要多学科团队如心理咨询师、物理治疗师、社工、志愿者等的介入。

本例患者在加用镇痛药物后，疼痛并没有完全消失，增加强阿片类药物的剂量，效果也并不理想。结合患者的家庭情况，即其孩子们都不在身边，老伴也去世，孤身一人，没有家属陪伴，加上睡眠不好，考虑患者有情绪、心理相关的因素导致疼痛。在这种躯体以外因素引发疼痛的情况下，不是单纯增加镇痛药物就可以解决她的疼痛，需要通过陪伴、倾听、回顾人生及讨论离世细节等内容来帮助到她。这就是总疼痛的临床体现和处理的基本原则。

（二）疼痛评估的基础信息

疼痛评估是疼痛控制的基础。疼痛评估是为了充分了解疼痛，然后有的放矢地制订治疗策略。

在进行疼痛评估时，需要量化并记录患者疼痛的部位、强度、性质、有无放射痛、持续时间、随时间的变化、加重/缓解因素的程度和性质，如果患者存在多个部位的疼痛，则应分别详细记录。可采用疼痛的SOCRATES评估法（表1-2）对疼痛进行全面完整的评估。

除评估疼痛的程度和特征外，还应进行疼痛综合评估，评估疼痛的类型及原因，是否存在暴发痛，是否存在特殊的疼痛综合征等。

表1-2 疼痛的SOCRATES评估法

项目	评估内容
部位（site，S）	疼痛具体在什么部位？
开始（onset，O）	疼痛是从什么时候开始的？
特征/性质（characteristics，C）	疼痛的感觉像什么？ 是刀割还是烧灼？
放射性（radiation，R）	疼痛是否扩散/放射到任何其他部位？
相关症状（associated symptoms，A）	是否具有与疼痛相关的任何其他症状？
时间因素（temporal factors，T）	是所有时间都疼痛，还是有时疼痛有时好转？
加重/缓解因素（exacerbating/alleviating factors，E）	什么原因使疼痛加重/好转？
严重程度（severity，S）	疼痛到底有多严重？ 疼痛对你的生活质量有多大的影响？

（三）疼痛评估工具

疼痛评估可以通过评估量表、行为测试、生理测量等方式进行，其中疼痛评估量表是使用最广泛、最方便快捷的评估手段。疼痛评估量表可分为单维度疼痛程度评估量表及多维度疼痛综合评估量表。

1. 单维度疼痛程度评估量表

包括视觉模拟量表（visual analogue scale，VAS）、面孔视觉模拟量表（facial visual analogue scale，F-VAS）、数字评分量表（numerical rating scale，NRS）、口头评分量表（verbal rating scale，VRS）及修订版面部表情疼痛量表（faces pain scale revision，FPS-R）等。

（1）VAS（图1-4）：是一条10cm长的线段，两端分别标注“无痛”和“可以想象的最剧烈疼痛”，患者可在线段上用“×”标注出能够反映自己疼痛程度的位置，从而量化疼痛程度。部分患者包括老年患者和文化、受教育程度较低的患者使用该评分方法可能存在一定困难，但大部分患者经过培训后可使用。

（2）F-VAS：是在VAS线段的基础上标注从微笑到痛苦的表情以辅助评分，使用

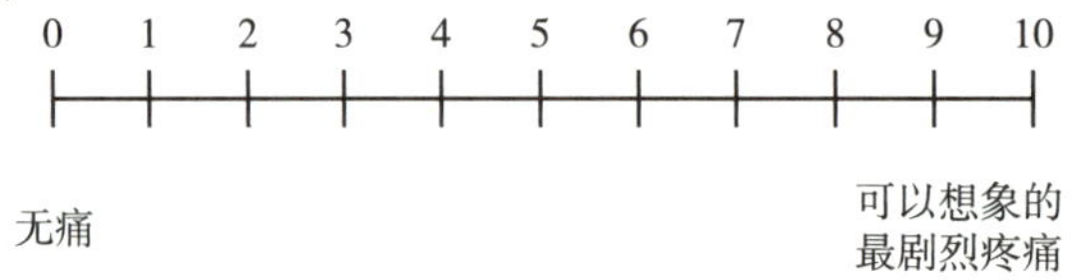

图1-4 视觉模拟量表

时更为直观方便。

（3）NRS：是用0～10分代表不同程度的疼痛，0分为无痛，10分为最严重疼痛。询问患者“你的疼痛有多严重？”或让患者圈出一个最能代表自身疼痛程度的数字。1～3分为轻度疼痛，4～6分为中度疼痛，7～10分为重度疼痛。

（4）VRS：是嘱患者根据对疼痛的主观感受进行描述，将疼痛分为无疼痛（0级）、轻度疼痛（Ⅰ级）、中度疼痛（Ⅱ级）、重度疼痛（Ⅲ级）。轻度疼痛是指有疼痛但可忍受，生活正常，睡眠无干扰。中度疼痛是指疼痛明显、不能忍受，要求服用镇痛药物，睡眠受干扰。重度疼痛是指疼痛剧烈、不能忍受，需用镇痛药物，睡眠受严重干扰，可伴自主神经紊乱或被动体位。

（5）FPS-R（图1-5）：适用于存在交流障碍的患者，如儿童、老年患者或无法用语言准确表达的患者。但由于这种方法可能受情绪、文化、受教育程度、环境等因素影响，需要结合具体情况使用。

0
无痛
2
有点痛
4
轻微疼痛
6
疼痛明显
8
疼痛严重
10
剧烈痛

图1-5 修订版面部表情疼痛量表

2. 多维度疼痛综合评估量表

由于疼痛是一种主观感受，评分的绝对值参考意义有限，应综合考虑患者年龄、认知功能及心理因素进行疼痛严重程度的评估。多维度疼痛综合评估量表在评估疼痛强度之外，还对疼痛所造成的心理、情绪、睡眠等方面的影响进行评估，更适合全面了解疼痛对患者带来的影响。

临床及科研中常用的多维度疼痛综合评估量表包括麦吉尔疼痛问卷（McGill pain questionnaire，MPQ）、简化麦吉尔疼痛问卷（short-form of McGill pain questionnaire，SF-MPQ）、简明疼痛量表（brief pain inventory，BPI）和中文版晚期老年痴呆症疼痛评估量表（Chinese pain assessment in advanced dementia scale，C-PAINAD）等。

（1）MPQ：通过感觉-识别（伤害感受性通路）、动机-情感（网状结构与边缘系统）、认知-评估（大脑皮质）三个方面描述疼痛，包含多种症状描述。

（2）SF-MPQ（表1-3）：主要分为三个部分。第一部分为疼痛分级指数，由11个感觉项和4个情感项对疼痛的描述词组成，所有描述词均用0～3分表示无痛、轻度

表1-3　简化麦吉尔疼痛问卷

Ⅰ 疼痛分级指数					
A	感觉项	无痛	轻度疼痛	中度疼痛	重度疼痛
1	跳痛	0	1	2	3
2	刺痛	0	1	2	3
3	刀割痛	0	1	2	3
4	锐痛	0	1	2	3
5	痉挛牵扯痛	0	1	2	3
6	绞痛	0	1	2	3
7	烧灼痛	0	1	2	3
8	持续固定痛	0	1	2	3
9	胀痛	0	1	2	3
10	触痛	0	1	2	3
11	撕裂痛	0	1	2	3
感觉项总分：					
B	情感项	无痛	轻度疼痛	中度疼痛	重度疼痛
1	软弱无力	0	1	2	3
2	厌烦	0	1	2	3
3	害怕	0	1	2	3
4	受惩罚感	0	1	2	3
情感项总分：					
Ⅱ 疼痛程度评分（VAS）					
无痛（0）————————————（10）极痛					
Ⅲ 现时疼痛程度					
0无痛　1轻度不适　2不适　3难受　4可怕的疼痛　5极度疼痛					

痛、中度痛、重度痛。第二部分为疼痛程度评分，评分方法与VAS评分相同，使用一条10cm长的直线，两端分别表示无痛和极痛，划定线段长度即疼痛程度。第三部分为现时疼痛程度评估，分为无痛、轻度不适、不适、难受、可怕的疼痛、极度痛苦，共6级，分别以0～5分表示，根据患者主观感受在相应分值进行标记。最后对三个部分评分进行相加，分数越高表示疼痛越严重。

（3）BPI：是最常用的多维度疼痛综合评估量表之一，分为长表（17项）和简表（9项，详见表1-4），临床使用简表居多。BPI主要用于评估过去24小时内或过去1周内的疼痛，包括评估疼痛部位、疼痛程度、疼痛性质、疼痛对日常生活功能的影响。

表1-4　简明疼痛量表（简表）

日期：　　　　　　　　　　　　　时间：　　　　　　　　　　　　　姓名：

1. 在人的一生中，大多数人时不时都会经历疼痛（如轻微头痛或牙痛、扭伤）。除这些日常疼痛外，您是否经历过其他类型的疼痛？

（1）是□　　　　（2）否□

2. 下图中，在您感到疼痛的部位涂上阴影，并在最痛的地方标“×”

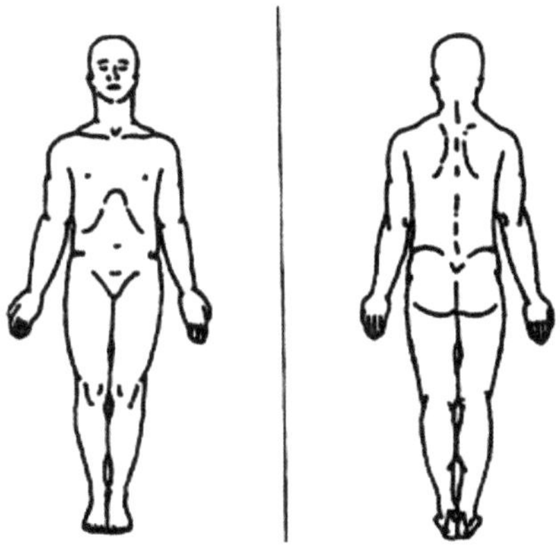

3. 请圈出下列数字中最能够反映您过去24小时最痛程度的数字
不痛0　1　2　3　4　5　6　7　8　9　10能想象的最严重的疼痛

4. 请圈出下列数字中最能够反映您过去24小时最轻疼痛程度的数字
不痛0　1　2　3　4　5　6　7　8　9　10能想象的最严重的疼痛

5. 请圈出下列数字中最能够反映您过去24小时平均疼痛程度的数字
不痛0　1　2　3　4　5　6　7　8　9　10能想象的最严重的疼痛

6. 请圈出下列数字中最能够反映您现在疼痛程度的数字
不痛0　1　2　3　4　5　6　7　8　9　10能想象的最严重的疼痛

7. 针对您现在的疼痛，您希望接受何种药物或治疗来控制您的疼痛？

8. 过去的24小时里，针对疼痛的治疗或药物对您的疼痛缓解有多少？请圈出最能反映您疼痛缓解程度的百分数
无缓解0 10% 20% 30% 40% 50% 60% 70% 80% 90%100% 完全缓解

9. 请圈出最能反映过去24小时疼痛对您影响程度的数字
A. 日常生活
一点不影响0　1　2　3　4　5　6　7　8　9　10完全影响
B. 情绪
一点不影响0　1　2　3　4　5　6　7　8　9　10完全影响
C. 步行能力
一点不影响0　1　2　3　4　5　6　7　8　9　10完全影响
D. 正常工作（包括家务及在家庭之外的工作）
一点不影响0　1　2　3　4　5　6　7　8　9　10完全影响
E. 与他人关系
一点不影响0　1　2　3　4　5　6　7　8　9　10完全影响
F. 睡眠
一点不影响0　1　2　3　4　5　6　7　8　9　10完全影响
G. 生活娱乐
一点不影响0　1　2　3　4　5　6　7　8　9　10完全影响

（4）C-PAINAD（表1-5）：适用于存在认知功能障碍或其他原因难以通过语言表达疼痛程度的患者，可通过面容表情、行为或生命体征等信息协助疼痛评估。包括行为疼痛量表（behavioral pain scale，BPS）、重症监护疼痛观察工具（critical-care pain observation tool，CPOT）等。BPS通过观察临床表现来评估疼痛程度。

表1-5 中文版晚期老年痴呆症疼痛评估量表

行为	0分	1分	2分	评分
呼吸 （与发声无关）	正常	偶尔用力呼吸 短暂过度换气	大声用力呼吸 长时间过度换气 陈-施呼吸	
不适的发声	没有	偶尔呻吟 声音低而表达不适或不满	重复大叫 大声呻吟 哭泣	
面部表情	没有表情或微笑	忧伤 害怕 皱眉	愁眉苦脸 鬼脸怪相	
身体语言	放松	紧绷 不适的动作 坐立不安，烦躁	僵硬 紧握拳 膝屈曲 推开或拉着别人 攻击别人	
可安抚性	不需要安抚	可用声音或触摸安抚或分散注意力	无法安抚或分散注意力	
总分				

注：5个与疼痛相关的项目，每个项目0～2分，最高10分，观察5分钟，同时记录当时状态，0分为无痛，10分为最痛。

昏迷或终末期患者存在神志改变，无法自主报告进行疼痛评估。医护人员常需要根据患者临床表现判断患者的疼痛情况。

本例患者在疾病后期神志状况逐渐变差，嗜睡直至呼之不应。如果想要判断患者的疼痛情况，就需要借助上述工具来对患者的疼痛进行评估。及时、准确识别疼痛才能启动及时、充分的处理，实现患者及家属没有痛苦的愿望。家属往往非常困惑，同时也很担心患者痛苦，因为“亲人与没生病的时候不一样了”。这时候需要缓和医疗团队对“她是否痛苦”“如何判断她是否痛苦”进行解释。这个量表的内容非常适合用于对家属的解释。

CPOT（表1-6）适用于无法沟通交流的重症监护病房（intensive care unit，ICU）患者，是一种疼痛客观行为量表，评估内容包括面部表情、身体动作、肌张力及对机械通气的依从性或发声四个方面的疼痛行为，每个条目为0～2分，总分为0～8分，其中0分表示不痛，8分表示最痛。

表1-6　重症疼痛观察量表

指标	描述	评分（分）	
面部表情	未观察到肌肉紧张	自然、放松	0
	表现出皱眉、眉毛放低、眼眶紧绷和提肌收缩	紧张	1
	以上所有的面部变化加上眼睑轻度闭合	扮怪相	2
身体动作	不动（并不代表不存在疼痛）	无身体动作	0
	缓慢、谨慎的运动，触碰或抚摸疼痛部位，通过运动寻求关注	保护性身体动作	1
	拉拽管道，试图坐起来，运动肢体/猛烈摆动，不遵从指挥令，攻击工作人员，试图从床上爬起来	烦乱不安	2
肌张力（通过被动的弯曲和伸展关节来评估）	对被动的运动动作不做抵抗	放松	0
	对被动的运动动作抵抗	紧张和肌肉僵硬	1
	对被动的运动动作剧烈抵抗，无法将其完成	非常紧张或僵硬	2
对机械通气的依从性（气管插管患者）	无警报发生，舒适地接受机械通气	耐受机械通气	0
	警报自动停止	咳嗽但可耐受	1
	不同步：机械通气阻断，频繁报警	对抗机械通气	2
或发声（拔管后的患者）	用正常腔调讲话或不发声	正常腔调讲话或不发声	0
	叹息，呻吟	叹息，呻吟	1
	喊叫，啜泣	喊叫，啜泣	2
总分		0～8	

ICU患者常因其身体状态或接受的治疗而无法主观报告疼痛，这时需要借助上述表格中客观的行为评估代替主观报告进行相应的疼痛评分。

3. 神经病理性疼痛相关量表

对于神经病理性疼痛，由于其原因及治疗方法与其他疼痛类型存在差异，通常需要使用专门的多维度疼痛量表来进行筛查，如DN4（douleur neuropathique 4 questions）、ID疼痛量表、利兹神经病理性疼痛症状与体征评价量表（Leeds assessment of neuropathic pain symptoms and signs，LANSS）等。

（1）DN4：包括7个症状自评项目（烧灼、冷痛、电击样、麻刺痛、如坐针毡、麻木与瘙痒）和3个临床检查项目（触摸、针刺感觉减退、触诊诱发疼痛），经过简单培训后患者可以进行自评，每个项目在回答“是”时记为1分，当总分≥4分时即考虑为神经病理性疼痛。在不同类型的神经病理性疼痛中，中文版DN4敏感度为77%～83%，特异度为78%～97%。

（2）LANSS：包括5项症状项和2项体检项，临床使用更为广泛的是简化后的LANSS，即仅保留症状项的自评LANSS（self-administrative LANSS，S-LANSS）。不同语种的S-LANSS在由患者自行填写时的敏感度为72%～86%，特异度为76%～95%。

（3）ID疼痛量表：是常用的神经病理性疼痛筛查工具，其中有5项感觉描述项（针刺、烧灼、麻木、过电、痛觉过敏，每项计1分）和1项关节疼痛项（疼痛是否只出现于关节部位，扣1分），总分值为−1～5分。ID疼痛量表的敏感度为84%，特异度为67%。由于其特异度相对较低，通常该量表不作为最终诊断标准，其目的是让存在神经病理性疼痛风险的患者得到相应治疗。临床上，当患者的ID疼痛量表评分≥3分时，会考虑采取神经病理性疼痛相关治疗方案。

4. 评估量表的应用

与单维度疼痛程度评估量表相比，多维度疼痛综合评估量表的使用相对较繁复，阻碍了其在临床中的推广，而多在医学研究中使用。简化麦吉尔疼痛问卷、简明疼痛量表（简表）在原版基础上进行了简化，将填写时间从十余分钟缩短到数分钟，逐渐开始被临床接受，但其临床应用仍有很大的发展空间。

（四）疼痛评估的更多维度

除上述内容外，疼痛评估还应包括患者及家属对治疗的认知及反应，评估患者的心理和灵性痛苦，了解疼痛对患者及其家属/照护者的影响，患者对疼痛管理个体化的目标和期待，患者的文化信仰/宗教习惯、社会心理支持，药物滥用和转移的风险等。

1. 心理和灵性痛苦

这是很多医生不擅长的领域，这种现象普遍而正常，但重病和末期患者的主管医生必须对此部分内容不断熟悉和掌握。

对于医学评估无法解释疼痛的原因，疼痛程度与疾病严重程度或损伤程度不符时，或患者存在明确的心理问题时，进行心理评估能够协助诊断及后续的治疗。慢性疼痛患者存在情感障碍的情况也较为常见，主管医生要有能力识别影响患者疼痛控制的非躯体因素，尝试通过倾听和同理等方法去解决一部分，对于困难的情绪、心理、灵性等影响疼痛控制的因素，可以考虑心理医学科会诊或缓和医疗团队会诊的途径共同解决。

本例患者因为对镇痛药物的种种顾虑，最初没有进行药物治疗。诊断明确后，又拒绝增加痛苦的治疗，未接受肿瘤治疗。患者的顾虑和担心也可能是增加她疼痛的心理因素。通过充分的告知病情、解释药物使用、表达对药物担忧的理解并提供疼痛治疗的总体计划，表达愿意持续的支持，在患者理解和认同后启动疼痛的药物治疗。如果判断患者可能存在焦虑、抑郁的情绪，可以请心理医学科协助处理。

2. 阿片类药物的风险及应对

阿片类药物是治疗中重度疼痛的主要药物，好的缓和医疗需要阿片类药物，WHO也将强阿片类药物的使用量作为疼痛控制质量的一个指标。

阿片类药物的流失和滥用是医生和国家担心的问题。国际麻醉品管制局在其2023年年度报告中提到，全球的非法药品贸易达到44亿美元，阿片类药物在北美持续地造成严重后果，相关死亡人数不断增加，涉及美沙酮以外的合成阿片类药物的案件持续增加，达到7万多例。

哥伦比亚和秘鲁的非法古柯树种植量创历史新高，分别增长了13%和18%。西非和中非是可卡因的重要过境地区，太平洋岛国已从贩毒路线上的单纯过境点变为合成毒品的目的地市场，这给社区及其公共卫生系统带来了极大挑战。很多用于临床治疗的麻醉药品和精神药品因为滥用情况的出现，对个人和社会的危害巨大，因此，也被列管。美国食品药品管理局（Food and Drug Administration，FDA）建立了风险评估和缓解策略，对医务工作者及患者进行教育是该策略的主要推荐。

我国的药品管理部门对麻醉药品种植、生产、科研、采购、销售、存储、使用、处置等各环节进行了明确及严格的要求。根据《麻醉药品和精神药品管理条例》（2024年修订），麻醉药品生产、经营实行定点许可及数量管控等管理制度，并且生产实行计划审批制，医疗机构使用麻醉药品需要办理麻醉药品和第一类精神药品购用印鉴卡（电子印鉴卡），并且执业医师开具麻醉药品和精神药品处方，需要对患者的信息进行核对。所有环节需要双人双管，每支药品实现生产到患者使用全程可追溯。各省份还出台了医疗机构麻醉药品细则管理及相关的系统信息化管理，充分保证了麻醉药品“管得住”。

临床医务人员应在国家药品管理部门麻醉药品管理制度的监护下正规使用强阿片类药物，最大限度地为患者减轻疼痛。

第二节　疼痛的治疗

疼痛治疗的总体原则应符合疼痛的生物－心理－社会模型，遵循多模式个体化的原则，选择合适的疼痛治疗方式。

一、针对疼痛的原因进行治疗

必须准确评估疼痛的原因及是否存在特殊的疼痛综合征。如果存在明确的伤害性原因，应尽可能进行针对疼痛基础病因的治疗，如结构性原因（退行性关节病、椎间盘疾病等）、炎症性原因（类风湿关节炎、克罗恩病等）和其他持续伤害性疾病（血管闭塞等）。对于神经病理性疼痛患者，也应进行针对性治疗，如腕管综合征、三叉神经痛等压迫原因造成的神经损伤，手术解除压迫可能是需要首先考虑的治疗方法。

（一）癌痛

癌痛常用的治疗方法包括手术、化疗和放疗、靶向治疗和免疫治疗等。

1．手术

对于癌痛患者，有许多情况可考虑手术干预。①缓解肠梗阻。②缓解泌尿系统梗阻。③脊髓解压。④病理性骨折内固定。⑤骨转移的预防性内固定。⑥脊髓索切开术。⑦垂体切除术、卵巢切除术、睾丸切除术。⑧孤立性转移灶切除。⑨脑瘤切除。⑩坏死疮口的清创。⑪脓肿的切开和引流。

患者还可能存在通常需要手术治疗的并发病所引起的疼痛（如阑尾炎和脏器穿孔）。可行手术的患者一般是病情稳定、病情局限及同意手术者。手术对于存在广泛扩散的疾病和体力状态较差的患者通常是不适应的。

2. 化疗、靶向治疗和免疫治疗

细胞毒性药物可引起细胞的直接损伤，对于活跃分裂的细胞最有效。细胞毒性药物可以单用，也可以合用。虽然不是所有肿瘤对化疗都有反应，但对有反应的肿瘤来说，有可能存在缓解疼痛的效果。

选择化疗前需要明确不良反应，如常见的恶心、呕吐、黏膜炎、骨髓抑制、出血、感染和脱发等，在开始时阐明化疗的目标和治疗计划很重要，并且应根据包括不良反应在内的治疗情况来回顾和修订治疗计划。

靶向治疗和免疫治疗越来越盛行，它们能够控制疼痛是建立在抑制或者限制肿瘤，降低肿瘤引发疼痛的基础上。

3. 放疗

在疼痛时，可考虑使用最小的剂量和最少的治疗次数的放疗快速缓解疼痛。

疼痛放疗的适应证包括骨转移、神经受压、真菌性疮口、吞咽困难、盆腔癌痛、胸部癌痛、颅内压增高、静脉阻塞、淋巴阻塞、脊髓压迫。可能发生的不良反应包括恶心、呕吐、腹泻、食管炎、脱发、黏膜炎和口干。不良反应的类型和发病率取决于放疗的部位和剂量。

（二）非癌痛

非癌痛需要根据疼痛诊断和疼痛类型选择个体化治疗。

1. 评估疼痛的原因

确定非癌痛的原因及慢性疼痛综合征的类型，帮助患者设定合理的治疗预期，进行非药物治疗（物理治疗、介入治疗、心理治疗、膳食干预等）、药物治疗及综合性疼痛康复。

2. 患者积极参与治疗的全程

在慢性疼痛的管理中，应积极鼓励患者参与到疼痛管理计划的制订中。需要告诉患者，疼痛可能在疾病的任何阶段出现，鼓励患者与医生或护理人员讨论他们所经历的痛苦、治疗的效果及不良反应，有助于医患沟通的改善。

考虑患者价值观和偏好，设定有意义的、现实的预期及可实现的目标，综合考虑疼痛诊断、合并症、安全性和潜在药物相互作用、预期疼痛轨迹、药物可及性、费用，选择最合适的镇痛方案。根据患者特定需求，提供相应的学习材料帮助改善疼痛评估、疼痛管理及镇痛药物的安全使用。

3. 疼痛治疗与其他治疗协调进行

疼痛治疗应与其他多症状或综合征治疗结合，要考虑药物之间的复杂相互作用及镇痛药物滥用的风险。对于严重疾病伴疼痛的患者，宜早期转诊至缓和医疗以提供社会、心理支持及应对技巧训练，对于患者的疼痛管理也将有所帮助。

二、疼痛的非药物治疗

（一）物理治疗

物理治疗（表1-7）是考虑不同的健康状态，运用物理的方法来促进、维持和恢复生理、心理和社会层面幸福状态的治疗方法。

物理治疗师作为多学科团队的成员，运用以患者为中心的方法进行物理治疗。无论患者预后如何，物理治疗（包括声、光、电、热、磁）可以起到缓解疼痛程度、局限疼痛范围的作用。对于急慢性炎症性疼痛，可以明显缩短疼痛病程，改善炎症反应，促进炎性物质吸收。通过帮助患者在功能上发挥最大的潜力，并且保持自理或让患者从包括疼痛在内的令人困扰的症状中获得解脱，把疾病或其治疗对患者产生的影响降到最低限度，提升患者的生存质量。

表1-7 疼痛的物理治疗

分类	内容
接触疗法	按摩 芳香疗法 反射疗法
愈合和能量疗法	精神治疗 治疗性抚触 催眠和催眠疗法 针灸 顺势疗法

（二）替代疗法

替代疗法通常是指一系列与正统医学治疗相并行或整合的治疗方法。调查显示，超过30%的癌症患者使用过替代疗法，大多是在安宁疗护机构和医院中，其中高达

20%的服务是志愿者组织提供的。超过90%的机构提供接触疗法，如芳香疗法和反射疗法；超过80%的机构提供身心治疗，如放松和和视觉治疗；大约45%的机构提供愈合和能量疗法。对于躯体痛或严重情绪/人格障碍患者，可进行心理性疼痛治疗（如生物反馈、冥想、催眠术、针灸）。

替代疗法包括按摩、镇痛膏和局部用药、热敷、冷敷、分散注意力、放松、音乐疗法、芳香疗法等。芳香疗法包括扩香缓解情绪，涂抹复方精油缓解疼痛，放疗前涂抹绿花白千层预防皮肤损伤，使用纯露清洁或湿敷改善皮肤损伤。

许多替代疗法对疼痛有效，须事先仔细评估以明确获益、风险、不良反应及正统医学治疗的干扰。

（三）介入治疗

介入治疗是癌痛的重要治疗方法。相较于单一的药物治疗，合理的药物治疗联合介入治疗可以进一步缓解疼痛，减少阿片类药物剂量和不良反应。

进展期癌痛患者是否采用介入治疗的考虑因素包括：①规范的药物治疗不能缓解疼痛，或出现难以耐受的不良反应。②疼痛部位局限，介入治疗可以获益。③疼痛伴有功能障碍，介入治疗可以在缓解疼痛的同时改善生理功能。④介入治疗不会给患者带来功能损伤。⑤患者身体状况可以耐受手术。⑥预期寿命。

癌痛的介入治疗方式和靶点多样，可根据患者的原发病情、疼痛症状和全身状况进行选择。如果遇到药物治疗效果不满意的患者，可以考虑疼痛科会诊，探讨介入治疗的细节。

1. 神经松解术

神经松解术是通过物理或化学的方法，阻断（阻滞或毁损）神经，从而控制疼痛的有创治疗方法。神经毁损是通过物理或化学方式破坏神经纤维，阻断疼痛信号传导，产生镇痛作用的治疗方法。包括物理毁损治疗如射频消融，化学毁损治疗如特定的神经破坏性药物。

2. 神经调控

神经调控是通过对特定神经实施电刺激，可逆性改变神经活性，调节疼痛信号传导的镇痛治疗方法。常用的神经调控治疗方法包括脉冲射频、脊髓电刺激和周围神经电刺激。

3. 鞘内药物输注

鞘内药物输注可使治疗药物绕过血脑屏障，直接作用于脊髓背角受体，改变突触前后的信号转导，从而在显著降低全身用药剂量的同时，提供有效镇痛并减少药物不良反应。

鞘内药物输注的适应证和禁忌证见表1-8。

表1-8　鞘内药物输注的适应证和禁忌证

适应证	相对禁忌证	绝对禁忌证
保守治疗无效	脊柱失稳	血源性感染
口服药物镇痛不足	脊柱阻塞性转移	无法纠正的凝血障碍
非弥散性疼痛	心理因素（药物滥用、抑郁、痴呆等）	脑脊液压力升高
试验治疗镇痛效果良好		植入部位、硬膜外或隧道区域皮肤感染
无法忍受口服药物不良反应		静脉药物滥用（存在鞘内药物滥用可能）
无绝对禁忌证		

世界范围内，由不同国家药品监管机构批准，或经国际指南和/或专家共识推荐应用于鞘内镇痛治疗的药物包括吗啡、齐考诺肽、氢吗啡酮、芬太尼、舒芬太尼、布比卡因、罗哌卡因、可乐定、右美托咪定和氯胺酮等。

4. 经皮骨成形术

经皮骨成形术是一种在影像学引导下，经皮穿刺将骨水泥（通常为聚甲基丙烯酸甲酯）注入病损骨骼病灶，达到增加病损骨骼强度和稳定性，防止骨骼进一步塌陷、骨折和破坏的治疗方法。适用于骨转移病灶引发的疼痛。

经皮骨成形术的实施需严格把握适应证和禁忌证（表1-9）。

表1-9　经皮骨成形术的适应证和禁忌证

适应证	相对禁忌证	绝对禁忌证
骨质疏松症椎体压缩骨折	椎体后缘骨质破坏广泛、较大范围不完整	椎体结核、细菌感染
全身各部位骨骼的骨转移瘤、骨肿瘤及椎体血管瘤伴疼痛	椎体压缩程度超过75%，预计无穿刺入路	出凝血功能严重障碍，且无法纠正
骨肿瘤或转移瘤骨骼侵蚀病灶为破骨型，或破骨与成骨混合型骨破坏	椎体转移肿瘤为成骨型且合并椎弓根明显成骨硬化，预计穿刺困难	
	出凝血功能障碍，有出血倾向	

三、疼痛的药物治疗

由于缓和医疗实践中的疼痛治疗主要围绕癌痛，下面主要介绍癌痛的药物治疗。

药物治疗是癌痛治疗的基石。通过最方便的给药模式，达到最大可能的疼痛缓解，同时引起最少的不良反应，是理想的疼痛治疗目标。WHO提出的癌痛药物治疗模式仍是癌痛治疗的基础。

在启用镇痛药物时，应充分考虑到药物相关不良反应的可能。

（一）药物治疗的基本原则

1. 口服给药（by mouth）

如条件允许，应尽量采取口服的给药方式，口服途径是应用镇痛药物的标准途径。尤其是当患者居家治疗时，推荐尽量采用口服方案。当患者因为某些原因无法经口服药，如存在严重恶心呕吐、肠梗阻、吞咽困难、谵妄等情况时，或因为无法耐受口服镇痛药不良反应时，或存在疼痛控制不佳需要迅速增加药物剂量时，可以考虑口服途径以外的给药方式，包括静脉注射、皮下注射、肌内注射等。除规律使用镇痛药物外，对于可能发生的暴发痛也需要辅助短效药物进行治疗。

2. 按时给药（by clock）

对于慢性疼痛或持续性疼痛患者，应按照合适的固定时间间隔规律给予镇痛药物。规律给药方案应尽量简单易行，推荐在充分考虑药物半衰期、生物利用度及药物作用时长后制订规律给药方案。在前一剂药物效果减退之前再次给药，有助于维持稳定有效的血药浓度，实现良好的镇痛效果，预防疼痛发作，而不是仅当发生疼痛时单次给药。

3. 个体化给药（for the individual）

根据个体化的需求滴定药物剂量是十分重要的。由于不同患者个体差异明显，如部分患者仅需要缓释吗啡10mg q12h便可将疼痛减到最低，而有的患者口服大剂量控释吗啡仍不能缓解疼痛，阿片类药物应根据患者的情况个体化使用。恰当的药物剂量是缓解疼痛的重要因素，必要时上调滴定剂量直至疼痛缓解，并预防进一步上调剂量所致的不良反应。同时，应仔细鉴别患者疼痛类型，根据疼痛病理生理机制、疼痛部位和特点制订给药方案。如存在神经病理性疼痛，应考虑联合使用辅助镇痛药。

4. 注意细节（with attention to detail）

临床更多提倡中度疼痛即可以从小剂量强阿片类药物起始，药物治疗方案应为患者和家属详细写出，处方内容需要包括处方药物的目的，且在药瓶上明确标记。例如，详细描述服用药物名称、剂量、服药次数、服药时间。如果一种较为方便的药物就能满足患者的用药剂量，应避免让患者服用不必要的较多的药物。应注意药物联合应用时的相互作用，同时也要注意药物不良反应的处理，必要时采取预防措施，提高患者的生活质量。

（二）癌痛三阶梯药物镇痛治疗原则

1986年，WHO发布了癌痛三阶梯治疗原则，根据疼痛强度分级，由低到高逐步升阶梯使用非阿片类药物、弱阿片类药物、强阿片类药物，成为癌痛治疗原则的基石（图1-6）。

1. 镇痛药物的三阶梯

（1）第一阶梯：非阿片类镇痛药物，用于轻度疼痛（NRS评分1～3分），对乙酰氨基酚是最常用的镇痛药物，加或不加辅助镇痛药物。此类药物广泛用于治疗轻度癌痛。非甾体抗炎药（nonsteroidal anti-inflammatory drug，NSAID）也在第一阶梯中被推荐。当疼痛得不到缓解时，不宜换用另一种NSAID，而应直接升到第二阶梯。

（2）第二阶梯：用于轻到中度疼痛（NRS评分4～6分）或在尝试非阿片类镇痛药物后没有达到有效症状缓解时使用的弱阿片类药物。这类药物包括可待因、二氢可待因，在治疗剂量时无证据表明哪种药物更好。可待因在不同人种中出现代谢变异。

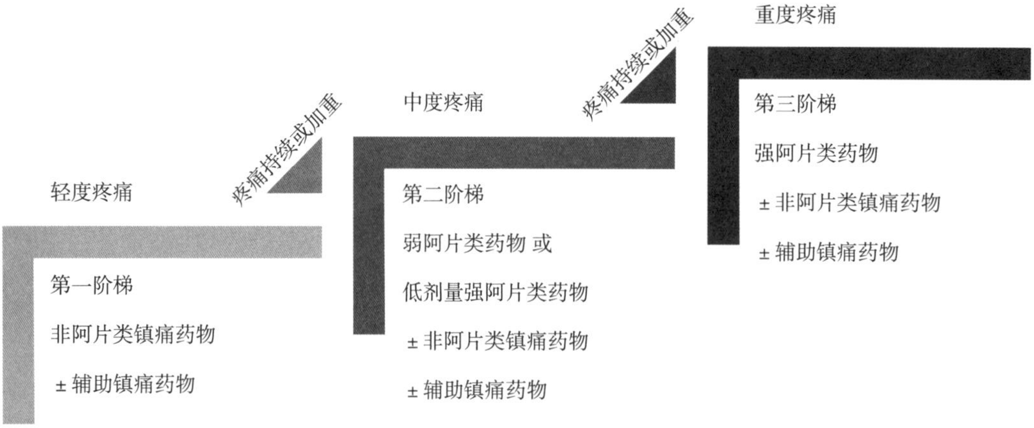

图1-6 “三阶梯”镇痛示意

5% ～ 10%的白种人表现为慢代谢型，这类人群对可待因的镇痛反应差。相反地，一些人变异成快代谢型，增加了阿片类药物的潜在毒性效应。因此，慢性疼痛治疗时可待因应用需谨慎，其镇痛效果弱于强阿片类药物，而不良反应相似。在药理学上，并没有在使用强阿片类药物之前需要先使用弱阿片类药物的理由。由于可待因已经不推荐用于儿童，WHO的儿童镇痛药物已被简化为两阶梯。对于成人，小剂量的吗啡也较弱阿片类药物更加有益于镇痛，因此，在吗啡供应充足条件下，直接跳过第二阶梯用药成为标准治疗。

（3）第三阶梯：用于中到重度疼痛（NRS评分7 ～ 10分）或在第二阶梯治疗后症状无明显改善时使用的强阿片类药物。吗啡因容易获得、临床医生熟悉、有确定的有效性、给药途径便捷、配方的多样性和相对低价格而成为最常见的第三阶梯强阿片类药物。吗啡的药物种类及剂型多，合理使用将使90%以上的中重度疼痛患者得到症状控制。

2. 对镇痛治疗阶梯的认知

三阶梯镇痛是指按患者疼痛的轻、中、重不等的程度分别选用第一、第二、第三阶梯的镇痛药物。

随着对于疼痛认知的不断深入，在2018年WHO更新后的《成人及青少年癌痛药物及放疗镇痛指南》（以下简称“新指南”）中，对三阶梯治疗原则有了新的修改补充。

新指南指出，三阶梯镇痛的治疗原则仍可作为疼痛全程管理过程中普遍性指导原则的参考。

新指南更加强调了疼痛管理的目标是将疼痛缓解至满足可接受的生活质量水平，保障患者的舒适度，亦不再强调严格按阶梯给药。整体遵循口服给药、按时给药和个体化给药的方案。

由于弱阿片类药物对于癌痛的作用未得到有力证据支持，对于中度癌痛可考虑跨过第二阶梯，直接选择小剂量强阿片类药物联合非阿片类镇痛药物。

非药物手段如椎管内给药、神经阻滞、神经调节等介入治疗方法也被视为“第四阶梯”的癌痛管理手段，其治疗可与药物治疗同步进行。

（三）药物的选择及使用方法

根据患者疼痛的性质、程度、正在接受的治疗等情况，合理选择镇痛药物和辅助镇痛药物，个体化调整药物剂量、给药频率，采用简单步骤，使用阶梯式的方法来选择镇痛药物，在适当时间选用适当药物和剂量，在大多数情况下能够实现有效镇痛。

1. 常用阿片类药物

阿片类药物与中枢神经系统及其他组织中的特异性受体结合而发挥作用，其具体临床作用取决于其与何种受体结合。目前已发现主要存在四种类型的阿片受体，分别起不同作用（表1-10）。

在疼痛诊疗中，通常基于阿片类药物对μ受体的作用进行分类，将阿片类药物分为纯μ受体激动剂（如吗啡、羟考酮、氢吗啡酮、芬太尼）、部分受体激动剂（如丁丙诺啡、地佐辛）、混合激动-拮抗剂（如布托啡诺、喷他佐辛）。

（1）吗啡：是癌痛三阶梯治疗中第三阶梯的代表性药物，其作为原型药物，常将其作为对照标准。吗啡具有多种剂型，包括片剂、缓释片、控释片、注射剂等，可口服、静脉、皮下、椎管内注射等多种方式给药。口服吗啡的镇痛作用20～30分钟起效，60～90分钟达峰，镇痛作用可持续3～6小时。静脉吗啡则起效迅速，数十分钟达峰，消除半衰期为3～4小时。吗啡主要经过肝脏代谢、肾脏排泄，在24小时内经肾脏消除。其代谢产物吗啡-6-葡萄糖醛酸参与产生部分镇痛活性，而吗啡-3-葡萄糖醛酸则可能是产生不良反应的某些原因。对于肾功能异常的患者，需要根据肌酐清除率调整剂量，以避免出现过度镇静或呼吸抑制。

表1-10 阿片受体分类

阿片受体	临床作用
μ	脊髓以上水平镇痛（μ_1）、呼吸抑制（μ_2）、躯体依赖、肌强直
κ	镇静、脊髓水平镇痛
δ	镇痛、行为影响、致癫痫
σ	烦躁、幻觉、呼吸刺激

（2）芬太尼：属于合成类吗啡衍生物，镇痛效价约为吗啡的100倍，其脂溶性更高，更容易通过血脑屏障，可快速分布于高灌注的组织，如脑、心、肾及胃肠道，缓慢再分布至肌肉和脂肪。静脉给药可迅速起效，半衰期为2～3小时。其经肝脏的代谢产物无活性，后经肾脏排出。芬太尼还可经皮肤吸收或口腔黏膜吸收，对于慢性疼痛患者，用药频率较低，且对于胃肠道吸收不良或吞咽困难的患者，芬太尼透皮贴剂优于口服阿片类药物。但在使用透皮贴剂时，由于贴剂在温度升高时可能引起吸收增快，存在引起呼吸抑制的风险，应引起注意。

（3）羟考酮：是吗啡的半合成同类物，可与μ受体及κ受体结合。口服生物利用度为55%～64%。同等剂量下，口服羟考酮比吗啡更强效，并且镇痛起效快，血浆浓度变化小。羟考酮的特点包括无封顶剂量、容易滴定、起效快、半衰期短、药效长及可预知的药代动力学特征。值得注意的是，羟考酮为阿片类药物前体物质，前者由细胞色素酶P450 2D6肝脏代谢，转化为一种与μ阿片具有高亲和力的活性代谢物——羟吗啡酮，10%的白种人在遗传水平上细胞色素P450 2D6酶水平低，造成羟吗啡酮浓度低，因此，需要使用高于普通剂量的羟考酮才能缓解疼痛。肝代谢受损，使用选择性5-羟色胺再摄取抑制剂（selective serotonin reuptake inhibitor，SSRI）、三环类抗抑郁药（tricyclic antidepressant，TCA）、一些种类的抗菌药物或精神安定剂时，由于它们有潜在的相互作用，必须注意剂量滴定。羟考酮及其代谢物经肾脏排泄，因此，在肾功能不全的情况下需要调整药物剂量。

（4）美沙酮：是合成的μ受体激动剂和N-甲基-D-天冬氨酸（NMDA）受体拮抗剂，用于镇痛和戒断患者的维持治疗。其作用时间长，口服生物利用度高，代谢产物无活性，在治疗癌症相关神经病理性疼痛和肾功能不全患者时具有优势。由于其独特的药代动力学特点，使用美沙酮时需要咨询专科医生，谨慎用药并频繁、仔细评估。它具有较长的半衰期（15～120小时），并且变化大（同一患者使用过程中变化大、不同患者之间差异大）。每5～7天或更长时间应滴定一次。它与吗啡之间的等效剂量转换随着用药剂量变化而变化。与其他阿片类药物相比，美沙酮有更多的药物相互作用。使用前及使用中，需监测心电图QT间期。

（5）丁丙诺啡：是μ受体的部分激动剂，对μ受体的亲和力高而固有活性较低，对κ受体及其他阿片受体有一定拮抗作用，其镇痛作用具有封顶效应，呼吸抑制风险低于其他阿片类药物。丁丙诺啡透皮贴剂可用于慢性疼痛的治疗，但在癌痛中的应用还有待进一步探索。由其他纯μ受体激动剂转换为丁丙诺啡时，须警惕戒断反应风险。

2. 阿片类药物的使用

（1）受体与药物选择：对于癌痛，随机试验和系统评价都未能证实吗啡的疗效或耐受性优于任何其他纯μ受体激动剂。不同个体对μ受体激动剂的反应存在极大的个体差异。目前没有方法预测患者使用吗啡或一种其他药物时，镇痛效果与不良反应之间的平衡是否会更好，通常需要根据其此前对某种特定药物的反应来指导药物的选择。

在慢性癌症相关性疼痛的治疗中，通常推荐长期使用纯μ受体激动剂，不推荐使用布托啡诺、喷他佐辛等阿片受体混合激动－拮抗剂、哌替啶或安慰剂。从阿片受体激动剂转换为激动－拮抗剂，可能会导致阿片依赖患者出现戒断危象。

（2）疼痛性质与药物选择：镇痛药物应根据疼痛类型及发生机制选择。在癌痛药物治疗中，药物镇痛的选择根据患者是否存在阿片耐受进行分类，遵循不同的诊疗流程。

对于癌痛患者，单独阿片类药物制剂有利于阿片类药物滴定，不推荐使用阿片类药物与非阿片类镇痛药物复方制剂。

躯体痛常用阿片类药物 ± 非阿片类镇痛药物 ± 辅助镇痛药物（抗惊厥药物、抗抑郁药物），内脏痛常用阿片类药物 ± 辅助镇痛药物（抗抑郁药物、抗惊厥药物）± 非阿片类镇痛药物，神经病理性疼痛常用阿片类药物 ± 辅助镇痛药物（抗惊厥药物、抗抑郁药物、皮质激素）± 非阿片类镇痛药物。

（3）阿片耐受性、疼痛强度与药物选择：阿片耐受是指每天至少接受芬太尼25μg/h或吗啡60mg或羟考酮30mg（口服）或氢吗啡酮8mg（口服）或另一种等效剂量的阿片类药物，持续用药1周或更长时间。①对于存在轻度疼痛的非阿片耐受患者，首先考虑非阿片类镇痛药物及辅助镇痛药物，除非因为药物不良反应、潜在药物相互作用、合并症而存在禁忌证。②对于存在中重度疼痛的非阿片耐受患者，应在非阿片类镇痛药物及辅助镇痛药物的基础上，根据需要滴定短效阿片类药物，如果每天需要反复使用短效药物（4次及以上），考虑基于日使用量调整为长效阿片类药物。③对于存在轻度疼痛的阿片耐受患者，仍应首先考虑非阿片类镇痛药物及辅助镇痛药物，并重新评估阿片类药物的需求，适当减量。④对于存在中重度疼痛的阿片耐受患者，则应在非阿片类镇痛药物及辅助镇痛药物的基础上，根据需要滴定使用短效阿片类药物。⑤不论阿片耐受或非阿片耐受患者，如果经历重度疼痛/疼痛危机，都应考虑入院治疗以达到相应的疼痛管理目标。

（4）阿片类药物滴定：阿片类药物的有效性和安全性存在较大个体差异，需要逐渐滴定（即调整）剂量以获得最佳剂量。

1）起始剂量：由于无法准确预计阿片类药物剂量，起始剂量通常应较低，尤其是在儿童、衰弱患者或老年人中。过高的起始剂量则可能产生不良反应，使患者排斥阿片类药物的使用。对于衰弱的老年患者，起始剂量可低至吗啡1mg q4h。推荐使用短效制剂进行滴定，但若无短效制剂滴定条件，可直接使用吗啡缓释制剂10～30mg q12h，并根据年龄及肝肾功能情况调整用量。

2）剂量增加：在滴定阿片类药物剂量时，应每小时（口服）或每15分钟（静脉/皮下给药）进行疼痛评分及不良反应评估，以确定合适的剂量。如果患者疼痛评分未减低，则可考虑将阿片补救剂量增加50%～100%；如果疼痛评分降低，但疼痛控制仍不满意，则可再单次使用相同剂量的药物重复评估，2～3次给药-评估后疼痛仍未得到有效控制，则可考虑将口服药物改为静脉或皮下给药，或考虑其他镇痛方式。如果实现了有效的疼痛控制，可24小时后再评估选用后续镇痛方法。

3）疼痛危象：当患者发生疼痛危象时，非阿片耐受患者应使用吗啡（5～15mg口服或2～5mg静脉）或等效剂量的阿片类药物；皮下给药可作为静脉给药的替代方式之一，但峰效应通常需要更长时间（30分钟）。阿片耐受患者的抢救剂量应是过去24小时内阿片总剂量的10%～20%，并重新评估滴定患者所需的阿片剂量。阿片类药物滴定及疼痛危象管理具体流程见图1-7。

4）阿片类药物减量、停药：当条件允许时，考虑将阿片类药物剂量减少5%～20%；可能需要减少剂量的情况包括：患者不再需要或很少需要对暴发痛的镇痛处理；疼痛事件已经结束；通过使用非阿片类镇痛药物的疼痛治疗手段，疼痛控制得到改善。如果患者出现无法控制的不良反应且疼痛评分≤3分（轻度），考虑向下进行剂量滴定，减少10%～25%的剂量并重新评估。需要密切随访，以确保疼痛没有加剧且患者没有出现戒断症状。如果患者临床上出现快速恶化，可能需要临时将阿片类药物的剂量减少50%～75%。采用逐渐减量法，直到每天剂量相当于吗啡30mg口服的药量，继续服用2天后即可停药。如果随着阿片类药物剂量的增加，疼痛加剧，考虑阿片类药物引发痛觉过敏；可能有指征减少阿片类药物的剂量或进行轮换，并考虑使用其他镇痛疗法。

（5）阿片类药物轮换：是指通过改变阿片类药物或给药途径以提高阿片类药物的治疗效果，降低阿片耐受风险。

如果某一种阿片类药物的不良反应非常显著且难以耐受，也可考虑轮换使用其他阿片类药物。

尽管等效剂量量表能够在阿片类药物轮换中提供一定参考，但仍需要密切的疼痛及不良反应评估，制订个体化方案。以下将列举几种较为常用的阿片类药物的剂量换算关系（表1-11）。

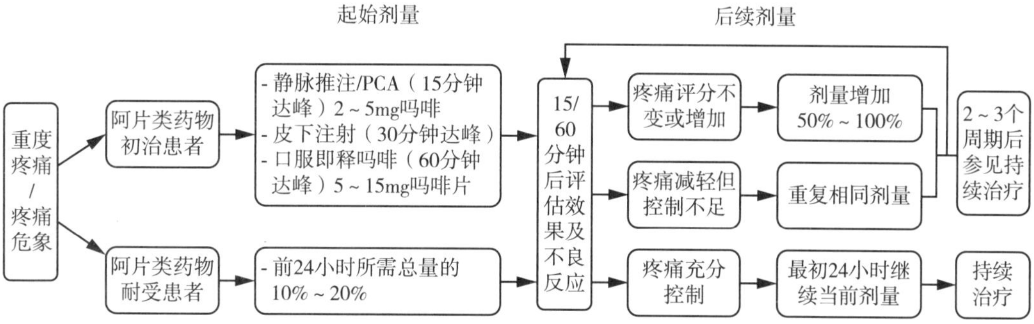

图1-7　阿片类药物剂量滴定流程

注：PCA，患者自控镇痛。

表1-11　阿片类药物等效剂量量表（单次剂量）

阿片受体激动剂	口服剂量（mg）	肠外剂量（mg）	静脉/口服转换比值	作用时间（h）
吗啡	30	10	3	3～4
氢吗啡酮	7.5	1.5	2.5～5.0	2～3
芬太尼	—	0.1	—	—
羟考酮	15～20	—	—	3～5
羟吗啡酮	10	—	10	3～6
氢可酮	30～45	—	—	3～5
可待因	200	—	—	3～4
曲马多	300	—	3	6
他喷他多	75～100			

（6）阿片类药物不良反应：阿片类药物可能会引起便秘、恶心呕吐、瘙痒、谵妄、呼吸抑制、运动或认知功能障碍及镇静等不良反应（表1-12），尤其是当多种药物同时使用时。长期使用阿片类药物可能会抑制下丘脑-垂体轴。

对于所有使用阿片类药物镇痛的患者，除非存在禁忌证，均推荐保持适当的液体及食物纤维摄入；为保持大便通畅，很多患者需要使用通便药物。

对于既往使用阿片类药物出现恶心呕吐的患者，强烈推荐预防性使用镇吐药物。如果发生恶心呕吐，需要评估引起恶心呕吐的原因（如便秘、肠梗阻、中枢神经系统受累、化疗、放疗、高钙血症）。

表1-12　阿片类药物的不良反应和处理

不良反应	处　理
恶心呕吐	考虑使用吩噻嗪类衍生物（丙氯拉嗪）10mg po q6h 氟哌啶醇0.5～1.0mg po q6～8h 甲氧氯普胺10～15mg po tid/qid 考虑加用5-羟色胺受体拮抗剂（格拉司琼2mg po qd，昂丹司琼8mg po tid） 地塞米松1.5mg po bid 奥氮平2.5～5mg 多潘立酮10mg tid 如果恶心呕吐持续，考虑阿片类药物轮换或通过其他镇痛措施以减少阿片类药物剂量 确保排便通畅

续 表

不良反应	处　理
皮肤瘙痒	持续滴注纳洛酮0.25μg/（kg·h），最大可调整至1μg/（kg·h），以减轻瘙痒且不减弱镇痛效果 非药物治疗（止痒剂，皮肤干燥可使用凡士林等润肤剂） 盐酸西替利嗪10mg qn 昂丹司琼4～8mg bid 异丙嗪12.5～25mg 苯海拉明25～50mg tid 如果对症治疗失败，考虑换用另一种阿片类药物
嗜睡	减少阿片类药物剂量 回顾其他镇静药物的使用情况 阿片类药物轮换
肌阵挛	阿片类药物轮换 地西泮2mg bid/tid 氯硝西泮0.5～1mg bid 丹曲洛林25mg qn起（常用75mg bid） 巴氯芬5mg tid起（可加量至100mg分次给予）
谵妄	考虑使用非阿片类镇痛药以减少阿片类药物的剂量 氟哌啶醇0.5～2mg q4h/q6h 利培酮0.25～0.5mg qd/bid 氟哌啶醇3～5mg/d（每晚或持续皮下注射） 奥氮平2.5～5mg q6h/q8h 地西泮2～5mg tid（如需皮下持续注射可使用咪达唑仑） 排除谵妄的其他可能原因，考虑降低当前阿片类药物的剂量或考虑阿片类药物轮换
便秘	维持足够的液体和膳食纤维摄入 如果条件允许，可适当锻炼 排除肠梗阻 乳果糖30～60ml qd 比沙可啶5～10mg qd 灌肠剂或中药灌肠 软化大便或刺激肠道蠕动（如聚乙二醇散或番泻叶） 如果泻药治疗效果不佳，应考虑使用外周作用的μ阿片受体拮抗剂，如纳曲酮、纳洛沙戈。也可以考虑使用其他药物，如芦比前列酮。这些药物禁止用于已知或疑似机械性肠梗阻、近期肠手术或由于穿孔风险潜在增加而影响胃肠腔完整性的其他疾病患者 对于难治性慢性便秘，考虑将阿片类药物轮换为芬太尼透皮贴剂 考虑其他干预措施
呼吸抑制	减少阿片类药物剂量 增加阿片类药物给药间隔 密切监测 纳洛酮0.4mg/ml＋9ml生理盐水，缓慢静脉注射，每30～60秒给予1～2ml，直至观察到呼吸频率改善
尿潴留	诱导自行排尿（流水诱导、膀胱区按摩等） 留置导尿管

3. 非阿片类镇痛药物

非阿片类镇痛药物主要包括对乙酰氨基酚和NSAID。对于轻度疼痛，初始可使用非阿片类镇痛药物，对于中重度疼痛可联合使用非阿片类镇痛药物，能够减少阿片类药物的需求，减少阿片类药物相关不良反应。

（1）对乙酰氨基酚：可单独用于治疗轻度疼痛，也常用于许多阿片类药物复方制剂。与NSAID不同，对乙酰氨基酚没有抗炎作用，其镇痛机制可能是抑制中枢神经系统中前列腺素的生成。使用对乙酰氨基酚时，需要注意其肝毒性，最大剂量应小于4g/d，对于营养不良患者、低体重患者、老年患者、肝病患者及使用干扰对乙酰氨基酚代谢药物的患者，肝毒性风险可能增加，应考虑降低每日药物总剂量。

（2）NSAID：包括多种药物，通过抑制环氧合酶（cyclooxygenase，COX）发挥作用，阻碍花生四烯酸转化为前列环素等前列腺素类物质及血栓素，减轻前列腺素引起的致痛作用和痛觉增敏作用。NSAID具有镇痛和抗炎作用。目前没有临床证据支持某种NSAID在安全性或有效性上显著高于另一种。

COX主要分为两种亚型。COX-1广泛分布于体内，可调节正常的细胞过程，包括胃细胞保护作用、维持血管稳态、调节血小板聚集等作用；COX-2是一种高度调节性酶，由炎症应答反应产生，糖皮质激素可以显著抑制其表达。每种NSAID均可抑制COX-1和COX-2，但对于两种亚型的选择性存在差异（表1-13）。

COX-2选择性相对更高，与COX-1抑制相关的不良反应如胃肠道毒性的发生相对较少。然而，选择性COX-2抑制剂可能增加心血管疾病、血栓形成、脑卒中风险。

由于NSAID和选择性COX-2抑制剂均可能存在潜在的胃肠道不良反应、肝肾毒性、血小板功能障碍或血栓事件风险，长期使用此类药物的患者都需要密切监测、定期评估药物是否需要继续使用。对于胃肠道高风险患者（图1-8），可考虑预防性使用质子泵抑制剂。

表1-13　对乙酰氨基酚及NSAID IC_{50}COX-2/IC_{50}COX-1比值

药物	IC_{50}COX-2/IC_{50}COX-1
吡罗昔康	250
阿司匹林	173
吲哚美辛	60
布洛芬	15.16
对乙酰氨基酚	7.50

续 表

药物	$IC_{50}COX\text{-}2/IC_{50}COX\text{-}1$
氟比洛芬	1.24
美洛昔康	0.80
双氯芬酸	0.70
塞来昔布	0.0027

注：IC_{50}，半抑制浓度，即达50%抑制效果时的浓度。$IC_{50}COX\text{-}2/IC_{50}COX\text{-}1$越低，对COX-2的选择性越高。

· 年龄（＞65岁）
· 之前有消化性溃疡病史，特别是合并出血或穿孔
· 并存其他疾病
· 吸烟
· NSAID的种类（如酮洛芬和吡罗昔康比其他NSAID更易出现严重胃肠道毒性反应）
· 增加NSAID的剂量
· 使用多种NSAID
· NSAID与其他增加溃疡或出血风险的药物合用，如糖皮质激素、抗凝药（如华法林）、选择性5-羟色胺再摄取抑制剂和抗血小板药物（如阿司匹林）
· 存在肾脏、心脏或肝脏损害

图1-8 使用NSAID时增加上消化道毒性反应的因素

4. 辅助镇痛药物

包括糖皮质激素、抗抑郁药物、抗癫痫药物、NMDA受体拮抗剂、α_2受体激动剂等。辅助镇痛药物对于特定类型的疼痛具有较好的效果（表1-14），辅助减少阿片类药物的使用量。表1-15列举了常用的辅助镇痛药物。

（1）糖皮质激素：是神经病理性疼痛、癌性骨痛或内脏痛患者最常使用的辅助镇痛药物。但在使用糖皮质激素治疗疼痛时，需要考虑到长期用药的风险，包括免疫力下降、肾上腺功能减退、胃肠道反应、肌病等，应个体化评估患者的治疗方案。

地塞米松是治疗疼痛的重要药物之一，其盐皮质激素作用相对较弱，半衰期较长，但尚无明确证据表明地塞米松较其他糖皮质激素更加有效。泼尼松、甲泼尼龙也是可使用的药物。

若出现疼痛危象，在阿片类药物治疗效果不佳时，也可考虑糖皮质激素冲击治疗。

（2）抗抑郁药物：主要包括TCA和5-羟色胺-去甲肾上腺素再摄取抑制剂（serotonin-norepinephrine reuptake inhibitor，SNRI），其镇痛作用与下行疼痛调节系统中神经通路内突触单胺获取增强有关，通过阻断5-羟色胺、去甲肾上腺素或二者的突触前再摄取起到镇痛作用。

抗抑郁药物治疗神经病理性疼痛较为有效，SNRI（如度洛西汀、文拉法辛、米那普仑）和某些TCA（如阿米替林、去甲替林、地昔帕明）的镇痛效果最为明确，但尚未发现SSRI有明确的镇痛效果。使用抗抑郁药物时须充分考虑药物的不良反应，而长期使用抗抑郁药物的患者在停药时需要注意逐步减停。

（3）抗癫痫药物：加巴喷丁、普瑞巴林、奥卡西平、拉莫三嗪等抗癫痫药物可用于神经病理性疼痛，包括三叉神经痛、糖尿病神经病变相关疼痛及癌症相关神经病理性疼痛等。

在使用这些药物时，需要警惕中枢神经系统抑制作用，合用镇静药物的患者应警惕中枢抑制，除可能出现头晕、嗜睡等情况外，存在呼吸系统基础疾病的患者及老年患者甚至可能出现危及生命的呼吸抑制，应小剂量开始滴定给药，逐渐增量使用。

（4）α_2受体激动剂：包括右美托咪定、替扎尼定、可乐定等，其镇痛机制可能与脊髓及脑部的单胺依赖性内源性疼痛调节通路激活有关，通常作为其他辅助镇痛药物无效时的二线治疗，其临床应用尚待进一步探索。

（5）NMDA受体拮抗剂：尽管目前临床证据有限，但NMDA受体拮抗剂氯胺酮可能用于难治性疼痛的治疗，尤其是神经病理性疼痛的治疗，但需要注意它可能引起精神症状。

（6）破骨细胞抑制剂：双膦酸盐、地舒单抗是治疗癌性骨痛的辅助镇痛药物，可通过抑制破骨细胞活性、引起破骨细胞凋亡而减少骨转移患者的疼痛及骨折事件。

表1-14　不同疼痛类型的辅助镇痛药物方案

疼痛类型	辅助镇痛药物
骨痛	NSAID、双膦酸盐
内脏痛	糖皮质激素、抗惊厥药物
神经损伤或神经性疼痛	抗癫痫药物（普瑞巴林、加巴喷丁、丙戊酸钠）
合并抑郁的神经性疼痛	TCA（阿米替林）、SNRI（度洛西汀）
合并焦虑或肌肉紧张的疼痛	苯二氮䓬类药物（劳拉西泮、阿普唑仑）

表1-15　常用的辅助镇痛药物

辅助镇痛药物	用法用量
糖皮质激素	地塞米松16～96mg口服/静脉 泼尼松40～100mg口服
双膦酸盐	唑来膦酸4mg，稀释后静脉滴注，每3～4周给药1次 帕米膦酸二钠90mg，每3～4周给药1次

续 表

辅助镇痛药物	用法用量
TCA	阿米替林12.5～25mg po qn，逐步增至最佳治疗剂量，可能发生抗胆碱能副作用，如过度镇静、口干、尿潴留
SSRI	度洛西汀，初始剂量30～60mg/d，可增加至60～120mg/d
肌肉松弛药	巴氯芬5mg tid，按需每3天增加5mg，最大75mg/d
抗惊厥药物	加巴喷丁初始剂量100～300mg po qn，逐步增量至300～600mg tid，最大剂量为3600mg/d 普瑞巴林75～150mg bid～tid，最大剂量600mg/d

非癌痛药物治疗与癌痛不同，它遵循以下主要原则。①根据非癌痛综合征类型和健康状态进行药物治疗。②阿片类药物的使用存在争议。当其他治疗无效或有禁忌证时，评估风险后使用阿片类药物。③对于伤害感受性疼痛，在多学科治疗的基础上如果需要增加药物治疗，则NSAID是治疗肌肉骨骼疼痛的主要药物。对于无进行性炎症证据的慢性肌肉骨骼疼痛（如慢性腰痛），NSAID的治疗效果较差。④如果认为患者存在伤害感受性疼痛，在NSAID治疗无效时，要考虑伤害可塑性疼痛、中枢敏化或神经病理性疼痛，或者同时存在这些情况，要采用缓解疼痛的抗抑郁药物或抗癫痫药物。⑤对于大多数慢性神经病理性疼痛患者，初始治疗采用特定的抗抑郁药物，即TCA或SNRI或抗癫痫药物（加巴喷丁或普瑞巴林），并对局限性疼痛患者辅以局部治疗。

第三节 多学科疼痛综合管理

一、提倡多学科疼痛综合管理

多学科疼痛综合管理能够有效缓解患者的疼痛并改善其生存质量。美国国立综合癌症网络（National Comprehensive Cancer Network，NCCN）成人癌痛管理指南、美国临床肿瘤学会（American Society of Clinical Oncology，ASCO）成人癌症患者慢性疼痛管理指南、欧洲肿瘤内科学会（European Society for Medical Oncology，ESMO）成人癌痛管理指南中均提及多学科团队在癌痛管理中的重要性。

2022—2023年，国家卫生健康委先后发布了《疼痛综合管理试点工作方案》和《疼痛综合管理试点医院名单》，涉及全国900余家医疗机构，鼓励制订全院疼痛综合管理相关制度和流程，推动全院统筹、科室联动协作及智慧化建设，大力推动全国范围内多学科疼痛综合管理工作的开展。

二、多学科疼痛综合管理的可能范例——癌痛综合门诊

理想状态下，所有疼痛患者均应进行多学科疼痛综合管理，以改善疼痛情况，管理药物相关不良反应，改善生活质量。然而在实际临床诊疗中往往难以实现，且在不同医疗机构，具体学科部门及管理流程常存在一定差异，尚未形成统一的多学科疼痛诊疗规范。尽管我国疼痛规范诊疗体系和制度日趋完善，但整体仍存在管理不足的情况，须从医疗机构层面设立相关病房及门诊单元，以落实多学科诊疗（multi-disciplinary team，MDT）的体系建设。

癌痛综合门诊是实施多学科疼痛综合管理的一种有益尝试。就诊患者往往是药物镇痛效果不佳或不良反应难以耐受的癌痛患者。癌痛综合门诊通常由麻醉疼痛科、肿瘤科、缓和医学科、放疗科、放射介入科、心理医学科组成，必要时也可请康复医学科、骨科、药剂科等科室参与。

以癌性骨痛为例，其疼痛综合管理可涉及肿瘤科、麻醉疼痛科、放疗科、骨科等多个学科。在完善疼痛综合评估的基础上，优化阿片类及非阿片类药物、破骨细胞抑制剂的使用，麻醉疼痛科协助局部神经阻滞、热消融等治疗；放疗科评估骨转移灶放射疗法；骨科评估经皮锥体成形术以预防病理性骨折；康复医学科协助进行体位及运动指导，协助物理治疗；心理医学科协助评估患者是否存在焦虑、抑郁或其他精神疾病，进行心理指导或药物治疗；缓和医学科协助评估患者的整体痛，提供完善的缓和医疗身、心、社、灵全人支持；对于多种镇痛方法都无效的终末期难治性癌痛患者，可考虑进行缓和镇静缓解患者的痛苦。

参考文献

[1] RAJA S N，CARR D B，COHEN M，et al. The revised International Association for the Study of Pain definition of pain：concepts，challenges，and compromises [J]. Pain，2020，161（9）：1976-1982.

[2] COHEN S P，VASE L，HOOTEN W M. Chronic pain：an update on burden，best practices，and

new advances [J]. The Lancet, 2021, 397 (10289): 2082-2097.
[3] 万丽，赵晴，陈军，等. 疼痛评估量表应用的中国专家共识（2020 版）[J]. 中华疼痛学杂志，2020，16（3）：177-187.
[4] POQUET N, LIN C. The brief pain inventory (BPI) [J]. Journal of physiotherapy, 2015, 62 (1): 52-52.
[5] MAIN C J. Pain assessment in context: a state of the science review of the McGill pain questionnaire 40 years on [J]. Pain, 2016, 157 (7): 1387-1399.
[6] GÉLINAS C, JOHNSTON C. Pain assessment in the critically ill ventilated adult: validation of the Critical-Care Pain Observation Tool and physiologic indicators [J]. The Clinical journal of pain, 2007, 23 (6): 497-505.
[7] PAYEN J F, BRU O, BOSSON J L, et al. Assessing pain in critically ill sedated patients by using a behavioral pain scale [J]. Critical care medicine, 2001, 29 (12): 2258-2263.
[8] BOUHASSIRA D, ATTAL N, ALCHAAR H, et al. Comparison of pain syndromes associated with nervous or somatic lesions and development of a new neuropathic pain diagnostic questionnaire (DN4) [J]. Pain, 2005, 114 (1-2): 29-36.
[9] PORTENOY R, ID PAIN STEERING COMMITTEE. Development and testing of a neuropathic pain screening questionnaire: ID Pain [J]. Current medical research and opinion, 2006, 22 (8): 1555-1565.
[10] BENNETT M. The LANSS Pain Scale: the Leeds assessment of neuropathic symptoms and signs [J]. Pain, 2001, 92 (1-2): 147-157.
[11] LAU J, FLAMER D, MURPHY-KANE P. Interventional anesthesia and palliative care collaboration to manage cancer pain: a narrative review [J]. Canadian Journal of Anesthesia/Journal canadien d'anesthésie, 2020, 67 (2): 235-246.
[12] 刘延青，刘小立，王昆，等. 疼痛病学诊疗手册[M]. 北京：人民卫生出版社，2017.
[13] 冯智英，王昆，金毅，等. 鞘内药物输注技术用于癌痛管理的中国专家共识（2022版）[J]. 中华疼痛学杂志，2022，18（5）：579-589.
[14] SCARBOROUGH B M, SMITH C B. Optimal pain management for patients with cancer in the modern era [J]. CA: a cancer journal for clinicians, 2018, 68 (3): 182-196.
[15] SWARM R A, PAICE J A, ANGHELESCU D L, et al. Adult cancer pain, version 3. 2019, NCCN clinical practice guidelines in oncology [J]. Journal of the National Comprehensive Cancer Network, 2019, 17 (8): 977-1007.
[16] SCHUSTER M, BAYER O, HEID F, et al. Opioid rotation in cancer pain treatment: a systematic review [J]. Deutsches Ärzteblatt International, 2018, 115 (9): 135.
[17] SCHMIDT - HANSEN M, BROMHAM N, TAUBERT M, et al. Buprenorphine for treating cancer pain [J]. Cochrane Database of Systematic Reviews, 2015, 2015 (3): CD009596.
[18] AMTABH GULATI, VINAY PUTTANNIAH, BRIAN M. BRUEL, et al. Essentials of Interventional Cancer Pain Management [M]. Berlin: Springer press, 2019.
[19] MANOHAR SHARMA, KAREN H SIMPSON, MICHAEL I BENNETT, et al. Practical management of complex cancer pain [M]. Boston: Oxford University Press, 2022.

[20] 中华医学会疼痛学分会. 射频治疗技术疼痛科专家共识 [J]. 中华医学杂志，2019，99（45）：3547-3553.

[21] 卢振和，傅志俭，陈金生. 射频镇痛治疗学 [M]. 河南：河南科学技术出版社，2019.

[22] DEER T R，POPE J E，HAYEK S M，et al. The Polyanalgesic Consensus Conference（PACC）：recommendations on intrathecal drug infusion systems best practices and guidelines [J]. Neuromodulation：Technology at the Neural Interface，2017，20（2）：96-132.

[23] 刘延青，崔健君. 实用疼痛学 [M]. 北京：人民卫生出版社，2013.

[24] KNOTKOVA H，HAMANI C，SIVANESAN E，et al. Neuromodulation for chronic pain [J]. The Lancet，2021，397（10289）：2111-2124.

[25] DEER T R，RUSSO M A，GRIDER J S，et al. The neurostimulation appropriateness consensus committee（NACC）：recommendations for surgical technique for spinal cord stimulation [J]. Neuromodulation：Technology at the Neural Interface，2022，25（1）：1-34.

[26] 中华医学会放射学分会介入学组. 经皮椎体成形术操作技术专家共识 [J]. 中华放射学杂志，2014，48（1）：6-9.

第2章 呼吸系统症状

本章聚焦于缓和医疗呼吸系统的常见问题，涵盖了呼吸困难、咳嗽和临终喉鸣三种症状的管理。通过具体案例，详细介绍了每种症状的定义、原因、评估方法及治疗策略。咳嗽作为机体防御反射，其治疗需针对原因，结合药物及非药物手段。呼吸困难让患者主观感受痛苦，处理时须精准评估并采取多种措施进行缓解。临终喉鸣常见于临终患者，易引发家属焦虑，处理目标是维护患者尊严，减少家属不安。

第一节 呼 吸 困 难

陈女士，83岁。慢性阻塞性肺疾病20余年，确诊右肺腺癌3月余（图2-1）。因“胸闷气短、发热”入院。老伴87岁，因老年痴呆入住养老院5年。平时患者和独生女儿同住，女儿未婚。患者入院后难以平卧休息，需维持床头抬高和高枕，夜间睡眠不好。给予鼻导管吸氧后，指氧饱和度可以达到95%～97%，但患者仍主诉憋气难受。

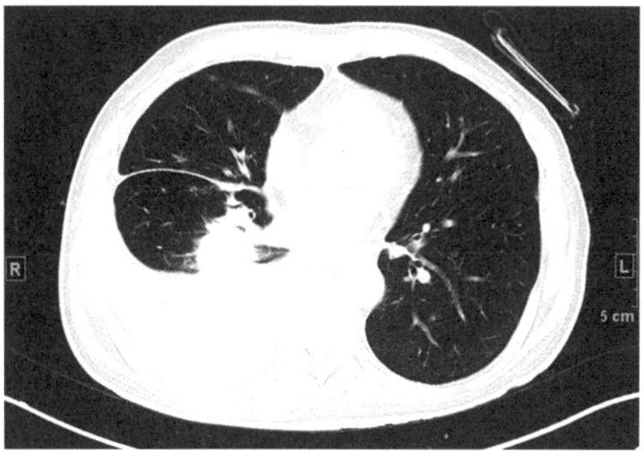

图2-1 肺癌合并胸腔积液

注：胸部CT显示右肺下叶肿块影，合并胸腔积液。

呼吸困难是什么，为什么陈女士在氧合尚可的情况下，仍会觉憋气？

一、呼吸困难的定义

呼吸困难是指患者主观上感到呼吸费力或气不够用的感觉。客观上表现为呼吸运动用力，出现张口呼吸、鼻翼扇动、端坐呼吸、发绀、三凹征等症状，以及呼吸频率、节律、深度的改变。呼吸困难的经历通常令人痛苦，严重影响生活质量。

在疾病晚期，呼吸困难是普遍且常见的症状。它最常见于癌症晚期、心力衰竭和慢性肺病末期患者。在癌症患者中，呼吸困难的患病率为50%～70%，90%的严重肺病患者和50%的心力衰竭患者经历明显的呼吸困难。呼吸困难也是晚期肾病、痴呆、高龄和艾滋病患者常见的症状。在生命的最后3天，90%的患者在某个时刻都会出现呼吸困难。症状的强度和患病率在生命的最后6个月内增加。

二、呼吸困难的发生机制

呼吸困难的不适感通常是由低氧血症导致的，但也可能与客观的血氧饱和度或气道阻塞程度不完全相符，部分患者可能在血氧饱和度正常的情况下仍感到明显的呼吸困难。

一般来说，呼吸困难的不适感源于呼吸供/需不匹配，它的发生是一种复杂现象（图2-2）。这种不匹配可能是由供应减少、需求增加或两者的组合导致的。呼吸困难由遍布上气道、肺和胸壁的各种感受器受到刺激引起，但也会涉及呼吸系统承受机械负荷时产生的感觉，如气道阻力增加、肺部和/或胸壁顺应性下降等。值得注意的是，即使血液中氧和二氧化碳水平正常，在上述情况下也可能存在呼吸困难。呼吸中枢发出呼吸驱动时，若进入肺部的气流和/或肺与胸壁移动未能达到预期，可能会加重呼吸困难的感觉。

呼吸困难是多种生理、心理、社会和环境因素导致的生理和行为反应。“整体性呼吸困难”（total dyspnea）这一生理-心理-社会模型，借鉴了“总疼痛”的概念，认识到患者的许多情况都影响他们对呼吸困难的体验。生理因素、心理因素（如焦虑）、社会因素（包括人际关系、家庭经历和财务状况）及灵性因素都影响这一体验（图2-3）。

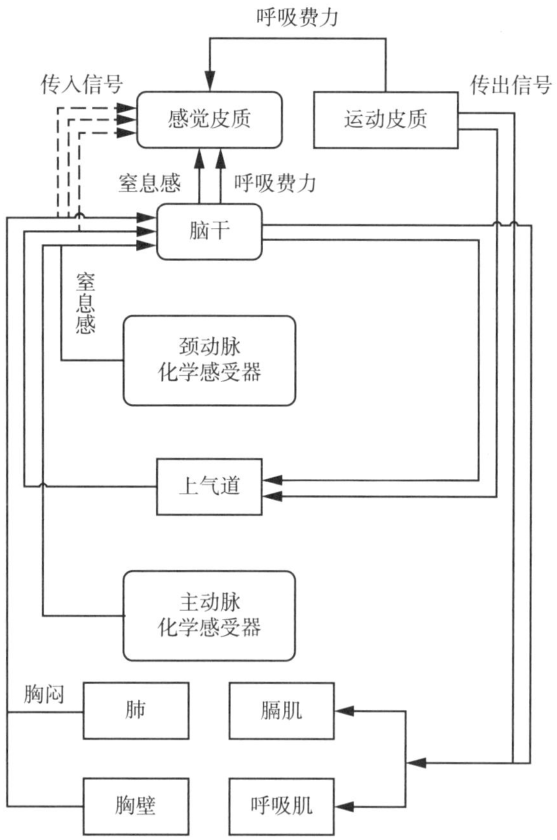

图2-2　导致呼吸困难的传入和传出信号

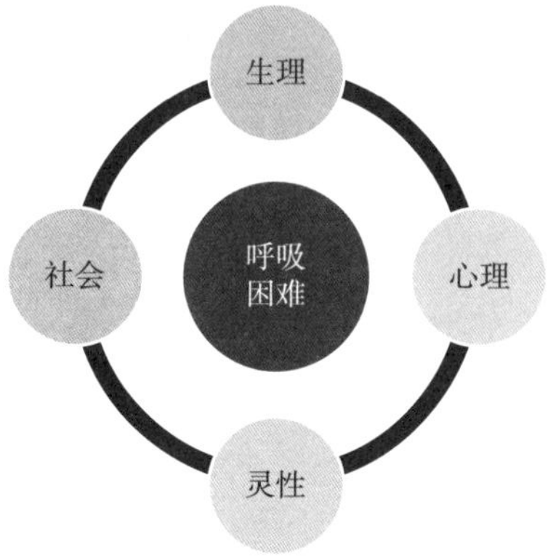

图2-3　整体性呼吸困难

三、呼吸困难的原因

呼吸困难是由多种因素相互作用导致的，具体如下。

1. 肺源性因素

①上呼吸道肿瘤（如鼻咽癌、喉癌）、邻近组织占位性病变压迫、脓肿、异物、气管狭窄、喉水肿等。②下呼吸道疾病，如肺炎、哮喘、肺气肿、肺不张、肺水肿、肺纤维化、肿瘤（图2-4）等。③胸壁胸膜疾病（如胸壁炎症、胸腔积液、胸膜粘连、气胸）、纵隔疾病（如纵隔肿瘤）及膈肌麻痹、大量腹水、腹腔巨大肿瘤等。

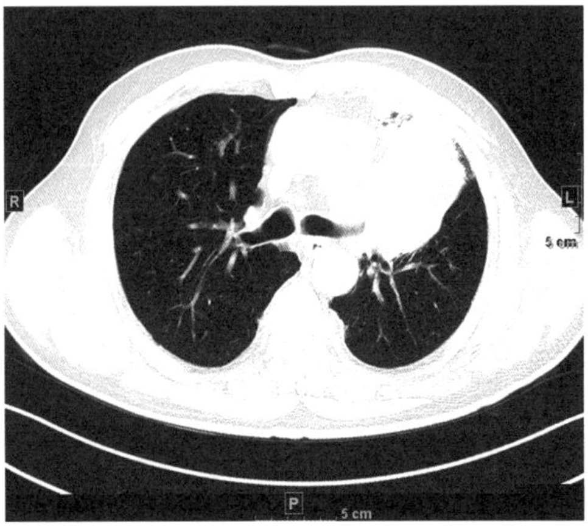

图2-4　慢性阻塞性肺疾病合并肺癌

注：胸部CT显示左肺上叶占位合并肺不张，双肺肺气肿。

2. 心源性因素

主要见于充血性心力衰竭、心包积液、肺栓塞、肺动脉高压等疾病。这些疾病导致心脏功能受损，进而影响肺部的血液循环。

3. 血源性因素

严重贫血、酸血症、碱血症、高铁血红蛋白血症（亚硝酸盐中毒）、碳氧血红蛋白血症（一氧化碳中毒）等血液系统异常。

4. 心理和灵性因素

焦虑、抑郁、惊恐发作等也可能导致呼吸困难。灵性不安会加重呼吸困难。

四、呼吸困难的临床表现

患者主观上感到呼吸费力或气不够用，会描述为“憋气”“气不够用”“上不来气”“喘”等。

客观上呼吸困难的患者临床表现见前文。

一些主诉呼吸困难的患者并没有客观表现，这并不会改变呼吸困难的诊断。

五、呼吸困难的评估

（一）呼吸困难原因的评估

对潜在原因的探索始于病史和体格检查，并应进行必要的辅助检查。

1. 病史

（1）呼吸困难起始的细节，发作的情况，包括起病速度。

（2）患者呼吸困难时的具体感觉，伴随症状如疼痛、咳嗽、咯血、咳痰、喘鸣、哮鸣。

（3）加重和缓解呼吸困难的因素。

（4）是否存在以下的情况：呼吸困难与劳力有无明显相关性，是否存在过度通气情况，过度通气过程中是否害怕突然死亡，静息时是否出现呼吸困难，是否存在数分钟内呼吸困难的快速波动，是否存在呼吸困难因环境而变化。

（5）既往的疾病史和用药史，如心血管疾病史，导致液体潴留或支气管痉挛的药物。

（6）心理、社会及灵性因素：焦虑或抑郁情况，社会支持情况，自我照顾能力和应急状况处理能力等。

2. 体格检查

详细的体格检查是必须完成的步骤。尤其需要关注以下几点。

（1）有无发声低沉和喘鸣声：听诊肺部时，关注吸气相和吸气相延长、肺部啰音、爆裂音、喘鸣音的细节。

（2）心界：警惕存在心界扩大、心音遥远低钝、腹部体征、四肢水肿等心功能不全的体征。

（3）发绀的情况：口唇、指端呈蓝紫色，提示严重低氧血症。

（4）活动耐量：观察患者行走一段距离或完成一项特殊活动的能力。

（5）呼吸费力的体征：鼻翼扩张、三凹征、逆向腹部呼吸（即吸气时腹部凹陷而非鼓起）等。

3. 辅助检查

常规检查需要包括指氧饱和度、血红蛋白浓度、生化检验、胸部影像（X线片或CT）。有时需要进行心电图、肺功能［峰流量/简单的肺活量测定法（评估对支气管扩张剂或皮质激素的反应）］、心脏超声、胸部超声及CT肺动脉造影（评估肺动脉情况）等检查。

陈女士入院后，体格检查提示右肺呼吸音低，双肺都可以闻及较多的湿啰音，指氧饱和度96%。患者呼吸频率20次/分，呼吸不费力，没有三凹征。CT检查发现右肺癌的肿块较前明显增大，同时合并慢性阻塞性肺疾病和胸腔积液。肿瘤内科的主管医生考虑她已难以实施有效的针对肺癌的治疗。她的呼吸困难的原因考虑与肺部肿瘤压迫、肺部感染及胸腔积液等多种因素相关。呼吸困难的原因中，肺部肿瘤没有进一步处理的机会，她的肺炎、胸腔积液、慢性阻塞性肺疾病急性加重等因素具有部分可逆性。

（二）呼吸困难严重程度的评估

1. 主观评估

呼吸困难是一个主观症状。对于神志清楚的患者，常采用NRS或VAS来评估呼吸困难的严重程度。这两种方法简便易行，评分可帮助了解患者呼吸困难的动态变化，但不能作为不同患者症状强度的横向比较。

2. 客观评估

对于不能自我报告呼吸困难及细节的患者，推荐使用呼吸困难观察量表（respiratory distress observation scale，RDOS）（表2-1）。

表2-1　呼吸困难观察量表

观察项目	0分	1分	2分	评分
心率（测量1分钟）	＜90次/分	90～109次/分	≥110次/分	
呼吸频率（测量1分钟）	≤18次/分	19～30次/分	≥30次/分	
躁动不安	无	偶尔/轻度	经常	
胸腹不协调呼吸（吸气时腹部收缩）	没有		有	
使用辅助肌肉呼吸（吸气时锁骨提升）	没有	轻微提升	明显提升	
在吐气后期使用喉音（咕咕）	没有		有	
鼻翼扩张（鼻翼不自主地运动）	没有		有	
害怕面容	没有		眼睛睁大、脸部肌肉紧张、皱眉、牙齿紧闭、嘴巴张开	
总分				

注：总分16分，RDOS评分≥4分提示中度至重度呼吸困难。

陈女士表示她在高枕卧位、静息吸氧状态下，呼吸困难NRS评分3分，翻身活动或平卧时，NRS评分会增加到8分，达到了重度呼吸困难的程度。

如果一个患者在神志清楚时表述自己出现严重的呼吸困难，在神志不清难以表述自我感觉时，医生就可以用RDOS来评估其呼吸困难。例如，如果患者呼吸频率35次/分，心率130次/分，偶尔有躁动不安，可以看到呼吸时明显的辅助肌用力，那么其RDOS评分就已经达到7分，是重度呼吸困难。

六、呼吸困难的治疗

呼吸困难的治疗常具有挑战性，很多医生在治疗呼吸困难和产生呼吸抑制的矛盾中痛苦和不知所措。需要医生清楚的是：患者接近生命终点，此时呼吸困难的治疗目标是缓解症状并提高他们剩余时间的生活质量，明确患者及其家属的治疗目标。这样医生才会有明确的治疗方向。

（一）呼吸困难的分类与预后判断

根据预后的不同，呼吸困难可分为3种类型。

1. 劳力性呼吸困难［预后（生存期）=数月～数年］。

2. 静息时呼吸困难［预后（生存期）=数周～数月］。

3. 终末期呼吸困难［预后（生存期）=数天～数周］。

呼吸困难的分类对于评估生存期和预后具有明显的价值，以上是针对癌症患者的预后解释；存在静息时呼吸困难的患者，生存期的中位数时间是6～8周；其他晚期疾病患者呼吸困难和生存期的关系并不都符合这个规律。

（二）呼吸困难的治疗

呼吸困难的治疗分为3个主要部分：纠正可逆性因素、非药物治疗和药物治疗。3种治疗的重要性将随着患者状况的变化而改变（图2-5）。

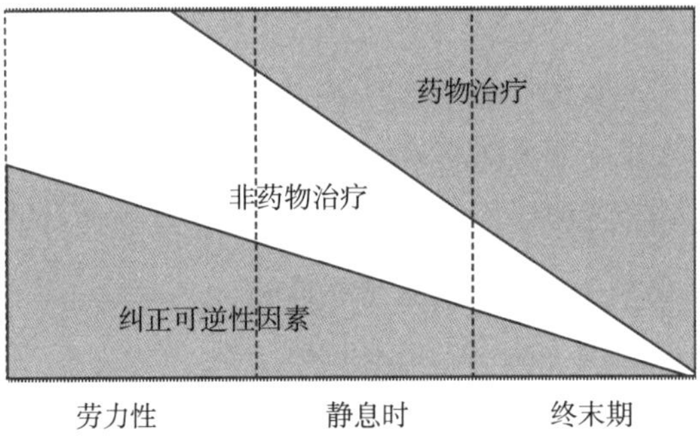

图2-5　癌症晚期患者不同阶段严重呼吸困难的治疗

1. 纠正可逆性因素

如果存在可逆性因素导致的呼吸困难，应从处理原因的角度着手解决呼吸困难，特别是当患者仍然能够活动（尚未卧床时），应认真辨识并纠正可逆性因素（表2-2）。

表2-2　呼吸困难的可逆性因素和治疗

可逆性因素	治疗
低氧血症	氧疗
感染	抗感染药物
哮喘/慢性阻塞性肺疾病	支气管扩张剂 糖皮质激素
胸腔积液	限液、利尿剂 胸腔穿刺置管引流 胸膜固定术
腹水	限液、利尿剂 腹腔穿刺置管引流
心包积液	心包穿刺置管引流 心包开窗术
癌性淋巴管炎	糖皮质激素 利尿剂 支气管扩张剂
肺栓塞	抗凝剂
贫血	输血补充红细胞
心力衰竭	利尿剂

主管医生针对陈女士的肺部感染和胸腔积液给予了抗感染、胸腔置管引流积液、雾化吸入解痉药物等治疗，陈女士活动后的呼吸困难NRS评分由8分降至6分。但仍主诉憋气和胸闷。

2. 非药物治疗

纠正可逆性因素的治疗与对症治疗并不矛盾，二者可以同时进行。采用非药物治疗缓解呼吸困难的症状，应是治疗患者的首要步骤。这些干预措施包括但不限于调整体位、控制活动节奏、利用流动空气和小风扇等有效手段。对于血氧水平正常的患者而言，氧气的效用并不优于普通空气。

（1）一般性非药物治疗：包括沟通、减轻痛苦、呼吸控制与其他支持等。

1）沟通与决策：首先深入了解患者及其照护者对于呼吸困难的认知，并帮助他们理解如下内容：呼吸困难对患者及其照护者而言意味着什么；探究焦虑的情况，特别是他们在经历呼吸困难时是否担心突发死亡。识别及解释呼吸困难是实施非药物治疗的关键步骤。呼吸－思想－功能模式（图2-6）可以帮助患者及其照护者深入理解导致呼吸困难加剧的恶性循环，特别是焦虑性恐慌机制，以及所提出的非药物治疗策略的基本原理。向患者及其照护者明确说明，呼吸困难本身并不会危及生命，需要告诉他们“患者不会窒息，也不会因憋气导致死亡”。就呼吸困难控制的目标要达成共识，制订合理的控制目标，如“呼吸困难可以减轻到不影响睡眠”，帮助患者应对和调整因失去某些功能和能力而产生的影响。

2）尽可能地减轻痛苦感受：教授患者呼吸控制与放松技巧（详见下文）；制订呼吸困难急性发作的应对策略，明确每一步骤的具体操作，以提升应对急性发作时的信心；使用小风扇及其他辅助治疗（详见下文）缓解症状。

3）充分发挥患者现有体能：鼓励患者适度用力呼吸，以增强对呼吸困难的耐受力和降低敏感度（详见下文）；教会患者使用助行器；由医生、护士、理疗师和社工共同评估，确定所需其他相关支持的必要性。

4）减轻个人和社会隔离带来的孤独感：与经历相似病情的其他患者会面；鼓励患者参与集体活动；有条件的情况下，可以考虑短期住院以减轻孤独感。

（2）呼吸控制

1）呼吸控制的目的和原理：浅快的呼吸是一种无效且无益的呼吸模式，通常由焦虑和惊恐引发。呼吸控制训练的核心目标是实现膈肌呼吸，而非依赖辅助呼吸肌。在呼吸控制训练中，鼓励患者进行正常的潮式呼吸，同时放松颈部、肩部和上胸部的肌肉，以便于培养患者形成放松和静息的呼吸模式，可以引导患者“深吸一口气，然后

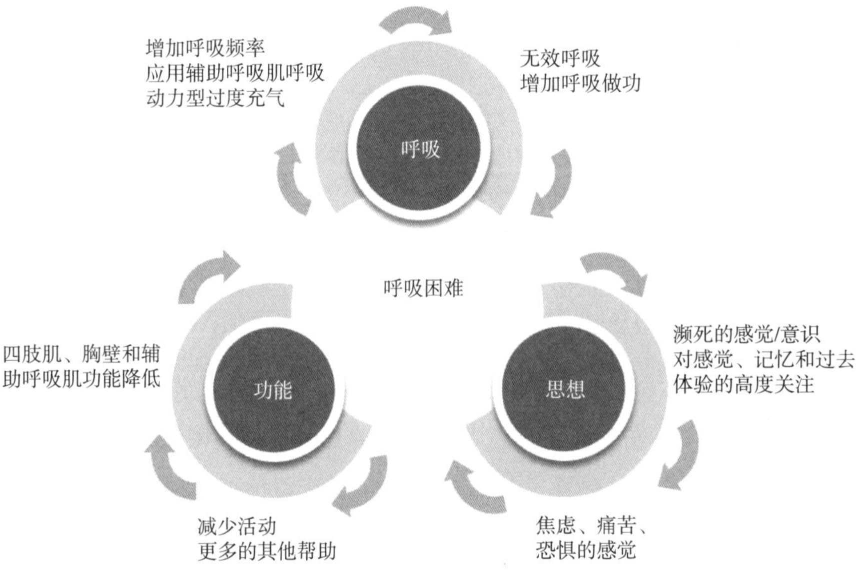

图2-6 “呼吸-思想-功能”模式

轻轻放松呼出”，将呼吸的努力降至最低。掌握呼吸控制的关键在于建立应对呼吸困难的信心。理想状态下，患者应通过鼻呼吸，允许自然的呼气过程（呼气时间应是吸气时间的1.5～2倍），并在每次呼气结束时稍作停顿。呼吸控制技术可与噘唇呼吸法相结合，对于严重慢性阻塞性肺疾病（chronic obstructive pulmonary disease，COPD）且过度充气的患者尤为有益。噘唇呼吸法的要领是在部分闭合口唇吹气后，通过鼻孔缓慢吸入空气。许多患者积极且本能地接受了这种呼吸控制方法。呼吸控制技术不适用于胸廓扁平、在静息状态下依赖辅助肌呼吸、膈肌无力及双肺重度过度充气的患者。

2）3R呼吸法：①抬高（rise）。吸气时，让腹部自然隆起，以满足肺部对空气的需求。②放松（relax）。让腹部放松，放松呼出吸入的空气。③休息（rest）。不要急于进行下一次呼吸，让呼吸的节奏自然展开。3R呼吸法主要用于辅助呼吸困难的康复，但有时也会应用于体力劳动时的呼吸过程中。建议每天练习3R呼吸法10分钟，必要时可重复进行。它也可作为一种提升整体放松感的手段。

3）呼吸困难的体位治疗：在特定病情下，采取特定的体位有助于缓解呼吸困难。如果患者尚未本能地采取这种体位，应鼓励他们尝试使用。常用的有助于缓解呼吸困难的有效体位见表2-3。

表2-3　呼吸困难的体位治疗

患者分类	体位治疗
COPD患者	前倾姿势，将手臂/肘部支撑在双膝或桌面上，这种体位可以增加腹部压力，改善受影响的膈肌功能。双臂抬高并固定在肩部的束带上，有助于增强辅助呼吸肌的效能
单侧支气管或肺部疾病（如肺不张、实变、胸膜渗出）患者	健侧卧位，依赖于另一侧正常肺部的通气功能，这样可以最大限度地利用通气－弥散功能的协同作用。但在大量胸膜渗出的患者中，这一体位可能无效
使用辅助呼吸肌的患者	抬高双臂，其他可选姿势包括将双臂置于头后，或双臂靠在墙上，或双手放在髋部休息，或双手放在衣袋里、皮带环孔上或裤带上休息等

4）风扇的使用：将风扇置于距离面部15～20cm的位置，直接对准鼻和口部吹风，可以显著改善患者的呼吸困难。直接对着面部吹送的冷风能够带来益处，可能是通过刺激面部和鼻咽部的寒冷感受器达到减轻呼吸困难的效果。在大多数情况下，风扇与上述体位治疗技术结合使用，能够有效缓解劳力性呼吸困难。

5）氧疗：呼吸困难的患者普遍应用氧疗。大多数的研究表明，吸氧治疗与经鼻导管吸入医用空气相比效果没有差异。这提示空气流动的感觉是受益的重要决定因素。

因此，应鼓励患者尝试应用袖珍风扇或者手控风扇向面部吹冷空气，并观察呼吸困难的改善情况。合适的氧浓度依据患者病情的状况有所不同，一般调整氧气流量至血氧饱和度94%～98%，这样做比更高血氧饱和度的疗效更好。当死亡临近的时候，不再有呼吸的痛苦；尽管仍然有严重的低氧血症，但不必常规给予吸氧治疗，甚至大多数正在接受吸氧治疗的患者，停止吸氧也不会引起痛苦是完全可能的。当然，继续还是停止吸氧，必须通过观察患者的反应来调整。

6）使功能最大化发挥：呼吸困难可能会导致恶性循环，减少活动会导致骨骼肌肌力下降，进而导致呼吸困难加重。有规律和定时的活动和锻炼能够帮助逆转这种恶性循环，因此，能够改善呼吸困难和呼吸功能。鼓励患者积极进行可改善呼吸困难的各种活动。根据患者的治疗目标、疾病、行为能力状态和预后，酌情决定适合患者的个体化活动和锻炼。可以考虑从增加每天散步的时间，到参加相关的强化康复项目，如心脏和双肺的康复训练。

指导陈女士使用小风扇吹面部三角区，她觉得憋气感有减轻，希望能经常使用小风扇以辅助减轻呼吸困难症状。

3. 呼吸困难的药物治疗

（1）解除支气管痉挛：经过原因分析，如果存在支气管痉挛，则需要使用支气管扩张剂。

COPD是导致呼吸困难的常见原因，它可能与其他疾病共同引发呼吸困难。关于COPD患者使用支气管扩张剂的实践，已有国家和国际指南确立。医生会非常熟练地使用支气管扩张剂。β_2受体激动剂与抗胆碱能药物的联合雾化或喷雾吸入治疗，能够显著改善大多数肺癌合并COPD患者的呼吸困难。这两种药物均能通过扩张气道和/或减少静息时（静态过度充气）及劳力时（动态过度充气）的通气障碍来缓解呼吸困难。在进行用力呼吸的活动前，应鼓励患者随时使用速效β_2受体激动剂。

对于生命末期的患者，如果需要使用雾化吸入支气管扩张剂但面罩雾化让患者感到更加呼吸困难的，可以尝试改为速效鼻喷吸入支气管扩张剂。

陈女士雾化吸入沙丁胺醇、异丙托溴铵、布地奈德等药物，同时给予抗感染、胸腔引流等措施，她的呼吸困难NRS评分从8分降至6分，似乎有效，但陈女士仍主诉憋气、胸闷，希望医生能再想办法帮帮她。临床上医生对使用支气管扩张剂很熟悉，一般不会用错，但也需要注意这一治疗方式是否有效，从而确定是否将此作为常规治疗长期使用。切记，应及时停止无效的医疗措施，无效医疗在末期患者治疗中是一个普遍存在的现象。

（2）阿片类药物：阿片类药物是呼吸困难治疗中的重点。它在生命末期呼吸困难治疗中占据主导地位。

吗啡等阿片类药物可减轻憋气感，降低呼吸做功。正规应用不引起呼吸抑制的剂量，可以观察到呼吸功能改善。阿片类药物的给药途径一般是口服或肠道外途径而非雾化吸入。一般情况下，静息时呼吸困难的患者比活动时呼吸困难的患者应用阿片类药物会有更明显的疗效。

根据患者是否使用阿片类药物及其肝肾功能是否正常，阿片类药物的使用方法有所不同，具体见表2-4、表2-5。

表2-4　肝肾功能正常患者的阿片类药物使用方法

患者分类	症状分类		
	轻度呼吸困难	中度呼吸困难	重度呼吸困难
未使用过阿片类药物	吗啡2.5mg po q4h prn（即疼痛时给予2.5mg，间隔不短于4小时）	吗啡2.5mg po q4h 暴发性呼吸困难 一线用药：吗啡2.5mg po q4h prn 二线用药：吗啡2mg ih q4h prn	吗啡0.2mg/h持续皮下注射并滴定 暴发性呼吸困难 一线用药：吗啡2mg ih q4h prn
正在使用阿片类药物	继续按当前吗啡用法使用 暴发性呼吸困难 口服吗啡：全天吗啡等效日总剂量（MEDD）的1/6 皮下注射吗啡：10%×MEDD÷3	第一步：计算MEDD后将MEDD增加30% 第二步：将MEDD换算成皮下吗啡剂量，并改为24小时皮下持续注射 第三步：设定暴发痛用量。MEDD×10%，皮下给药（最小吗啡泵速0.2mg/h，最小暴发痛处理的吗啡剂量2mg）	

对于正在使用阿片类药物的患者，具体使用方法示例如下。

患者正在口服硫酸吗啡缓释片40mg q12h，出现呼吸困难加重。

第一步：计算MEDD，40mg×2（全天吗啡总量）＝80mg；将MEDD增加30%：80×（1＋30%）＝104mg。

第二步：将MEDD换算成皮下吗啡剂量，并改为24小时皮下持续注射。104mg÷3

=35mg（皮下吗啡剂量）÷24=1.5mg/h（24小时皮下持续注射的剂量）。

第三步：此时发生暴发性呼吸困难，用量为35÷10=3.5mg皮下注射。

本章对肝肾功能不全的患者界定为：内生肌酐清除率＜30ml/min或丙氨酸转氨酶和/或天冬氨酸转氨酶大于正常高值上限。

表2-5 肝肾功能不全患者的阿片类药物使用方法

患者分类	症状分类		
	轻度呼吸困难	中度呼吸困难	重度呼吸困难
未使用过阿片类药物	一线用药：吗啡2.5mg po q8h prn 二线用药：芬太尼25μg ih q2h prn	吗啡2.5mg po q8h或芬太尼贴剂6μg/h q72h 暴发性呼吸困难 一线用药：吗啡2.5mg po q8h prn 二线用药：芬太尼25μg ih q2h prn	芬太尼10μg/h持续皮下注射 暴发性呼吸困难：芬太尼25μg ih q2h prn
正在使用阿片类药物	若之前使用的是芬太尼贴剂，继续使用 若之前使用的是吗啡，将它换算成芬太尼贴剂 此处应注意芬太尼的起效时间是8小时 暴发性呼吸困难 若选择口服吗啡：MEDD的1/6，q8h prn 若选择皮下芬太尼：全天芬太尼总量×10% q2h prn	如果正在用吗啡： 第一步：MEDD增加30% 第二步：将上述剂量换算为芬太尼泵入的量 第三步：暴发性呼吸困难：全天芬太尼总剂量的10% 如果正在用芬太尼贴剂： 去除芬太尼贴剂，改为贴剂剂量×30%持续皮下注射芬太尼，8小时后，芬太尼皮下注射的剂量改为贴剂剂量×130%	

对于呼吸困难的肝肾功能不全患者，具体使用方法示例如下。

如果正在使用吗啡缓释片20mg q12h，那么，MEDD为40mg，相当于40×1000（吗啡转成μg）÷100=400μg（全天芬太尼的量）÷24=16.7μg/h持续皮下注射。暴发性呼吸困难时给予吗啡40×1/6=7mg口服或芬太尼400×10%=40μg皮下注射。芬太尼最小泵入剂量是10μg/h，芬太尼处理暴发痛的最小剂量是25μg。

对于呼吸困难加重的肝肾功能不全患者，具体使用方法示例如下。

如果正在使用吗啡缓释片20mg q12h，那么，MEDD为40mg，40×1.3（增加30%）=52mg吗啡，相当于52×1000（吗啡转成μg）÷100=520μg（全天芬太尼的量）÷24＝21.7μg/h持续皮下注射；暴发性呼吸困难：芬太尼520μg×1/10＝52μg 皮下注射。

如果正在使用芬太尼贴剂4.2mg/72h（相当于芬太尼25μg/h），将这个贴去掉，改为芬太尼25×1/3＝8.3μg/h持续皮下注射；8小时后，改为芬太尼25×1.3＝32.5μg/h持续皮下注射。

给陈女士加用了吗啡2.5mg皮下注射prn，根据需要调整到2.5mg 皮下注射q4h，她的呼吸困难减轻至翻身活动时NRS评分4分，对再发憋气感到恐惧和焦虑。将吗啡增加5mg皮下注射q4h，呼吸困难无明显进一步缓解。

（3）抗焦虑药物：呼吸困难和焦虑两者相互影响，会形成恶性循环。减轻焦虑有助于控制呼吸困难。如果焦虑引起严重的失能或惊恐症发作，应酌情考虑是否存在焦虑、惊恐或抑郁性疾病，适时启用抗焦虑药物。

抗焦虑药物用于呼吸困难时与阿片类药物不同，抗焦虑药物并不具备缓解呼吸困难的效果；惊恐症发作时，采用非药物疗法可以在几分钟内迅速缓解症状，其效果甚至比抗焦虑药物更快显现，且疗效更为显著。已经使用非药物疗法和吗啡治疗呼吸困难的患者，若依然感到焦虑，可以考虑使用苯二氮䓬类药物或SSRI，但需根据患者的预计生存期来选择药物种类，具体使用方法见表2-6。

表2-6　抗焦虑药物的使用方法

患者预计生存期	具体药物与使用方法
预计生存期小于4周	可以选用苯二氮䓬类药物，如地西泮2～10mg po qn和prn或劳拉西泮0.5～1mg po bid和prn 咪达唑仑与阿片类药物联合应用对缓解终末期呼吸困难具有特殊的疗效
预计生存期大于4周	可以选用SSRI（初始使用时可以联用一种苯二氮䓬类），如艾司西酞普兰5～10mg po qd

抗精神疾病类药物具有抗焦虑的作用和抗精神疾病的作用，无抗惊恐的作用。抗焦虑药物对具有焦虑和谵妄的患者都是有帮助的。氟哌啶醇被选择用于抗精神疾病，且该药物没有明显的呼吸抑制作用。

得知陈女士对再发憋气恐惧、焦虑，缓和医疗团队社工与陈女士交流，了解到她对老伴及女儿的未来放心不下，也促成了患者和女儿的沟通，女儿表示“我会照顾好爸爸，也会照顾好自己”，让她能够安心。同时，医生给她加用劳拉西泮0.5mg bid，陈女士翻身时的憋气感NRS评分降至3分，自觉憋气困扰已不明显。情况不断恶化，3个月后陈女士逐渐意识不清，女儿希望妈妈不痛苦，很担心妈妈还会憋气。经过团队评估，患者平静，无憋气表现。最终陈女士在病房平静离世，家属表示安心和感谢。

第二节　咳　　嗽

王女士，78岁。因“发热、咳嗽、咳痰1周”入院治疗。干燥综合征数十年，肺间质纤维化10余年。间断出现干咳，少有痰，每年入秋开始干咳症状加重，要持续一个冬季，合并上呼吸道感染咳痰量增多，罹患肺炎会出现发热，需要住院进行治疗。到春季天气转暖后，咳嗽逐渐好转，夏季相对稳定，但逐年加重。咳嗽会影响外出，有社交障碍，生活自理能力逐渐下降，从生活自理状态变为半自理状态，不能出门散步，不能自己买菜、做饭，不能自己洗澡，打扫居家卫生会加重咳嗽，尚能洗漱、穿衣、如厕。本次就诊诊断为重症肺炎伴低氧血症（图2-7），影响进食和睡眠，抗感染、雾化、排痰、镇咳治疗后干咳症状持续。患者一直眉头紧锁，难以语言交流。

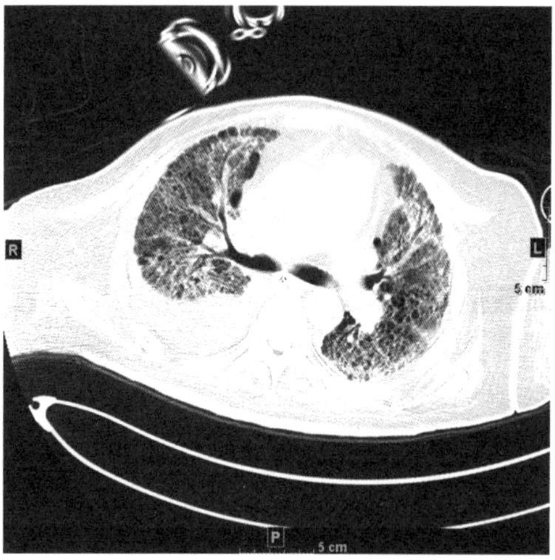

图2-7　肺间质纤维化合并感染

注：胸部CT显示双肺间质纤维化合并感染，双肺多发肺气肿。

如何描述王女士的咳嗽？

一、咳嗽的定义

咳嗽是防止异物进入下呼吸道的重要防御性反射，有助于清除肺部和支气管树中的分泌物或异物。病理性咳嗽会影响睡眠和休息，影响进食和各种社会活动，导致肌肉疼痛、肋骨骨折、呕吐、晕厥、头痛或尿失禁。当没有产生痰时，称为干咳。产生痰时，称为湿性咳嗽。痰可能含有黏液、脓液、血液、支气管内的其他异物。急性咳嗽通常持续不超过3周，但也可以持续长达8周。慢性咳嗽持续8周以上，可归因于明显的恶性和非恶性疾病。

慢性咳嗽最常见于肺癌、头颈癌和其他晚期恶性肿瘤，发病率分别达到86%、90%和40%。咳嗽也常见于晚期慢性病，特别是慢性阻塞性肺疾病和间质性肺纤维化，咳嗽的发生率高达70%和80%。咳嗽在吸烟患者中明显更普遍。在许多晚期器官（如大脑、心脏、肾、肝）衰竭患者、哮喘患者和艾滋病患者，咳嗽也给他们造成很大影响。

二、咳嗽的原因

咳嗽的原因多样，除呼吸系统疾病外，心血管疾病、神经因素及某些药物及心理因素等也可引起咳嗽和/或咳痰。

1. 呼吸道感染或非感染性炎症，包括肺部感染、慢性间质性肺病、肺栓塞、哮喘。

2. 胸膜疾病，如各种原因所致的胸膜炎、胸膜间皮瘤、自发性气胸，以及胸腔穿刺。

3. 心血管疾病，如二尖瓣狭窄所致左心衰竭引起肺淤血或肺水肿时，可引起咳嗽。

4. 其他因素，包括药物因素（如血管紧张素转化酶抑制剂）、胃食管反流病、习惯性及心理性因素等。

三、咳嗽的评估

持续的综合评估是咳嗽有效管理的基础。评估咳嗽使用包括客观和主观的评估方法。评估的目的是确定咳嗽的原因、触发因素、对生活质量的影响及治疗效果。

1. 起病

需明确咳嗽开始的时间、单次持续时长及发生频率。需排查诱因，包括引发咳嗽的因素、缓解咳嗽的因素、加重咳嗽的因素，还要了解咳嗽是否在早上、饭后、晚上症状更糟，以及患者的吸烟史与环境暴露情况。

2. 咳嗽的特点

要明确患者咳嗽时的感觉，获取具体描述。确认有无咳痰，若有，需掌握痰的颜色、量、频率，排查痰中是否带血，了解咳嗽是否影响声音、是否引发焦虑。

3. 咳嗽的严重程度

需依据0～10分（0为无，10为最差）的评分尺度，评估该症状的严重程度。

4. 咳嗽的伴随症状

需确认是否存在如疼痛、呼吸困难等其他伴随症状，以及咳嗽对这些伴随症状有无影响。

5. 咳嗽的既往检查和治疗

包括胸部X线、血常规、血气分析和CT；正在服用的药物与采用的治疗方法，治疗效果和相关不良反应。

四、咳嗽的治疗

（一）纠正可逆性因素（表2-7）

表2-7　咳嗽的可逆性因素及相应处理

咳嗽的原因	咳嗽的处理
COPD	停止吸烟；改善的中位数时间为4周 支气管扩张剂，如异丙托溴铵（特异的病情）
过敏性鼻炎	鼻腔内类固醇激素 ± 色甘酸钠 抗组胺药物；第二代抗组织胺药物没有镇静作用，但比第一代镇静性抗毒蕈碱类抗组织胺药物的口干不良反应弱
哮喘	支气管扩张剂 ± 皮质激素
胃食管反流	避免咖啡、吸烟或药物（降低食管下端括约肌张力的动力药物） 应用质子泵抑制剂减少胃酸
血管紧张素转化酶抑制剂（ACEI）	停用ACEI；如疾病需要不能停用，可用血管紧张素受体拮抗剂（如氯沙坦）作为替代

（二）非药物治疗

1. 一般性措施

（1）消除环境刺激物并酌情支持戒烟的选择。

（2）改善通风，如打开窗口、使用风扇。

（3）使用加湿器。

（4）使用定位、姿势、放松和减少焦虑的技术。

（5）鼓励使用呼吸技巧咳出分泌物或减少咳嗽。

（6）适当使用药物并以记日记的形式监测。

2. 干咳的处理

可以用口腔呼吸，用吞咽代替咳嗽，放松喉呼吸，分散注意力。雾化盐水、蒸馏水会减少呼吸道的干燥和刺激。

3. 湿性咳嗽的处理

指导有效的咳嗽方法。被动疗法包括胸部生理疗法和姿势排痰。不应在慢性炎症急性恶化期间使用。雾化盐液可减少浓稠分泌物的黏度，协助痰液排出。

（三）药物治疗

1. 轻度咳嗽

对于干咳，可选择止咳糖浆和右美沙芬。对于湿性咳嗽，可选择化痰药，如愈创甘油醚、乙酰半胱氨酸、氨溴索、羧甲司坦等，协助液化黏性痰液，促进排痰。

2. 重度咳嗽

（1）若针对干咳的止咳糖浆有一定效果，可继续使用。为加强咳嗽控制，可选用阿片类药物，目前首选吗啡。阿片类药物的作用主要是抑制脑干的咳嗽反射中心。阿片类药物对于上气道疾病所引起的咳嗽较少有效。

（2）低剂量吗啡：吗啡因不受药物基因学CYP2D6依赖的代谢影响而最常被用于重度咳嗽的治疗。吗啡即释片2.5～5mg po q4～6h或吗啡缓释片5～10mg po q12h。如果有必要，增加吗啡剂量直到咳嗽缓解，或者直到所出现的不良反应阻碍了进一步增加剂量。对其他阿片类药物的研究没有表明其优于吗啡。

（3）可待因：可待因曾是治疗咳嗽的传统阿片类药物，但其药效的个体差异性较大，在常规剂量下的研究显示，其益处不优于安慰剂。应避免使用可待因。

（4）其他药物

1）色甘酸钠10mg雾化吸入qid，在36～48小时内改善肺癌患者的咳嗽。

2）加巴喷丁300mg po tid，可以增加至600mg po tid。也有报道从较小的初始剂量100mg po bid开始。

3）地西泮5mg po qd/qn，据报道该方案对于合并肺转移的顽固性咳嗽的治疗有效。

4）巴氯芬10mg po tid或20mg po qd，最佳的疗效在服用药物2～4周后。

5）阿米替林和普瑞巴林对特发性慢性咳嗽也有效。

6）痰液量大的湿性咳嗽，可考虑使用抗胆碱类药物以减少痰液分泌，如格隆溴铵、东莨菪碱。同时需限制每日液体入量。

7）治疗由慢性咳嗽加剧或引起的其他症状，如焦虑和失眠。

医生回应了王女士希望“不受罪”的需求，表示非常认同，并表达在此目标下，还有很多方法可以帮助到她，也愿一起支持她。给王女士加用了吗啡即释片5mg po，蒸馏水雾化吸入，1小时后，她感觉咳嗽减轻，NRS评分从6分降至3分，露出了久违的笑容。之后遵医嘱给予吗啡5mg q6h，并增加房间湿度。当晚，王女士睡得非常踏实。次日咳嗽NRS评分2～3分，没有出现需要临时加用吗啡的暴发性咳嗽的情况，遂将医嘱调整为吗啡缓释片10mg q12h。

第三节　临 终 喉 鸣

张女士，77岁。结肠癌晚期，腹腔转移，不完全肠梗阻。

2019年7月，张女士因腹痛伴排便习惯改变做肠镜，诊断结肠癌，但已出现腹腔转移失去肿瘤根治性手术机会，进行了横结肠回肠吻合术，术后口服卡培他滨治疗。

2019年9月，张女士出现腹痛症状且逐渐加重，并伴有严重的癌痛及恶心、呕吐、反酸、胃灼烧感、排尿疼痛等症状。实验室检查显示患者钾2.0mmol/L，血糖30.0mmol/L。主管医生给予抗感染、肠外营养及镇痛治疗，张女士仍然感到痛苦，发热，体温最高达39℃，伴有胸闷、呼吸困难、腹胀。她越来越虚弱，并逐渐进入昏迷状态，咽喉处出现“咕噜咕噜”的声音，女儿和照护者非常焦虑。家属认为存在痰液阻塞的情况，频繁请求医护人员给予处理，但负压吸引后，并没有吸出痰液，咕噜声也未有效缓解，且吸痰过程中张女士表情非常痛苦，伴有挣扎，家属更加不安。

张女士咽喉处出现的咕噜声是什么？

一、临终喉鸣的定义

临终喉鸣（death rattle）是指临终前呼吸道分泌物在咽喉后部导致的独特的声音。它的特征是柔和、潮湿、像呻吟一样的打鼾声或咕噜声。50% ～ 90% 的临终患者会出现临终喉鸣现象。

二、临终喉鸣的原因

临终喉鸣的出现与身体功能自然衰退有关。当一个临终的人变得虚弱、失去意识并经历呼吸减缓时，吞咽或咳嗽清理喉和上呼吸道的能力会明显减弱。当吸气和呼气时，气流通过咽喉部积聚的分泌物，会产生湿润的喘鸣声。

导致临终喉鸣的原因如下。

1. 液体积聚

随着身体功能的减退，患者可能无法有效地吞咽或清理喉中的分泌物，导致唾液和黏液积聚。

2. 呼吸模式变化

临终者的呼吸模式可能会变得不规律，呼吸变得浅而缓慢，进一步加剧了分泌物积聚。

3. 意识水平下降

随着意识的减退，临终者对身体信号的反应能力降低，无法主动咳嗽或清理喉。

4. 肌肉无力

临终者的肌肉力量减弱，尤其是控制呼吸和吞咽的肌肉，导致清理呼吸道的能力下降。

临终喉鸣可能让家属感到焦虑和不安，了解这一现象的生理基础可以帮助他们更好地应对这一过程。对于临终者来说，这种声音并不会引起痛苦，它是生命结束前的常见表现。

张女士病情恶化，预计生存期以天计。她咽喉处的咕噜声是典型的临终喉鸣。临终喉鸣的出现也提示她的生命时间已经很短，需要让家属知晓这个信息并做好相应准备，如最后的探望、如何高效的陪伴、丧葬的相关准备等。

三、临终喉鸣的临床表现

临终喉鸣通常在患者死亡前的24～48小时内出现。表现为轻柔、潮湿的水泡音、呻吟声、打鼾声或咕噜声。呼吸可能不规则，可能有呼吸费力的表现，可以表现为呼吸急促，胸部快速运动，患者一般情况下已经不能表述自己的感受。

不同个体的情况可能会有所不同。

四、临终喉鸣的治疗

治疗临终喉鸣的目标是让患者在最后的时光有舒适和尊严，尽最大可能减少其痛苦，同时也尽最大可能减轻家属的焦虑、恐惧和不安。

很多医护人员用吸痰的方法治疗临终喉鸣。由于吸痰仅能吸出口腔内和咽喉靠上方的分泌物，无法吸出喉部或更深处的分泌物，吸痰常无法改善喉鸣的症状，且吸痰时对咽喉部的刺激常给患者带来明显不适。因此，常规给予吸痰不是恰当的治疗临终喉鸣的方法。

1. 临终喉鸣的治疗准备

对于家庭成员和照护者来说，了解临终喉鸣的本质、规律和具体的处置方法是非常重要的，这样他们可以在患者的临终阶段不会慌张，可从容地提供专业支持和关怀。

如果缓和医疗团队以会诊者的身份加入患者的末期照护，与患者主管团队的沟通也至关重要。很多医护人员对临终喉鸣的了解有限，需要向他们同步足够信息，以确保整个照护团队能够携手一致，为临终患者做好非药物和药物治疗。

2. 临终喉鸣的非药物治疗

应首先启动非药物治疗来处理临终喉鸣。

（1）清理分泌物：用棉棒、海绵棒等擦拭、清理口腔内和咽喉部的分泌物，随后给予细致的口腔护理。患者侧卧并抬高头部可能有助于液体排出。

（2）变换体位：临终喉鸣让患者家属焦虑万分。为了快速使临终喉鸣停止，可以考虑尝试变换体位的方法。需要注意，有时患者在变换体位时可能突然离世，因此，需要和家属商量，看家属是否愿意在这个时刻翻动患者。

（3）实施液体管理：在我国大部分的常规医疗机构，大部分末期患者都有不同程度液体过多的情况，如腹水、低垂部位水肿和下肢水肿，在这种情况下，气道也同时存在液体过多的情况，因而导致分泌物增多出现喉鸣。

预计生存期在1个月以内的患者，每日液体入量应在1000ml以内，同时观察患者的水肿、痰液和口干的症状。此时的口干并不是输液可以解决的症状。关于口干的处理见口干相关章节。

（4）创造友好环境：保持环境安静和舒适，播放温和的音乐来帮助患者，同时帮助患者的家属放松。

3. 临终喉鸣的药物治疗

在充分的非药物治疗的基础上，使用抗胆碱药物来减少咽喉分泌物是常用的治疗方法。具体药物及用法见表2-8。

表2-8　治疗临终喉鸣的抗胆碱药物及用法

药物	单次皮下注射	经皮下连续输注
丁溴东莨菪碱	20mg	20～120mg/d
氢溴酸东莨菪碱	0.2～0.4mg	1.2～2.4mg/d
格隆溴铵	0.2mg	1.2～2.4mg/d
1%阿托品眼液	1～2滴，每4～6小时，舌下	

对于终末期肾衰竭的患者，氢溴酸东莨菪碱会增加患者谵妄的风险，可改用丁溴东莨菪碱或格隆溴铵。

有些临终喉鸣使用抗胆碱药物治疗无效，其原因可能是药物并不能完全使咽喉部的分泌物消失。抗胆碱药物对咽喉部唾液淤滞的喉鸣有效，对感染性支气管分泌液、肺水肿、胃反流引起的喉鸣效果欠佳。

对于张女士的家属来说，这是一个痛苦的时刻。在这种情况下，护士来到床旁，与家属沟通、商量后，家属决定为患者更换体位。护士和家属一起为她做了翻身，调整了体位，喉中的咕噜声明显减轻。护士向家属做了详细解释，“不要担心这个声音，它是人在生命最后一段时间常会出现的声音，你看，她表情安静，安详，一点也不难受。”护士未对患者进行吸痰操作。护士指导家属如何做最后的陪伴，指导在场的家属通过线上的方式让不在场的家属对张女士进行道歉、道爱、道谢和道别。后来喉鸣再次出现，翻身效果不明显，医生予氢溴酸东莨菪碱0.3mg皮下注射，计划是每4小时给药1次，喉鸣加重时可以再次给药。6小时后，张女士在家属的陪伴下平静离世，家属觉得老人走得平安，不痛苦，表示很欣慰，也表达了对医护团队的感谢。

参考文献

[1] 刘晓红，朱鸣雷. 老年医学速查手册［M］. 北京：人民卫生出版社，2014.

[2] 乔瓦尼巴蒂斯塔·泽沛泰拉. 临床实践中的缓和医疗［M］. 宁晓红，译. 北京：中国协和医科大学出版社，2017.

[3] 王英伟. 安宁缓和医疗临床工作指引［R］. 台北：台湾安宁照顾基金会，2010.

[4] BC Centre for Palliative Care. BC Inter-Professional Palliative Symptom Management Guidelines［EB/OL］. https：//bc-cpc.ca/wp-content/uploads/2019/10/ColourFullPrintOct16_2019.pdf.［2025-01-02］.

[5] ROBERT TWYCROSS，ANDREW WILCOCK. 引领姑息关怀［M］. 5版. 李金祥，译. 北京：人民卫生出版社，2017.

[6] ROGERS J B，MODI P，MINTEER J F. Dyspnea in palliative care［M］. StatPearls［Internet］. StatPearls Publishing，2023.

[7] WILDIERS H，MENTEN J. Death rattle：prevalence，prevention and treatment［J］. Journal of pain and symptom management，2002，23（4）：310-317.

第3章 消化系统症状

在缓和医疗中，消化系统症状管理对于提升患者生活质量至关重要。本章围绕口腔不适、厌食、呃逆、恶心呕吐、恶性肠梗阻、便秘、腹泻等症状展开。从不同案例切入，详细介绍各症状的定义、原因及发生机制、评估及治疗。涵盖药物与非药物治疗手段，并强调在症状管理中，不仅要关注生理因素，还要考虑心理和社会因素，旨在帮助读者掌握消化系统常见症状的处理原则，为缓和医疗实践提供系统且实用的指导。

第一节 口腔不适

患者，男，80岁。口腔鳞癌术后。进行1个疗程局部放疗后，患者出现口干，口腔疼痛明显，吃东西发苦，有金属味，严重影响进食及睡眠。

这位患者的口腔问题是什么？

一、口腔不适的定义

口腔不适是患者口腔不舒服的主观感受。口腔不适是由口腔干燥、感染（如真菌、病毒、细菌）、黏膜炎症、药物（如抗菌药物、苯妥英）、创伤（如不合适的义齿）和各种缺乏（如贫血）等多种原因引起的口干、口腔疼痛、口腔异味等痛苦症状。口腔不适会给患者带来痛苦，影响患者的生活质量，同时也是临床上非常容易被忽视的问题。

口干是患者自觉口腔干燥不适的一种主观感受，通常由唾液腺功能减退导致唾液分泌量减少引起。口干是末期、重病和临终患者的常见症状，在进展期肿瘤患者中发病率高达70%。口干常会影响患者的语言和咀嚼功能，导致味觉减退、吞咽困难，患者常主诉不断饮水。患者因唾液分泌减少导致口腔组织过分干燥，更易遭受致病微生物侵袭，故口干患者常伴有口腔溃疡、口腔异味或口腔念珠菌感染。

口腔炎是口腔黏膜广泛的炎症性、侵蚀性和溃疡性病变。口腔黏膜炎通常与口腔炎同义，但特指由化疗或局部放疗引起的可累及整个消化道的炎症反应。口腔黏膜炎在所有接受化疗的患者中发病率高达40%，在接受放疗的头颈部肿瘤患者中高达80%。75%的口腔炎患者主诉口腔疼痛。口腔溃疡是指口腔黏膜散在的、小的、圆形的或者卵圆形的有明显边缘的溃疡。

口腔念珠菌病是指由念珠菌属细菌所致的口腔真菌感染。念珠菌是化疗所致口腔黏膜炎患者最常见的继发感染微生物。口腔念珠菌病主要表现可以是颊黏膜上和/或舌部有白斑，口腔黏膜的白斑呈稀薄、分散状，舌部白斑呈厚和融合的状态，或者舌和颊黏膜呈光滑发红状且伴有疼痛；还可以表现为角化型口腔黏膜炎。

本例患者存在口干、口腔疼痛症状，考虑到患者有口腔癌局部放疗史，口腔疼痛症状提示可能存在放疗相关口腔黏膜炎。

二、原因及发生机制

（一）口腔不适的原因

明确口腔不适的原因对于有效处理患者的口腔不适很重要。引起口腔不适常见的原因包括以下几个方面。

1. 疾病相关因素

恶性肿瘤晚期患者易出现颊黏膜糜烂，高钙血症或癌组织侵袭唾液腺导致口干，自身免疫性疾病、糖尿病、甲状腺功能减退、淀粉样变性等也可引起口干，艾滋病等可能出现口腔念珠菌病。

2. 治疗相关因素

长期使用氧疗，头颈部放疗或外科手术后等。

3. 药物因素

如化疗药物、分子靶向药物、抗胆碱药物、阿片类药物、抗组胺药物、利尿药、镇静药、抗惊厥药物等均可引起口干，局部抗菌药物和/或皮质激素的应用可能引起口腔念珠菌病。

4. 其他因素

不合适的义齿，长期饮酒和/或吸烟史，衰弱引起的焦虑、脱水、抑郁、感染、张口呼吸、锌缺乏等均可能导致唾液分泌减少。

（二）口干的发生机制

唾液是由不同的酶、抗菌蛋白、免疫球蛋白、生长因子、黏膜糖蛋白和调节肽组成，主要由腮腺、颌下腺和舌下腺分泌，口腔黏膜细胞也可少量分泌。唾液的功能包括帮助消化、润滑和保护口腔、促进伤口愈合、避免机械和化学损伤。此外，唾液的稀释和缓冲能力能够调控口腔的酸碱度。

神经元、内分泌和旁分泌信号对唾液腺的分泌功能起到重要的调控作用，唾液腺的分泌主要由副交感神经系统和交感神经系统控制，并受钙信号的调节。当各种原因导致的唾液腺细胞受损、唾液分泌功能紊乱，引起唾液成分改变或唾液生成减少时，可导致口干。

三、评估

（一）病史评估

1. 主动询问患者是否有口腔不适的症状，包括有无口干，有无咀嚼、吞咽困难或疼痛，有无味觉改变。

2. 详细询问口腔不适症状的程度、对生活的影响，如有口干，患者是否需要补充水分来帮助吞咽食物；需询问语言表达是否受影响，是否影响患者的睡眠、饮食、饮水、体重等。

3. 排查可能的原因，包括全身疾病相关因素、水分摄入细节、生活习惯与环境因素等。

4. 询问有无使用引起口干的药物及治疗相关因素。

（二）体格检查

仔细评估患者的口唇及口腔黏膜，包括口腔黏膜的完整性及润滑情况，检查牙齿和义齿。同时，也需要进行详细的全身体格检查。

WHO将口腔黏膜炎/口腔炎分为5级别：0级–无口腔黏膜炎；1级–红斑和疼痛；2级–溃疡，能进食固体食物；3级–溃疡，因黏膜炎需要进流食；4级–溃疡，因黏膜炎而无法进食。

结合病史，本例患者口腔不适的原因考虑主要与肿瘤及局部放疗有关。评估可知口干、口腔疼痛明显，NRS评分5～6分，吞咽困难，无法进固体食物，仅能进流食，夜间睡眠受到影响，难以入睡，夜间会痛醒。患者没有特殊用药史。查体发现患者消瘦，口腔干燥，舌苔厚腻，外覆白斑，舌体侧面、双侧颊黏膜及上颚均可见多发溃疡，外敷白斑。基于上述评估，考虑患者存在口腔炎，不除外合并口腔念珠菌病。口干及口腔疼痛与口腔炎相关，而口腔炎与肿瘤及放疗相关。

四、治疗

口腔不适严重影响患者的生活质量，治疗重要的是要寻找原因，纠正可以纠正的因素，如调整或停用可能引起口腔不适的药物。在放化疗前后及过程中，可进行口腔护理，以减轻口腔炎的严重程度；替换/重做不合适的义齿。

可采取药物与非药物治疗措施进行干预，需要定期评估治疗效果，根据处理效果及时调整护理和药物方案。

终末期患者的有些口腔症状如口干很难进行预防和根治，故治疗应侧重于减轻症状带给患者的不适。重视口干的处理，缓解口干主要靠舒适护理技术，而不是药物。

1. 非药物治疗

（1）加强口腔护理。

（2）环境调整：注意保持房间中空气的湿度，避免环境干燥，有益于改善口干患者的感受。

（3）调整水分摄入：①增加饮水次数。鼓励患者少量多次饮水，最好是饮用冰水或矿泉水。②选择合适饮品。如果是口干患者，除白开水外，可根据患者口味和喜好推荐一些具有一定滋润作用的饮品（如茶叶水或果汁）。如果是口腔炎或口腔溃疡患者，则需要避免酸性的果汁和碳酸饮料。③根据患者情况适当补水或补液，避免脱水导致的口干。需要注意的是，对于终末期患者而言，补液和大量饮水并不能缓解口干症状，过度的营养和水化反而可能给患者造成水肿等症状。

（4）咀嚼无糖口胶，口唇涂凡士林润唇膏。

（5）避免过酸或过硬的食物引起患者口腔疼痛。

（6）口腔含化小冰块可提高舒适度。

（7）日常应注意保护牙齿，维持口腔卫生，加强口腔护理，减少口腔异味，按摩齿龈等。

（8）避免粗暴操作导致血痂剥脱。

（9）患者意识不清时可使用软毛牙刷或者海绵棒加少量漱口液清洗口腔，避免误吸。

（10）患者/家属教育：①口干是一种常见症状，可以通过护理措施增加舒适度。②教会患者和家属海绵棒的使用方式。③教会患者正确掌握含漱的方法（时间、漱口水选择）。④冰块、喜爱的饮料（最好清水漱口）都可以有效地缓解口干。⑤告诉患者和家属口干症状的缓解与漱口、喷雾、擦洗的频次有关。⑥教会患者和家属找到方便执行的小窍门。⑦针对口干的误区进行持续宣教。

2. 药物治疗

（1）调整用药方案，减少口干等药物不良反应。

（2）毛果芸香碱5mg，口服，每日3次，缓解患者口干，但慢性阻塞性肺疾病、哮喘、心动过缓、肝肾损害、青光眼或肠梗阻患者不宜使用。

（3）人工唾液、口腔喷雾有助于减轻口干带来的不适。

（4）口腔溃疡患者可进行局部治疗，主要目的是抗炎，镇痛，促进溃疡愈合。

（5）轻度口腔念珠菌病患者可以局部使用制霉菌素混悬液（含在口中病损区至少1分钟，然后吞咽下）5ml，每日4次，连用1周，可在局部病变消失后继续应用48小时；中重度感染或使用制霉菌素疗效欠佳者，可口服氟康唑50～100mg，每日1次，连用1周。免疫抑制患者和严重感染患者，可能需要较高的剂量/较长的疗程进行治疗。

（6）处理患者的口腔疼痛症状可以采用局部或全身用药。轻度疼痛，可以采用局部用药，如5%的利多卡因药膏（含有水溶性溶剂），按需使用。局部用药无法充分缓解的严重黏膜炎导致的疼痛，可以使用全身的非阿片类和阿片类镇痛药（详见第1章“疼痛”）。

医疗团队对本例患者进行详细评估后，进行了以下处理：①非药物治疗方面。指导患者家属备口腔喷雾、海绵棒，用于清洁口腔及保持口腔湿润；患者口干合并口腔炎，鼓励患者小口喝冰水缓解症状；给予饮食、饮水、口腔护理知识宣教（少量多次饮水、使用不含酒精的漱口水、含化小冰块以提高舒适度）；积极维持口腔卫生；辅助患者进行口腔清洁。②药物治疗方面。口腔局部使用口腔溃疡散、生长因子喷雾剂、利多卡因胶浆改善口腔溃疡、疼痛不适；由于不除外合并口腔念珠菌病，加用制霉菌素混悬液局部用药；考虑患者存在中度口腔疼痛（5～6分），加用氨酚羟考酮1/2片（每片含对乙酰氨基酚325mg＋羟考酮5mg），口服，4次/日，帮助缓解疼痛症状。

第二节　厌　食

患者，男，80岁。结肠癌术后2年，因高龄、一般情况弱，术后未行放化疗。1年前复查CT发现出现肝转移，患者对病情知晓，并表示不愿进行放化疗，应用中药治疗。近半年逐渐出现食欲减退，进食量明显减少，饭量不到平时的一半，体重3个月内下降10kg，目前体重指数（body mass index，BMI）17.4kg/m^2，全身乏力明显，家属前来就诊，希望改善患者的营养。

根据这位患者的临床表现，可以诊断厌食吗，可以如何处理呢？

一、厌食的定义

厌食（anorexia）是指患者因食欲减退或消失导致身体组织营养逐渐减少和体重显著下降的症状。常见于肿瘤或其他慢性病终末期患者。晚期疾病患者即使食欲良好且热量摄入充足，也可能出现体重减轻，引起生理和心理的双重困扰。厌食可导致患者病情进一步恶化，出现恶病质直至死亡。

70%～90%的癌症末期患者及60%～80%的慢性病末期患者会出现厌食。

二、发生机制及原因

（一）厌食的发生机制

下丘脑在食物摄取即能量摄取的调节方面起着关键作用。恶性肿瘤会导致身体发生一系列病理变化，如肿瘤释放的肿瘤坏死因子 - α（tumor necrosis factor-α，TNF - α）、白细胞介素 - 1（interleukin-1，IL - 1）和IL - 6等会影响大脑的食欲调节中枢，导致患者食欲下降。慢性疾病患者引发厌食的机制各有不同，以慢性心力衰竭为例，心衰导致胃肠道淤血，影响胃肠正常蠕动和消化功能，出现腹胀、恶心等症状，从而引发厌食和进食减少。再如慢性肺病末期患者，呼吸困难是主要症状，进食会使呼吸做功增加，从而加重呼吸困难，患者为了避免呼吸困难加重引发的痛苦而减少进食，由此出现厌食。

（二）厌食的常见原因

1. 肿瘤相关因素

恶性肿瘤的局部作用、肿瘤导致代谢改变。腹部肿瘤可引起胃肠道机械性梗阻、胃排空延迟、消化吸收障碍、体液异常丢失等，导致厌食；肿瘤患者的味觉和嗅觉异常、精神心理异常、疼痛等症状均可影响食欲及饮食习惯，也会导致厌食；抗肿瘤治疗更是导致恶性肿瘤患者厌食和生活质量下降的主要因素，如放疗、化疗引起的恶心、呕吐、口腔炎及味觉改变，导致食欲减退。

2. 症状相关因素

一个或多个痛苦症状，如恶心、呕吐、未控制的疼痛、便秘、吞咽困难、呼吸困难、失眠均可引起厌食。

3. 疾病相关因素

胃轻瘫、肝脾大、胃排空障碍、吸收障碍、肠梗阻、腹泻、感染、高钙血症、低钠血症、尿毒症、消化不良等疾病，都会成为引发厌食的原因。

4. 药物相关因素

很多药物会引发厌食，如苯丙胺类、抗菌药物、抗组胺药物、地高辛。

5. 口腔相关因素

口腔溃疡、口腔黏膜炎、牙周感染等引发疼痛、义齿不合适等可引起厌食。

6. 精神、心理相关因素

恐惧、焦虑、抑郁、无望感、与社会脱节、孤独感等精神、心理因素可引起厌食。

本例患者晚期肿瘤本身、代谢因素、肿瘤的相关症状（如恶心、呕吐、吞咽困难、便秘、疼痛）、口腔问题等均成为他发生厌食的原因。

三、厌食的评估

（一）评估病史

1. 详细了解是否存在可能导致厌食的原因，如是否正在接受可能引起厌食的治疗，如放疗、化疗，是否有疼痛、抑郁、恶心、呕吐、便秘、吞咽困难等症状。

2. 详细了解患者的用药史除外药物性因素，如抗菌药物或其他影响食欲的药物。

3. 评估患者的日常饮食细节，包括食物种类、数量、喜好、进食习惯、进食频率、食欲等，是否存在味觉改变、有无早饱胀感等。

4. 了解患者近期体重变化情况，包括体重下降程度及速度。

5. 评估患者的体能状况和运动情况。

6. 评估患者的心理情绪状态，是否存在焦虑、抑郁、孤独等情绪及社交隔离情况，患者的社会支持系统情况。

7. 了解患者及家属对于体重、形象、营养和进食的看法。

（二）体检检查

1. 口腔检查

是否有口干、口腔溃疡、牙齿脱失、不适合的义齿、口腔异味、念珠菌病等问题。

2. 腹部检查

是否存在腹部饱满，叩诊判断肠管积气和腹水的情况，便秘的患者需要直肠指诊除外粪便嵌塞。

3. 皮肤检查

是否有压疮及其他异常情况。

（三）实验室检查

根据病情需要，完善实验室检查，如血常规、肝肾功能、电解质，评估是否存在贫血、低蛋白血症及程度。

本例患者未曾进行过放化疗，近期也没有应用可能影响食欲的药物，可以排除肿瘤治疗及药物导致的厌食。症状方面，患者目前疼痛不明显；伴有恶心、进食后饱胀感；有便秘，大便5～6天一次，大便干燥，量少。近一个月体能状态明显下降，大部分时间卧床。由于白天卧床时间增多，夜间睡眠较少，仅能睡4～5小时。

体格检查方面，患者明显消瘦，BMI 17.4kg/m^2，舌苔厚腻，腹部略膨隆，没有压痛，肠鸣音不活跃，叩诊鼓音区无明显扩张，移动性浊音阴性，肛诊没有探及粪块嵌顿。实验室检查提示轻度贫血，肝肾功能及电解质基本正常。鉴于上述评估，分析这位患者的厌食除与肿瘤相关外，重点需要考虑与恶心、便秘有关。此外，患者存在失眠问题，还需要进一步评估其社会、心理方面的病史，评估是否合并存在情绪问题。进一步接触发现患者比较沉默，言语不多。他有一儿一女，老伴20年前确诊晚期胰腺癌，遭受很大的痛苦接受化疗，最终很快离世，去世前非常消瘦、严重疼痛。患者觉得自己已经活到80岁了，儿女孝顺，“够本儿了”。他害怕自己会像老伴那样“活活儿疼死”，如果那样“还不如早点死了算了”。这些话他从未跟儿女说起过，儿女担心父亲如果不吃东西，很快就会消耗下去没有体力了，一直劝说父亲多吃饭，希望父亲赶紧好起来。

四、厌食的治疗

治疗厌食应在全面评估的基础上首先纠正可逆性因素，如停用可能导致厌食的药物，治疗便秘、处理口腔问题等。一方面，要认识到对于终末期患者，尤其是预计生存期＜2个月的患者而言，进食减少是个不可避免的自然过程，需要根据不同疾病阶段和患者需要设定合理的治疗目标；另一方面，也需要承认进食问题对于患者和照护者的影响，需要接纳并给予他们支持。

（一）非药物治疗

1．对于预计生存期较长的患者，应视患者和家属的意愿，纠正可逆性因素，如改善引起厌食的躯体、精神、心理问题，适当的营养支持治疗和鼓励患者进行轻体力活动等。

2．针对预计生存期＜2个月的患者，先明确受厌食问题困扰的是患者还是家属，然后针对需要帮助的一方或双方理解和应对食欲下降、食量减少的情况。

3．临终期患者一般不会感到饥渴，营养支持治疗也无法逆转病情进展，故不宜强迫临终患者进食或给予过度的、被动的营养支持。若对临终患者进行过度被动补液或过度营养支持治疗，很可能出现液体潴留、继发感染等情况，甚至加速死亡。因此，对于临终患者，若非主动要求，原则上不强行劝导饮食或饮水，避免增加患者的负担。

4．饮食指导。对于具有主动进食意愿的患者，尽可能提供其喜爱的食物，并注意食材的多样性。以进食不增加痛苦为目标。少量多餐，在患者需要时提供食物，可将少量的食物放在较小的容器内，更易于患者接受。在进餐时减少任何可能导致患者情绪紧张的刺激因素。可安排患者在餐桌且穿戴整齐时进食，若可能，鼓励患者与家人或他人一起吃饭。聆听患者及家属关于食欲差、进食少的忧虑和恐惧，并同理其情绪。引导患者和家人正确认识“强迫进食”现象，耐心解释：少量摄入饮食使患者饱胀和满足在当前情形下可能是正常的，不鼓励强迫患者进食。

针对本例患者舌苔厚腻的情况，鼓励患者用软毛牙刷刷牙维持口腔卫生；患者喜欢喝茶，指导用茶叶水漱口，减少口腔异味；如果效果不佳，可以尝试局部使用制霉菌素混悬液。

提供营养、食谱和厌食管理方面实用的建议和信息，如鼓励患者进食他可以接受的食物，软的、容易吞咽的食物，如汤、布丁、营养饮品或小吃，而且应少量多次、比例均衡地进食。可以少量口服整蛋白营养粉作为补充。

了解到子女对于患者进食减少的担心，对子女给予回应：“很多家庭都有这样的担心”“你们真的是舍不得自己的父亲”，进一步耐心解释，考虑到他们父亲的疾病进程，进食量逐渐减少是疾病进展过程中的自然现象。帮助子女了解父亲的看法：“你们的父亲对于吃得少了是怎么看的？”医生的提问让子女意识到其实父亲对于吃得少了并不在乎，相反，老人对子女不停催促自己吃东西感到不高兴。引导子女站在父亲的立场思考。医生可以这么说："你们肯定都想给父亲最好的，不过他想要的可能才是最好的。"

了解患者以前间断喝酒，生病后家属认为饮酒对身体不好，就不让父亲再喝酒了。医生鼓励子女允许父亲在进餐时少量喝自己喜爱的酒。患者知道自己可以在进餐的时候"喝点小酒"，感到非常开心，表示也愿意试试在不难受的情况下"多吃点"。

了解到患者和家属担心未来会"疼死"，澄清很多患者经过积极镇痛治疗后疼痛能够得到很好的控制，承诺未来会积极帮助处理患者的任何痛苦症状。

（二）药物治疗

常用的药物包括糖皮质激素、孕激素类似物等。

1. 糖皮质激素

可显著提升食欲，增加能量摄入，改善体力和总体感觉，有助于提升患者的生活质量。但需要警惕长期（超过 4 周）应用糖皮质激素出现的不良反应：水钠潴留，电解质紊乱，血糖、血压波动，诱发或加剧胃炎、胃和十二指肠溃疡，甚至导致消化道出血或穿孔，睡眠紊乱，谵妄、意识模糊或定向障碍等神经症状和情绪不稳、轻躁狂、抑郁等精神症状，增加感染风险。

与安慰剂相比，许多接受糖皮质激素治疗的患者出现食欲改善和幸福感增加，如地塞米松4～8mg/d，口服，通常起效迅速，在 3～4周后效果减退。糖皮质激素还可能减少恶心，提升体力，使患者总体感觉良好。可先使用 1 周，如果无效，则停用。如果有效，维持在最低有效剂量。定期评估，如果症状不再缓解，则停用。

2. 孕激素类似物

甲地孕酮可改善恶病质患者的食欲和体重，但体重增加主要来自脂肪组织而非骨骼肌。建议剂量160～800mg/d，可刺激患者食欲且不良反应小于糖皮质激素。

甲地孕酮需至少使用2周起效，此药药效比糖皮质激素长久，更适用于预后相对好的患者。此药的不良反应包括血栓栓塞事件、水肿和肾上腺抑制。有血栓病史的患者应慎用。如果使用超过 3 周，应逐渐减量以减少肾上腺抑制不良反应。

3. 促胃肠动力药物

用于治疗早饱、胃排空延迟、胃轻瘫或恶心。可以尝试三餐半小时前给予甲氧氯普胺5～10mg或多潘立酮10～20mg。

4. 抗精神疾病药物

奥氮平5mg/d，口服，可改善临终期患者的食欲。

5. 抗抑郁药物

若厌食患者伴有抑郁症状，可使用抗抑郁药物如米氮平7.5～30mg睡前口服进行治疗。

6. 传统中医药辅助治疗

本例患者的恶心、便秘都可能与厌食有关。针对恶心，加用甲氧氯普胺10mg po tid。针对便秘，给予开塞露20ml，置肛，qd，同时加用麻仁软胶囊2粒po qn。与患者、家属协商后，加用甲地孕酮160mg/d po改善食欲。1周后复诊时，患者的恶心、便秘好转，食欲也有了改善。通过前面的沟通，即使没有加用助眠药物，家属反馈患者的睡眠也比以前好了很多。进一步和家属协商，如果未来食欲和睡眠改善不明显，考虑到患者可能合并的情绪问题，可以尝试米氮平7.5mg po qn，帮助进一步改善食欲、睡眠和情绪。

第三节　呃　　逆

患者，女,72岁。1年前行胰腺癌手术。术后曾行2个疗程辅助化疗，因不能耐受遂停止。1个月前出现腹胀、腹围增大,3天前开始频繁出现不受控制地打嗝，严重影响进食、睡眠，前来就诊。

这位患者可以诊断持续性呃逆吗？

一、呃逆的定义

呃逆（hiccup）是膈肌和吸气肌重复的、非自主的痉挛性收缩，伴声门突然关闭的症状。2%的终末期患者会出现呃逆，消化道疾病终末期患者发生率更高。呃逆一般都是一过性（＜48小时），持续时间超过48小时称为持续性呃逆，持续时间超过1个月称为难治性呃逆。

呃逆会使患者非常痛苦，持续性呃逆危害更大，它会导致进食减少，体重下降，睡眠障碍，焦虑抑郁，不能正常交流，反流性食管炎，近期腹部或胸部手术的伤口裂开及疼痛等。

本例患者的呃逆持续时间超过48小时，因此，可以诊断为持续性呃逆。

二、呃逆的发生机制

各种原因导致的膈神经、迷走神经刺激是可能的病理生理机制。呃逆反射的要素包括膈肌、膈神经、迷走神经和交感神经系统的传入纤维传入冲动，神经冲动扩散至中脑、脑干和近端颈索的呃逆中枢，膈肌、膈神经、肋间神经和迷走神经的传出纤维传出冲动。

三、呃逆的原因

在进展期肿瘤患者中，引起呃逆最常见的原因是胃膨胀，其他常见原因包括胃食管反流、膈肌受压、颅内肿瘤等。

1. 医源性因素

腹部或胸部手术、气管插管时颈部伸展。

2. 药物性因素

如苯二氮䓬类、地塞米松、甲泼尼龙、咪达唑仑、醋酸甲地孕酮、吗啡。

3. 中枢神经系统因素

颅内肿瘤、脑炎、颅脑损伤、脑血管病变等。

4. 头颈部因素

甲状腺肿大、肿瘤、咽炎、喉炎等。

5. 胸部因素

食管病变（如反流、梗阻、肿瘤）、食管裂孔疝、肺癌、纵隔肿瘤、呼吸系统感染、心肌梗死、胸部动脉瘤等。

6. 腹部因素

胃膨胀、胃肠道出血、胃癌、胰腺癌、肝大、腹水、肠梗阻等。

7. 代谢性因素

肾衰竭、低钠血症、低钙血症、低碳酸血症、败血症等。

8. 心因性因素

歇斯底里、人格障碍、过度悲痛等。

本例患者胰腺癌术后出现腹胀、腹围增加，超声提示病情进展并出现中等量腹水。呃逆可能与腹水导致膈肌受刺激有关。另外，还需要进一步评估是否存在其他引起呃逆的原因。

四、呃逆的评估

终末期患者呃逆的原因是多方面的，呃逆可以是轻微、间断的或严重、持续的，可能会对患者造成严重困扰。一旦呃逆的持续时间超过患者的耐受并对其生活造成困扰，就需要进行全面评估以决定治疗方案。详细的病史评估、用药梳理、体格检查和必要的实验室检查将有助于指导初步的治疗选择。

（一）评估病史及相关重要信息

1. 疾病和疾病相关治疗情况，如是否有肝转移、肾上腺转移、颅内转移；其他疾病状况，如胃胀、胃食管反流，以及电解质水平。

2. 详细了解患者的用药史除外药物性因素，一些药物如甲硝唑、阿奇霉素、氟哌啶醇、硝苯地平、地塞米松、顺铂、环磷酰胺等会导致呃逆。

3. 评估患者呃逆发作的持续时间、频率、加重或缓解的因素，是否合并其他伴随症状等。

4. 评估呃逆对患者的影响，是否影响睡眠、进食等。

5. 评估患者的心理情绪状态，是否存在精神紧张、焦虑，甚至惊恐发作等情况。

6. 评估家庭支持系统，患者本人治疗意愿。

（二）体格检查与辅助检查

体格检查方面，除了解一般状况评估外，更需要关注是否存在腹部饱满、腹腔胀气、腹水等情况；定向力、肌力、病理反射征等神经系统体征也是重要内容。

根据病情需要完善实验室检查，如血常规、肝肾功能、电解质，白蛋白和血红蛋白是对预后有提示意义的重要指标，有时需要进一步行胸腹部CT、头颈部MRI检查，以明确引发呃逆的原因。

本例患者的呃逆伴有腹胀、恶心呕吐、疼痛、腹泻等症状。他的腹胀会在进食后加重，曾经有反酸、胃灼热，加用奥美拉唑20mg po bid后反酸、胃灼热好转，腹胀未缓解。间断有恶心，无呕吐。近1个月肝区有隐痛，NRS评分3～4分，没有服用过镇痛药和其他特殊用药。胰腺癌术后曾有腹泻，加用消化酶口服后大便正常。呃逆持续3天已经严重影响了他的进食和夜间睡眠。体格检查提示患者神志清楚，腹部膨隆，移动性浊音阳性，肝区叩痛不明显，定向力正常，病理征阴性。血液检查提示丙氨酸转氨酶58U/L，总胆红素35.0mmol/L，直接胆红素15.1μmol/L，肾功能、电解质正常；胸腹部增强CT提示新出现肝脏多发巨大转移灶、腹膜后多发肿大淋巴结转移、大量腹水，考虑胰腺癌复发转移。

患者有1个女儿，目前和老伴同住，女儿、女婿间断过来探视。在家人眼中，患者性格豁达，知道自己的病情，当时不愿意接受术后辅助化疗时，曾经和家人说过“要是以后复发了也不要再化疗了”。最近1个月出现腹胀和腹围增加后并没有告诉家人，因为患者不想去医院。直到这次出现持续性呃逆才被家人发现带到医院就诊。

鉴于上述评估，患者的呃逆首先考虑与肝多发转移和大量腹水刺激膈肌有关。此外，患者的腹胀进食后会加重，伴有恶心，因此，需要考虑可能还存在胃膨胀引起的呃逆。患者可能还存在胃食管反流，不过已经加用了质子泵抑制剂治疗。初步排除药物因素、肾功能不全、电解质紊乱、胸部因素。中枢神经系统因素目前没有证据支持。

五、呃逆的治疗

呃逆通常可以自发停止，但呃逆持续时则需要治疗。有药物和非药物治疗，但目前关于治疗的高品质临床证据仍然有限，几乎没有证据表明哪种方法在治疗上更优。应根据患者的预后、当前的功能水平及治疗的潜在不良反应综合考虑。有时由于顽固性呃逆的原因（如无法进一步治疗的颅内肿瘤）难以去除，则需要和患者及家属设定合理的目标，如将目标从消除呃逆调整为减少呃逆发生频率、减轻呃逆对睡眠的影响等。

（一）纠正可逆性因素

如果有可能，要尽可能识别和处理潜在的可逆性因素。例如，提供或更换可能参与致病的药物；对于可能出现胃膨胀或胃排空延迟的患者，采用少量多餐的进食方法，避免进食后立刻卧床。

（二）非药物治疗

在大多数临床情况下，最好先尝试非药物治疗，对于难治性病例再考虑药物治疗。有一些历史悠久的民间做法如吞咽口水或制造惊吓反应等，虽然缺乏证据支持，但由于其风险也很低，也可以尝试。

1. 刺激口咽部和鼻部

（1）啜饮冰水或吞咽碎冰。

（2）使用生理盐水气雾剂。

（3）用咽拭子摩擦软腭以刺激鼻咽部。

（4）用经口导管刺激鼻咽部。

（5）用力将舌头向外牵拉，引起干呕。

2. 刺激迷走神经

（1）冷敷并压迫面部。

（2）按摩颈总动脉窦或做Valsalva动作。

（3）制造惊吓。

3. 呼吸相关措施

（1）打喷嚏、咳嗽。

（2）屏住呼吸。

（3）在口鼻处罩上纸袋呼吸，尤其适用于患者过度通气的情况。

本例患者就诊前已经尝试过刺激鼻咽部、饮水、憋气这些方法，效果都不明显。患者有进食后腹胀加重，嘱咐患者调整饮食习惯，改为少量多餐，并且避免进食后立刻平卧。但他的呃逆仍然没有好转。

4. 针灸治疗

针灸治疗是一种治疗选择，必要时可以请麻醉疼痛科协助商讨尝试膈神经阻滞的方法。

（三）药物治疗

在非药物治疗措施充分尝试之后，同时尽可能去除了呃逆的原因，必要时启动药物治疗。用药选择上首先尝试促胃肠动力药物（如甲氧氯普胺、多潘立酮），西甲硅油有助于消除胀气，可以酌情加用质子泵抑制剂。如果上述药物治疗无效，需要考虑中枢抑制剂。

1. 减轻胃胀/胃食管反流药物治疗

（1）促胃肠动力药物：甲氧氯普胺10mg，每日3～4次；多潘立酮10mg，每日3次。

（2）质子泵抑制剂：奥美拉唑20mg，每日1～2次；雷贝拉唑10mg，每日1～2次。

（3）消泡剂：西甲硅油2～10ml，每日3～4次。

2. 中枢抑制药物

（1）抗精神疾病药物

1）氯丙嗪25～50mg，口服，每日3～4次。也可以缓慢静脉输注给药（氯丙嗪25～50mg加入500～1000ml生理盐水，持续数小时）。

2）氟哌啶醇5～10mg，口服，如果效果不佳，可以皮下给药。1.5～3mg，每晚睡前口服一次维持。

（2）抗癫痫药物

1）加巴喷丁300～600mg，每日3次。该药同时对缓解疼痛也有帮助。

2）苯妥英、丙戊酸和卡马西平也曾被报道对中枢神经系统疾病引起的呃逆患者有效。

（3）γ-氨基丁酸激动剂：巴氯芬5～20mg，口服，每日3次。该药同时对肌肉痉挛有帮助。巴氯芬是唯一用于治疗呃逆的双盲随机对照研究药物。5mg，口服，每8小时1次，在部分患者中缓解了症状。

（4）其他治疗

1）糖皮质激素：颅脑肿瘤患者，晨起地塞米松4～8mg口服可减少压迫/刺激。服药1周无效则停药。

2）硝苯地平：10～20mg，每日3次，口服/舌下。

3）咪达唑仑：2mg，静脉注射，如有效，必要时可以持续皮下或静脉泵入。

考虑本例患者可能存在反流、胃胀的因素，首先给予针对减轻胃胀、胃食管反流的药物治疗：继续奥美拉唑20mg bid；加用甲氧氯普胺10mg po tid，加用西甲硅油2ml po tid。3天后复诊时，患者呃逆缓解不明显。考虑患者为胰腺癌进展，出现肝转移、大量腹水，膈肌受累不除外，合并存在肝区疼痛，加用加巴喷丁po，从300mg qn逐渐加量至300mg tid，1周后患者复诊时反馈呃逆较前明显好转，虽然没有完全消除，但夜间睡眠较前改善，肝区疼痛也较之前好转，NRS评分2分。患者表示目前呃逆程度可以接受。与患者和家属协商，如果未来症状反复，还有其他的方法可以尝试，如巴氯芬5mg tid、针灸治疗、膈神经阻滞等，家属表示有办法可以帮他减轻痛苦就安心多了。

第四节　恶心呕吐

案例1：韩先生，80岁。既往冠心病和慢性肺病多年。6年前确诊贲门癌，行根治性放疗，之后未见复发转移。1年前确诊膀胱癌，未行手术，曾给予膀胱灌注治疗3次。8个月前患者逐渐无力，饭量减少，体重减轻，大便干燥，给予对症治疗。3个月前患者开始出现恶心，间断呕吐，每次呕吐量50～100ml；腹痛，持续胀痛，有时为绞痛；大便较前更加费力，有血尿和排尿不畅，体力进一步变差，卧床为主。外院CT提示腹腔内多发肿块影，考虑肿瘤可能性大。查体：腹部硬韧，有压痛，可以扪及脐右上方8～9cm质硬包块。血常规：血红蛋白75g/L，肝肾功能正常，白蛋白29g/L。外院给予昂丹司琼药物治疗，效果不明显。患者体弱，症状持续存在，休息不好。患者有2个女儿，都是医院工作人员。女儿因父亲痛苦不能被及时缓解而焦急和愤怒，反复来找医生。

一、恶心呕吐的定义

恶心是在喉部背侧和上腹部想要呕吐的不愉悦的感受，可能引发呕吐。呕吐是经口或鼻腔胃内容物有力排出的症状。干呕是不成功的呕吐。

末期疾病患者恶心的发生率很高，恶性肿瘤为20%～40%，艾滋病为43%～49%，心脏病为17%～48%，肾脏病为30%～43%；患者在生命最后1周，恶心的发生率达70%；患者在接受吗啡治疗第1周内约30%会发生恶心。

二、恶心呕吐的原因

（一）恶心呕吐的常见原因

1. 胃肠道疾病

包括胃潴留（图3-1）、胃肠道牵拉扭转（如便秘、肠梗阻、肠系膜恶性转移）、胃食管反流、胃炎、胃肠道感染等。

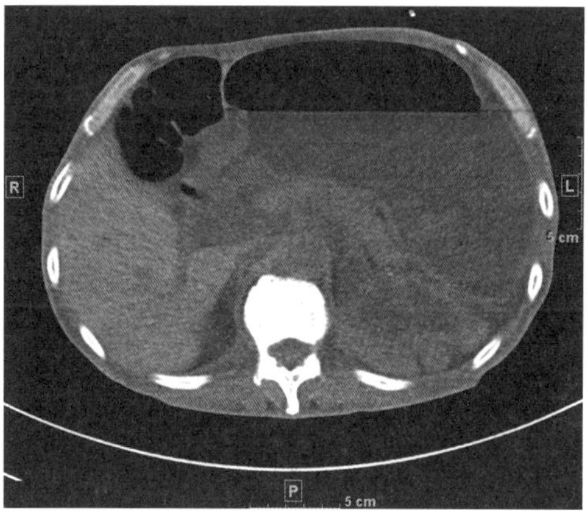

图3-1　胃癌合并幽门梗阻

注：腹盆增强CT显示胃窦不均匀增厚，胃腔扩张、积液。

2. 咽喉部问题

包括咽部感染、占位、黏痰等。

3. 药物、毒素反应、放疗等

如阿片类药物、某些抗菌药物的使用。在恶性肿瘤治疗过程中，放疗和化疗是引起恶心呕吐的常见原因。

4. 代谢问题

肾衰竭、肝衰竭，高钙血症，糖尿病胃肠并发症。

5. 肿瘤脑转移

可引发颅内压增高，导致恶心呕吐，常伴有头痛。

6. 情绪

如焦虑、预期性呕吐（有时可见于接受化疗的患者）。

（二）寻找原因，从下述问题入手

1. 近期使用了什么药物？

2. 近期是否进行过放疗或化疗？是否有毒物接触史？

3. 是单纯的恶心，还是恶心伴有呕吐，还是单纯的呕吐？

4. 呕吐物性质是未消化的食物、胆汁、粪便（帮助判断梗阻的位置）？

5. 活动是否会引起恶心、呕吐症状加重？

6. 是否有便秘或肠道梗阻？便秘是常见的情况，而大便不畅会导致或加重恶心呕吐。

7. 是否有抑郁、焦虑或者恐惧？是否有环境变化？环境变化会导致焦虑而引起恶心呕吐。

8. 是否伴有头痛？颅内压增高会导致恶心呕吐，常伴有头痛。

9. 是否有吞咽困难？口腔真菌感染时会有吞咽困难，同时会有恶心呕吐。

10. 是否有口干、昏睡？高钙血症可以引起多系统症状，包括恶心呕吐、口干及嗜睡。

结合病史、影像学检查和体格检查，案例1中的患者引起恶心呕吐的原因可能是腹腔肿物压迫及便秘。

三、恶心呕吐的发生机制

熟悉恶心呕吐的发生机制（图3-2），结合原因，可以协助选择针对性的药物来控制症状。

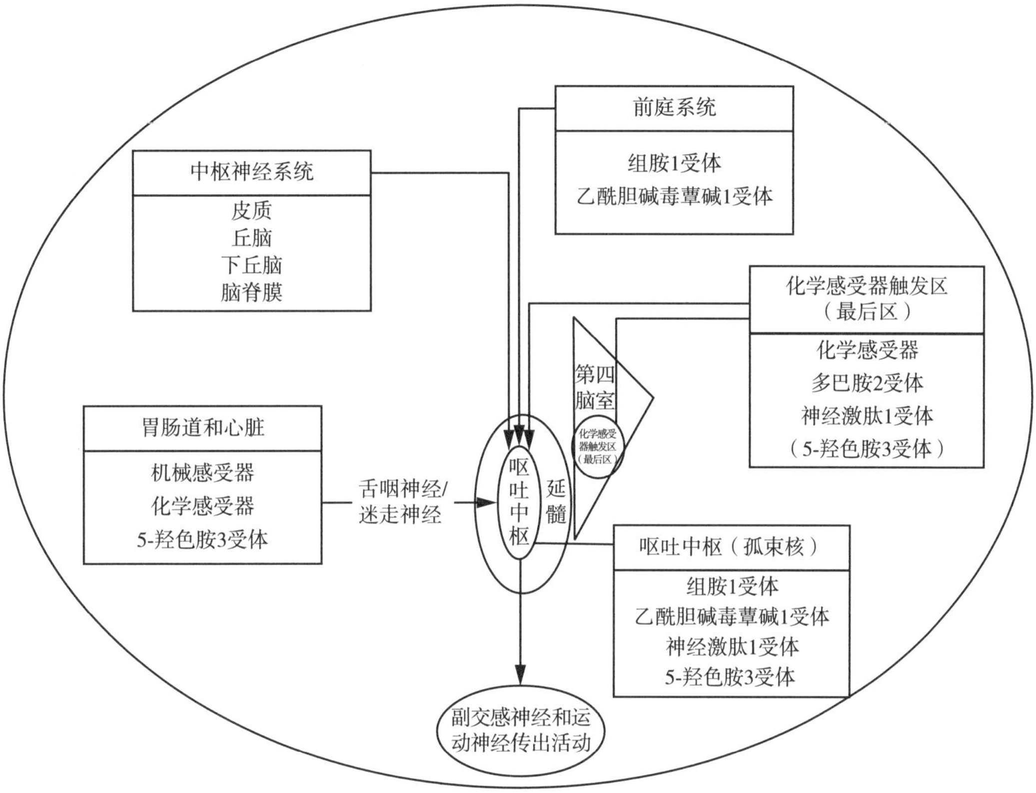

图3-2　恶心呕吐的发生机制

资料来源：KRAKAUER E L，ZHU A X，BOUNDS B C，et al. Case 6-2005：a 58-year-old man with esophageal cancer and nausea，vomiting，and intractable hiccups［J］. New England Journal of Medicine，2005，352（8）：817-825.

四、恶心呕吐的治疗

（一）非药物治疗

1. 一般性措施

（1）解释：向患者及其家属解释恶心呕吐的可能原因及制订的治疗方案，并给他们机会表达他们的想法、期待和担忧等，这是非药物治疗的重要部分。

（2）如果患者呕吐，应准备桶、纸巾和漱口用的水或果汁。

（3）进食碱性固体饮食（如馒头）可适当缓解恶心呕吐。少量多餐，4～5餐/日，细嚼慢咽。可适当饮用清凉的饮料，如果汁，可缓解症状。

（4）做好口腔清洁工作，可减轻恶心呕吐的发生。

（5）转移注意力：看书，做一些感兴趣的事。

2. 音乐治疗

可有效地减轻焦虑情绪及呕吐症状。

3. 肌肉放松技巧

可有效地缓解恶心呕吐症状的发生。

4. 芳香治疗

在芳疗师的帮助下，选取可减轻恶心呕吐的精油配方，通过漱口或用纱布擦拭的方法使用精油。针对不同原因导致的恶心呕吐，配方也有所不同。

5. 催眠及行为疗法

6. 阻断焦虑/呕吐的恶性循环，缓解预期性呕吐

（二）纠正可逆性因素

根据病史和体格检查，判断最有可能引起恶心呕吐的原因，如果担心电解质紊乱，同时抽血送检。一定先从原因着手，开始治疗。如果是肠梗阻引起的恶心呕吐，按照肠梗阻的处理流程进行治疗。

纠正可逆性因素，如药物、疼痛、咳嗽、感染、高钙血症、便秘、焦虑、恐惧。值得注意的是，对于生存期非常短的患者，抗菌药物的使用和高钙血症的纠正常是不适用的。

1. 出口梗阻

（1）肿瘤引起的出口梗阻：可予地塞米松，起始剂量为2～4mg，bid（每日剂量范围为6～16mg），静脉注射；此外，还推荐使用奥曲肽，常用起始剂量为0.1mg，bid，皮下给药。若症状持续，可以考虑使用支架或胃造瘘。

（2）其他原因引起的部分出口梗阻：甲氧氯普胺 10mg q6h 或40～100mg 持续皮下注射。

（3）胃部由于气体或液体膨胀明显者，给予胃管减压。

2. 食管反流

这类患者的处理要结合预计生存期加以考虑。

（1）可予以质子泵抑制剂，如奥美拉唑20mg qd、兰索拉唑20mg qd或雷贝拉唑10mg qd。

（2）若生存期很短，地塞米松2～16mg qd，静脉注射或皮下分次给予。

（3）若生存期较长（生存期以周以上计算），考虑使用支架或胃造瘘。

3. 颅内压增高

（1）颅内感染相关者，可以针对感染进行治疗。

（2）对于无法针对原因处理者，可选择对症治疗：如颅内肿瘤引起者，可用地塞米松和颅内病灶放疗；赛克利嗪25～50mg po q8h或必要时使用或50mg iv；脱水药物如甘露醇、甘油果糖、甘油合剂等。

案例2：患者，男，58岁。确诊胃癌4个月，肿瘤侵及幽门。病初症状是乏力、食欲差和腹胀。经历3个疗程化疗（末次化疗是1个月前），腹胀未明显好转，乏力加重。近1周出现恶心伴呕吐，呕吐物为胃内容物，每次呕吐500～1000ml，呕吐后腹胀会有所减轻。给予甲氧氯普胺、禁食水和补液（每天3000ml左右）治疗，呕吐仍然持续。

本例患者是以胃出口梗阻为主要原因的恶心呕吐。虽然给予药物对症治疗，但效果不理想。分析原因和病理生理过程，明确胃出口不畅，导致胃内容物增多，单纯促进胃肠动力效果不佳，解决方法是减少胃内容物：一是限制经口进食（已经做了）；二是减少胃本身的分泌，可使用生长抑素或抗胆碱类药物；三是减少液体输注的量，以减少胃内分泌的量；四是可以考虑放置鼻胃管将潴留在胃内的液体引出，以减轻症状。

4. 药物相关性恶心呕吐

停止引起恶心呕吐的药物及毒物，尽可能纠正导致症状的电解质紊乱。

（1）化学感受器受刺激：如高钙、药物、细菌毒素、尿毒症。氟哌啶醇1.5～3mg，口服、肌内注射或皮下注射。

（2）5-HT_3受刺激：如抗菌药物、化疗药物、SSRI类抗抑郁药物。昂丹司琼4～8mg，口服或皮下，q8h。格拉司琼3mg稀释后静脉滴注。

（3）胃肠道黏膜受刺激：如抗菌药物、血液、化疗药物、铁剂、NSAID。如果是上述药物导致胃肠道黏膜受刺激，如果能更换就应更换药物，否则可对症给予质子泵抑制剂。

（4）此外，国外推荐左美丙嗪（吩噻嗪类，同氯丙嗪），但强度约为氯丙嗪的一半。

案例3：患者，女，45岁。2年前确诊乳腺癌，经历了手术和术后辅助化疗。2个月前发现肝、肺和骨多发转移，正在接受化疗。因为骨转移导致骨痛，外院给予芬太尼贴剂4.2mg，既往未用过强阿片类药物。用芬太尼贴剂后她出现严重头晕、恶心、呕吐，她表示当时“想死的心都有了”，并表示“再也不用镇痛药了！”此次化疗时她又开始出现恶心，并伴有呕吐，虽然常规给予镇吐药物预处理，但她仍然觉得不舒服，夜间睡不好，总觉得自己要不行了；她的疼痛NRS评分达到6～7分，但她拒绝使用镇痛药物。本例患者的疼痛处理比较棘手，从疼痛程度看很可能会需要使用强阿片类药物，但她因为曾经历过的镇痛药的严重不良反应而排斥这类药物，同时，她已经开始经历化疗药物导致的恶心呕吐。在处理本例患者时，要考虑镇痛药、镇吐药的种类，同时更要考虑其焦虑和恐惧情绪。给予充分的解释和向她说明治疗计划后，她很安心。在使用吗啡前，给予劳拉西泮和甲氧氯普胺，家人陪伴在其身边，医生随时监护她的反应，患者顺利使用了吗啡，疼痛得到控制且没有出现吗啡引发的恶心呕吐。

5. 运动相关性恶心呕吐

（1）胃肠膨胀导致的机械性扭转：尽可能减轻肠管膨胀度。可以用赛克利嗪25～50mg po q8h或prn或50mg iv。

（2）晕动症：可以用氢溴酸东莨菪碱0.3～0.6mg po bid；复方氢溴酸东莨菪碱贴膏，每贴含量为0.34mg；东莨菪碱贴片，每贴含量为1.5mg，每次1贴外用，q72h。

（3）其他原因：如中耳炎、前庭神经炎、耳毒性药物、桥小脑角肿瘤、梅尼埃病，可以用赛克利嗪25～50mg po q8h或prn或50mg iv；桂利嗪25～50mg q8h。

（三）药物治疗

1. 恶心呕吐常用药物（表3-1）

表3-1 恶心呕吐常用药物

作用位点	分类	药物举例
中枢神经系统		
呕吐中枢	胃肠解痉药	丁溴东莨菪碱
	抗组胺药物	赛克利嗪
	广谱抗精神疾病药物	奥氮平、左美丙嗪
	NK_1受体拮抗剂	阿瑞匹坦

续 表

作用位点	分类	药物举例
延髓背段（化学感受器）	D_2受体拮抗剂	氟哌啶醇、甲氧氯普胺、多潘立酮
	5-HT_3受体拮抗剂	格拉司琼、昂丹司琼
大脑皮质	苯二氮䓬类	劳拉西泮
	大麻类	庚苯吡酮
	糖皮质激素	地塞米松
	NK_1受体拮抗剂	阿瑞匹坦
消化系统		
促胃肠动力药物	5-HT_4受体激动剂	甲氧氯普胺
	D_2受体拮抗剂	甲氧氯普胺、多潘立酮
	胃促动剂	红细胞生成素
抗分泌药物	胃肠解痉药	丁溴东莨菪碱、格隆溴铵
	生长抑素类似物	奥曲肽、兰瑞肽
5-HT_3受体	5-HT_3受体拮抗剂	格拉司琼、昂丹司琼（高剂量的甲氧氯普胺）
抗炎症	糖皮质激素	地塞米松

2. 注意事项

（1）甲氧氯普胺和多潘立酮作用在多巴胺受体上，是促动力药物，因此，不要将之用于即将出现小肠梗阻或已经完全小肠梗阻的患者，以防止小肠穿孔。

（2）丁溴东莨菪碱可以减轻肠道痉挛和分泌，从而减轻患者的恶心症状，但它可能会加重梗阻的情况。

（3）奥氮平作用于多个位点（抗多巴胺、抗胆碱、抗组胺、5-HT_3拮抗），同时有镇吐的作用。对于有恶心呕吐的患者，这个药可以舌下含服。

（4）苯二氮䓬类药物可以控制焦虑。

（5）规律使用对应的镇吐药物，必要时随时给予解救用药。

（6）对不能缓解的困难症状，建议结合院内MDT的团队力量，共同商讨解决。缓和镇静是处理难治性症状的最后选择。

案例1中的患者，给予甲氧氯普胺和氟哌啶醇（单次给予，未给予长期医嘱），其恶心呕吐的症状短期有所好转，但不能维持，很快再次出现症状。患者家属表示非常焦虑。后将镇吐药物调整为“按时给药”，甲氧氯普胺10mg tid入液，联合氟哌啶醇

0.5mg tid入液，患者的症状明显好转。

第五节　恶性肠梗阻

患者，男，36岁。2年前行右半结肠癌根治性切除术，Ⅲc期。术后mFOLFOX6化疗8程。1年半前出现骨转移，经过多线治疗后病情继续进展。2个月前出现右髋部疼痛，诊断为吻合口复发，腹膜广泛转移，多发骨转移、肝转移。更换化疗方案为伊立替康＋雷替曲塞。针对疼痛，给予羟考酮缓释片70mg q12h＋洛索洛芬钠 60mg q8h镇痛。体力较前明显下降，约一半时间卧床。3天前进食后出现腹胀、腹部绞痛，NRS评分7～8分，伴有恶心，呕吐不明显，有排气，无排便。急诊立位腹平片提示多发气液平。

根据这位患者的临床表现，可以诊断恶性肠梗阻吗？

一、恶性肠梗阻的定义

肠梗阻是指任何原因引起的肠内容物通过障碍，包括机械性肠腔梗阻和/或蠕动障碍。其中原发性或转移性恶性肿瘤造成的肠梗阻称为恶性肠梗阻（malignant bowel obstruction，MBO）。恶性肠梗阻是晚期肿瘤（尤其是腹部或盆腔肿瘤）的常见并发症。不同肿瘤的恶性肠梗阻发病率略有不同，如晚期卵巢癌MBO发病率为16%～29%，晚期结直肠癌为25%～40%，晚期胃癌为6%～19%。

可手术的MBO，中位生存时间3～8个月；不可手术的MBO，中位生存时间不超过5周。

二、恶性肠梗阻的病因

不同原因的肠梗阻处理方法和目标会有所不同，因此，明确肠梗阻的病因至关重要。有些肠梗阻是非癌症因素引起，有些是癌症因素引起，有些可通过对症治疗部分或全部缓解，但有些案例处理效果不确定。

肠梗阻的病因包括肿瘤包块压迫、便秘时粪便嵌塞、腹腔粘连、肠扭转、肠麻痹、腹膜炎及大量腹水。其中引起肠麻痹的原因可能是药物、腹膜炎或感染等。

本例患者肠梗阻的病因可能是混合性的，包括粪便嵌塞，肿瘤在吻合口的复发导致肿瘤堵塞肠腔及腹膜转移导致肿瘤压迫肠道。出现肠梗阻症状时，一定要首先确认是否存在粪便嵌塞。如果之前存在大便硬度增加、排便次数减少、活动量减少、使用了阿片类药物却没有同时应用通便药，则需要高度怀疑便秘导致肠梗阻。同时，需要警惕严重粪便嵌塞刺激肠黏膜引起的假性腹泻。直肠指诊、腹部影像学检查有助于鉴别。核实该患者病史，既往规律应用通便药，直肠指诊和腹部CT未见明确粪便嵌塞，可以排除粪便嵌塞引发的梗阻。

既往检查已经发现吻合口复发，PET提示腹膜广泛转移，本次CT可见胀气的肠袢及气液平面。因此，首先考虑肿瘤肠腔转移引起的机械性梗阻。结合该患者腹部听诊肠鸣音弱，可能还合并存在腹膜转移导致肠道动力下降引起的功能性梗阻。

三、恶性肠梗阻的临床表现

肠梗阻的症状、体征取决于梗阻部位和病因。典型的症状、体征为厌食、恶心、呕吐、腹胀、肠鸣音变化及排便习惯改变。腹痛是其典型症状，可间断或持续性发生，强度不一，常被患者描述为压榨感或绞痛感。

不同部位肠梗阻的症状有所不同，具体见表3-2。

肠梗阻可以是完全性肠梗阻，也可以是不完全性肠梗阻，可单发也可多发；小肠比大肠更易受累及。

表3-2 不同部位肠梗阻的症状

症状	近端肠管	远端肠管
呕吐	胆汁性，水样，大量，无或气味较轻	微粒，少量，恶臭，可无呕吐
疼痛	早期症状，脐周，短暂间歇性绞痛	晚期症状，局限性，腹部深压痛，绞痛间隔较长，常被描述为压榨感
腹胀	可无	存在
厌食	经常发生	可无

四、恶性肠梗阻的诊断

肠梗阻的诊断要根据症状、体征和影像学检查。

肠梗阻的典型体征为患者腹部见肠型及蠕动波；听诊肠鸣音亢进；腹部压痛，早期多不明显，随病情发展可出现明显压痛；腹部可及包块。

影像学检查：X线立位腹平片检查可见胀气的肠袢及气液平面。腹盆腔CT可检查有无肠梗阻，并确定梗阻的部位和程度（图3-3）。

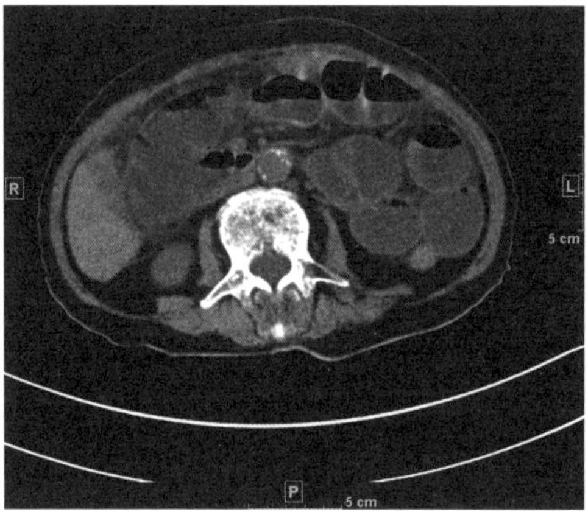

图3-3　肠梗阻

注：腹盆CT平扫显示腹盆部多发小肠扩张伴多发液平，低位小肠梗阻。

本例患者基础病为晚期结肠癌，治疗后出现吻合口复发、腹膜转移，有进食后腹部绞痛、停止排便症状，立位腹平片提示多发气液平。综上，该病例符合恶性肠梗阻诊断。

五、恶性肠梗阻的治疗

末期患者恶性肠梗阻治疗措施的制订应以治疗目标为导向，并结合患者的预后、干预措施的利弊及患者、家属的价值观整体考虑，需与患者和家属认真探讨。消除梗阻症状或使症状最小化，提高患者生活质量肯定是肠梗阻处理的重要目标的一部分，随着病程不同，患者治疗目标的不同，这也可能成为治疗目标的全部。

恶性肠梗阻的治疗方法包括一般治疗、药物治疗、引流术（鼻胃管引流、支架、经皮胃造瘘术）及外科手术等。对于预计生存期为数月甚至数年的患者，手术是治疗的重要选择，但也应与患者及其家属讨论手术风险。而对于预计生存期为数周甚至数天的疾病终末期患者，手术并不能使患者获益，需要更多通过手术以外的其他治疗方法来缓解痛苦症状。

1. 一般治疗

出现肠梗阻通常提示疾病进展，在制订治疗策略时，要充分考虑潜在疾病进展的属性。治疗恶性肠梗阻时，提供恰当的社会、心理支持也非常重要。一般治疗措施如下。

（1）维持室内湿度：唇部保湿及口腔护理，提供冰块以供吸吮，按需提供少量饮料。这里有很大的误区，人们大多认为肠梗阻患者绝对不能吃喝，实际上即使禁食禁水，成人每日的唾液量也达到1000～1500ml。因此，滋润口腔，少量饮用各种味道的液体、冰块，只要不增加腹痛、腹胀的症状，对于患者是最好的减轻痛苦、满足幸福感的方法。

（2）按需提供少量食物，低纤维饮食。对于不完全梗阻的患者，需要考虑患者进食的需求，进食是改善生活质量的重要举措。

（3）如果患者处于脱水状态且伴有脱水引发的不适，结合患者意愿和治疗目标给予静脉补液，需要注意不应由此而增加痛苦。

（4）适当输注液体可用于有症状的脱水患者的长期治疗，对于没有静脉通路或不想在医院治疗的患者，皮下注射液体是国际上已经被证实的有效补液方法。每天1～1.5L的水化可减轻恶心，但如果超剂量补液，可引起肠腔分泌液体增多，加重呕吐。

本例患者主诉口干，护士给予其唇部保湿及口腔护理，并指导家属。患者喜爱喝可乐，想吃冰棍，在他需要的时候间断给予少量冰可乐及冰棍吸吮，间断口含小冰块。

2. 纠正可逆性因素

（1）针对便秘，使用缓泻剂、腹部按摩和热敷及灌肠等多种方法促进粪块排出。粪便嵌塞是常被忽略的症状，需要敏感识别并主动、积极处理，通常需要直肠指诊，确认粪便嵌塞或粪块位置；需要灌入石蜡油软化大便，手工掏出阻塞的硬便。

（2）针对腹膜炎或其他部位感染引发的肠麻痹，应用抗感染治疗，观察反应。

（3）对于腹水为加重因素的肠梗阻，适当引流腹水，观察对肠梗阻改善的作用。

3. 非药物治疗

非药物治疗方法包括鼻胃管（nasogastric tube，NGT）引流、支架置入、胃造瘘及全胃肠外营养（total parenteral nutrition，TPN）等。

（1）口干、口渴症状的治疗：虽然患者、家属甚至医疗团队常会担忧患者输液量不够导致脱水和口干，但研究和实践经验表明，单纯纠正脱水并不能缓解终末期患者的口干和口渴症状，反而加重患者的症状负担。需要向患者和家属耐心解释消除顾虑，同时积极采取措施缓解患者口干、口渴症状。

口腔护理，吸吮冰块、冰棍或冰冻果汁，咀嚼无糖口香糖、新鲜菠萝，喝一小口饮料（水、果汁或汽水等），使用口腔喷雾、人工唾液和口腔润滑剂，联用拟胆碱药（毛果芸香碱口服或滴舌）促进唾液分泌，可有效缓解口干的症状。

（2）NGT引流：通过NGT引流来进行胃肠减压是常用的方法。当药物治疗无效且无法进行胃造瘘时，可能需长期使用NGT。但如果没有配合其他内科治疗，单纯依靠胃肠减压无法有效缓解症状。

对于晚期患者而言，放置NGT还会经常导致患者出现咽部不适、鼻黏膜损伤等不适症状。有些患者对于放置NGT影响外观也会感到难以接受。因此，如果需要放置，应是在手术与药物治疗前，或在刚开始治疗后的几天内作为暂时性处理方法，需要和患者、家属进行充分沟通，包括详细介绍NGT的利弊、了解患者的价值观、对于放置NGT的看法。

放置NGT的目的是减轻症状，它并不是一个不许讨论的流程性动作。需要结合医疗上关于获益的判断和患者本人的意愿进行共同决策，需要提供备选方案（试验性放置观察是否有效再决定是否保留），最终是否使用NGT需要充分尊重患者的意愿。

（3）支架置入：梗阻部位支架置入仅适用于终末期恶性肿瘤患者。

支架置入的适应证包括肿瘤累及肠段长度短，梗阻部位单一，梗阻部位位于幽门或近端十二指肠，患者一般状况中等或良好，患者的预计生存期大于30天。

支架置入的并发症包括肠道穿孔、支架脱位或局部再次梗阻等。

支架置入的禁忌证包括多发性狭窄、腹膜扩散等。

支架置入的决策过程与上文提到的NGT的放置原理是一致的。支架置入经常会因为其并发症给患者带来痛苦症状。因此，在决策过程中也需要遵循对患者有利、不伤害、尊重患者自主性的医学伦理学原则，基于患者的照护目标和患者意愿进行决策。

（4）胃造瘘：是胃肠道阻梗常见的长期减压方法，用于药物治疗无法有效缓解的呕吐。

胃造瘘适用于预计生存期超过3个月的患者，包括两种方法：手术胃造瘘和经皮内镜胃造瘘（percutaneous endoscopic gastrostomy，PEG）。PEG可使超过90%的肠梗阻患者的恶心呕吐症状得到控制。但肿瘤广泛转移、门静脉高压和腹水、既往上腹手术（包括胃造瘘）、活动性胃溃疡和凝血功能障碍是PEG的相对禁忌证，而肿瘤终末期患者在出现恶性肠梗阻时肿瘤常已广泛转移，身体极度虚弱，因此，很少有机会能接受胃造瘘。即使有极少的机会能进行胃造瘘，也要确保患者和家属充分了解其获益和风险，尊重患者本人的治疗意愿。

（5）TPN和补液：TPN不应作为终末期患者管理方案中的常规措施，但可用于某些符合特殊条件的患者。进行TPN的患者评判标准：治疗开始时一般状态卡诺夫斯凯计分（Kanofsky performance score，KPS）＞50%。

静脉补液适用于已经插入中心静脉导管的终末期癌症患者。无中心静脉插管的患者，皮下输液是可行的替代方法。

尽管短时间内补充水分对于某些病例可能有效，很多临床研究和实践经验表明，大多数终末期患者并不会从人工营养中获益，过度水化反而会导致患者出现水肿、肠液分泌及腹水增多、呼吸道分泌物增多，被局限在医疗机构离世，严重影响患者的生活质量。因此，对于处于疾病终末期尤其是预计生存期以周至以天计的患者，即使出现恶性肠梗阻，输液量也应尽量不超过1.5L/d，进入濒死阶段的患者输液量可进一步逐渐减少至500ml/d以内。当然，需要和患者及家属基于照护目标进行充分沟通，了解患者和家属对于TPN的想法、顾虑和期待，并给予支持。

对于正在接受TPN和水化的患者，对预期结果需要设定明确的目标，并定期评估，在未达到目标或在出现负担超过获益时停止，如出现呼吸道分泌物增加或水肿加重等情况。

4. 手术治疗

手术处理恶性肠梗阻的适应证包括粘连引起的机械性梗阻，局限肿瘤造成的单一部位梗阻，对进一步抗肿瘤治疗可能会有较好疗效的患者，预期患者术后生存期超过60天。

手术处理恶性肠梗阻的绝对禁忌证包括近期开腹手术证实无法进一步手术；既往腹部手术显示肿瘤弥漫性转移，或累及胃近端；影像学检查证实腹腔内转移，并且造影发现严重的胃肠运动功能障碍；可触及的弥漫性腹腔内肿物；大量腹水，引流后迅速复发。

手术相对禁忌证包括腹腔转移产生难以控制的症状（如呼吸困难），大范围无症状的腹腔内恶性疾病（如广泛转移、腹膜渗出），一般状态较差，营养状态较差（如体重明显下降/恶病质、明显低白蛋白血症、淋巴细胞计数偏低），高龄、恶病质患者，既往腹部或盆腔放疗，预期手术死亡率和并发症发生概率高。

本例患者出现MBO，提示疾病进展。需要结合患者病情、预计生存期、患者和家属价值观和治疗意愿制订合理的治疗目标。患者为青年男性，为家中独子，妻子陪同，家中还有一个7岁的女儿。一方面，患者和家属对肿瘤的结局早有预期，希望尽量减轻痛苦；另一方面，仍期待肠梗阻能缓解，可以有机会继续化疗。因此，医患双方就照护目标达成共识：尽可能减轻痛苦症状，仍然将通畅肠道作为目标之一，同时密切评估是否尚有原发病治疗机会。

请缓和医疗团队和外科团队会诊评估，考虑患者为结肠癌术后复发，多线治疗后病情进展，肿瘤广泛转移，且伴有功能状态明显下降。同时，患者除吻合口复发外，还存在腹膜广泛转移，因此，手术获益极小且风险高，没有外科手术指征。放射介入科评估后认为，影像学提示患者梗阻部位为多发，支架置入或经肛门肠梗阻导管改善有限，且患者因感到没有尊严而难以接受经肛门肠梗阻置管的操作。多学科会诊后，召开家庭会议，倾听和征询了患者和家属对治疗的期待，并同步了多学科对肠梗阻处理的意见，经过协商将治疗目标调整为尽可能减轻症状，改善生活质量，不选择手术治疗方法。

给予石蜡油50ml po tid、甘油灌剂110ml灌肠qd。由于患者为低位肠梗阻，恶心呕吐不明显，遂没有放置鼻胃管。患者进食少，暂时给予全胃肠外营养液1500ml/d并密切观察其症状。虽然过量输液可能导致患者肠液分泌增多，症状负担加重，但患者本人和妻子都担心营养不够，家属强烈要求将全胃肠外营养液调整至2500ml/d，并约定观察一段时间再重新评估液体治疗疗效。允许患者在不增加症状的情况下有限少量进食喜爱的食物。

1周后患者开始出下肢及骶尾部水肿，腹部较前膨隆，腹胀较前略重，超声提示新出现腹水。患者主动表示输液太多影响休息，整个人越来越难受。再次和患者、家属协商液体治疗的获益和负担，将每日液体量下调至小于1500ml/d。引导患者和家属进行身前身后事准备，协助完成未了心愿，讨论离世地点、有创治疗意愿。

5. 药物治疗

药物治疗用于不能手术的MBO患者。药物治疗的目的是控制肠梗阻所导致的疼痛、恶心呕吐，注重症状缓解。药物治疗已被成功用于住院和门诊患者。通常包括镇痛药物、镇吐药物和抗分泌药物（表3-3）。患者因为梗阻通常无法口服药物，需经过持续皮下注射途径给予。早期使用药物治疗可减轻症状，甚至可能逆转恶性肠梗阻，从而提高生活质量和死亡质量。用药方案和给药途径需针对患者采用个体化措施。

药物治疗的目标：①控制腹痛。缓解持续性腹痛和肠绞痛。②减轻恶心呕吐。在不使用鼻胃管情况下，将呕吐减轻到可接受程度（1～2次/24小时）。③改善临终生存质量，甚至可以在家里或安宁疗护机构接受照护。

表3-3　恶性肠梗阻常用的减轻症状的药物

分类	机制	药品	日用量
镇吐药物	拮抗多巴胺受体	甲氧氯普胺	40～60mg
	抗组胺	赛克利嗪	150mg
	神经安定	氟哌啶醇	3～5mg
		左美丙嗪	6.25～5mg
镇痛药物	激动阿片受体	吗啡	按需滴定剂量
		羟考酮	按需滴定剂量
		芬太尼	按需滴定剂量
抗胆碱能药物	减少肠液分泌	丁溴东莨菪碱	60～120mg
		氢溴东莨菪碱	0.6～1.2mg
促胃肠动力药	拮抗多巴胺受体	甲氧氯普胺	40～60mg
生长抑素类	减少肠液分泌	奥曲肽	300～1200μg
皮质激素	机制不详	地塞米松	8～16mg

（1）生长抑素：生长抑素的作用机制包括2个方面。一是抑制恶心呕吐。生长抑素能抑制胃肠道激素的释放和活性；通过减少胃酸分泌，减缓肠蠕动，减少胆汁量，增加黏膜分泌量，减少内脏血流量，调控胃肠道功能；减少胃肠道内容物，提高细胞间隙内水和电解质的吸收量；二是缓解部分性肠梗阻。生长抑素可降低肠腔内的高张力，阻断高张力状态造成的“扩张－分泌－扩张”的恶性循环。

有研究表明，奥曲肽对于有和无NGT的无法手术的肠梗阻患者疗效显著优于丁溴东莨菪碱。对于有NGT的无法手术的肠梗阻患者，奥曲肽减少胃肠道分泌的疗效显著优于丁溴东莨菪碱，且起效更快；对于无NGT的患者，奥曲肽降低恶心程度和减少呕吐次数的效果显著优于丁溴东莨菪碱；奥曲肽也对丁溴东莨菪碱治疗失败的上腹部梗阻患者有效。

（2）糖皮质激素：糖皮质激素已经被广泛应用于恶性肠梗阻，可能有镇吐、镇痛、减轻肿瘤及神经周围水肿的作用。既往的临床研究表明，静脉注射地塞米松有助于缓解肠梗阻症状，不影响总生存期，不良反应发生率低。

使用疗程：如果患者使用激素3～5天后症状仍未缓解，则应停用。如果有效，应逐渐减少至最小有效维持剂量，以减少其不良反应。

（3）抗胆碱能药物：抗胆碱能药物具有抗副交感神经作用，能够减少消化道分泌，减少胃肠张力和蠕动。药物可能的不良反应包括减少唾液分泌、心动过速等。有些药物如氢溴酸东莨菪碱、阿托品会通过血脑屏障，引起谵妄或镇静。丁溴东莨菪碱或格隆溴铵疗效相当且不会通过血脑屏障。

（4）镇痛药物：恶性肠梗阻引起的疼痛，最重要的对症药物是阿片类药物，可以采用间断或持续注射的方式给药，需要逐步滴定药物剂量。治疗目标是缓解疼痛，减少不正常蠕动造成的腹部绞痛。与吗啡相比，芬太尼对肠道蠕动的影响较小，因此，可能更适合还没有完全梗阻的情况。

本例患者入院后仍有骨转移和肠梗阻引起的疼痛，不能口服药物，将羟考酮缓释片更换为芬太尼静脉泵入。患者经过治疗后仍感到腹胀，排便量极少，遂加用奥曲肽100μg q8h减少肠液分泌。考虑患者可能存在肿瘤压迫引起的难以解除的机械性肠梗阻，可以加用地塞米松8mg/d，同时减少输液量。

患者经上述治疗，腹痛好转，腹胀较前略减轻，但未完全缓解。下肢和低垂部位的水肿较前减轻。2周后逐渐出现进行性加重的黄疸，考虑与肝转移有关。患者体力越来越差，完全卧床。液体量继续减少至1000～500ml/d。引导患者和家人道谢、道爱和道别。10天后患者在家人陪伴下安详离世。

六、MBO的临床管理倡议

对于终末期癌症患者的恶性肠梗阻，外科和内科医生要合作管理。避免未加考虑地使用手术、鼻胃管引流和全胃肠外营养。个体化的症状管理计划应得到所有相关人员（包括医生、护士、患者及其家属）的充分讨论和共同决策。

对于终末期癌症患者肠梗阻，医疗机构应明确制订管理规范。

应持续监测患者的症状变化及对治疗的反应，确定监测这些治疗策略效果的方法。

恶性肠梗阻通常与肿瘤终末期疾病发展相关，一旦进入濒死期，处理上调整为以平静离世为目标的系列措施。

第六节 便　　秘

唐先生，55岁。因“确诊小细胞肺癌8月，下肢无力1月，瘫痪2周”就诊。

患者在8个月前体检发现右肺占位，行肿物穿刺病理示小细胞肺癌，PET/CT示肝、多部位淋巴结转移、第7胸椎和第5腰椎椎体及附件转移。诊断为小细胞肺癌晚期，在外院规范抗肿瘤治疗，效果不佳。近1个月下肢无力，进行性加重，伴有背部疼痛及下肢不自主抽动，诊断为“癌性疼痛，弛缓性瘫痪”，口服羟考酮20mg q12h＋依托考昔60mg qd镇痛治疗＋放射治疗，背部疼痛减轻，下肢无力无减轻。肿瘤专科评估目前无有效治疗手段，根据患者意愿入住安宁病房。

患者入院时主要痛苦症状包括周身不适，尤其是背部束带感，双下肢不自主抽动，进食少、排便困难，有咳嗽、咳痰，咳痰困难。患者近2周进食减少，因尿潴留留置导尿管，每3～4日排大便一次，排便费力，需开塞露＋人工辅助通便。体重自发病以来下降10kg。

唐先生存在排便困难，可以诊断便秘吗？

一、便秘的定义

便秘是一种（组）症状，不同人排便习惯有很大不同，受年龄、生理、饮食、社会文化的影响。仅根据每周排便的频率来诊断便秘是不够的。表现为下述特征中的至少2项：①25%的排便感到费力。②25%的排便为块状硬便。③25%的排便有排便不尽感。④25%的排便需使用手指帮助。⑤25%的排便有肛门直肠梗阻或阻塞感。⑥排便频率减少（每周排便少于3次）。症状可为急性，常小于1周，多有诱因。慢性便秘是指症状持续至少3个月。

阿片类药物引起的便秘（opioid induced constipation，OIC）是指在开始、改变或增加阿片类药物治疗时，胃肠道中的阿片类受体被影响，出现新的或恶化的便秘症状，也可能发展成粪便嵌塞伴有溢出性便失禁。

便秘在缓和医疗的患者中患病率为10%～100%，随着阿片类药物的使用呈指数级上升。便秘是阿片类药物治疗最常见也是最持久的不良反应，且不能或极慢被患者耐受。便秘对患者的影响是多方面的，包括生理、心理和经济方面的问题。除会影响食欲、导致恶心等症状外，同时会增加照护者的压力，增加住院率和门诊就诊率，增加医疗花费。

本例患者大便频率减少为每3～4日排大便1次，排便困难，需开塞露和人工辅助通便，可以诊断便秘。因便秘症状在服用羟考酮40mg/d之后出现，时间上有关联，也要考虑存在OIC。病史中对于患者粪便性状并未详细描述，需要采集粪便信息。

二、便秘的原因

便秘是由生理功能障碍和/或疾病或药物的影响，导致肠道运动障碍、粪便内容物过度干燥、直肠张力减弱、排便冲动丧失及直肠括约肌功能障碍。常见原因见表3-4。

表3-4 便秘的常见原因

原因分类	具体内容
器质性因素	
药物因素	阿片类药物，抗酸药物，镇咳药物，抗胆碱能药物，抗抑郁药物，镇吐药物，镇静催眠药物，铁剂，利尿剂，化疗药物
代谢性因素	脱水，高钙血症，低钾血症，尿毒症，糖尿病，甲状腺功能减退
疼痛	癌性疼痛，骨痛，肛门直肠疼痛
结构性异常	腹部或盆腔肿块，放射性纤维化，肛裂或狭窄，疝气，憩室疾病，直肠膨出，黏膜脱垂，痔疮，结肠炎
神经系统疾病	自主神经功能紊乱，脊柱或大脑肿瘤，脊髓受累，认知功能受损，脑血管疾病
神经肌肉疾病	肌病
功能性因素	
环境	缺乏私密性，排便时需辅助，文化问题
饮食	低纤维饮食，厌食，进食水少
其他因素	活动减少，高龄，抑郁，镇静

根据病史描述，唐先生发生便秘的原因如下：口服阿片类药物，有胸腰椎转移致尿便控制障碍、排便无力，同时进食减少；截瘫后完全卧床，日常活动减少，无法独立完成如厕，需辅助排便且在住院环境下缺乏私密性。需通过其他伴随症状和系统评估寻找其他可能存在的原因。

三、便秘的临床表现

除便秘本身的表现外，便秘可能会导致以下临床表现。

1. 厌食，恶心呕吐。
2. 腹部胀痛。
3. 排尿功能障碍。
4. 溢出性腹泻。
5. 谵妄。

四、便秘的评估

便秘是消化道症状，需要对口腔到肛门的整个消化道进行评估，而不是简单地只关注结肠和直肠。

1. 评估便秘的一般问题

（1）饮食习惯：包括厌食、早饱、吞咽困难等。

（2）活动水平：与疾病阶段相关的活动能力，自主如厕能力。

（3）药物使用史。

（4）既往病史：如肠易激综合征或憩室性疾病。

（5）其他合并症：如心力衰竭、慢性呼吸道疾病。

（6）环境因素：如缺乏隐私、上厕所需要帮助。

2. 评估便秘的关键问题

（1）排便时间（早上/晚上/不规律）与排便频率。

（2）大便的大小和稠度（硬、小、鹅卵石状、软、湿度），排便时是否有血或黏液或疼痛。

（3）近期排便模式的变化（疼痛、痉挛、难闻的气味、更多/更少）。

（4）是否有里急后重感、大便失禁。

（5）是否存在粪便嵌塞，如松散的水样粪便绕过嵌塞的粪便形成溢出性水样泻。

（6）是否需要手工辅助排便。

（7）是否有口臭、恶心、呕吐、胃肠胀气或尿失禁的证据。

（8）是否有腹部粘连或肠梗阻的风险。

（9）泻药（包括非处方药品）使用情况。

3. 体格检查要点（表3-5）

表3-5 便秘的体格检查要点

腹部查体	会阴部查体	直肠指检
膨胀	皮赘	内痔
腹部肿块	损伤	直肠括约肌张力
肝大	脱垂	压痛，梗阻/狭窄
张力	肛周溃疡	粪便嵌塞
肠鸣音增加/减少		完全没有粪便
		肿瘤肿块/血渍

4. 其他检查手段

需注意在缓和医疗的情况下，检查必须考虑患者的预计生存期、生存质量和承受能力。若便秘原因明确（如药物、创伤、卧床），无须进一步检查，可予对症治疗。

（1）全血常规、肾功能和肝功能检查、甲状腺功能检查和电解质（如血钙和血镁）。

（2）若有肠梗阻症状，需行腹部立卧位片，可能需行水溶性对比剂灌肠，以了解结肠梗阻情况，或行腹部CT、小肠钡剂造影。

唐先生在入院后完善血常规示血红蛋白67g/L，符合中度贫血，生化检查示血钙3.5mmol/L。查体：腹软，无压痛和反跳痛，肠鸣音1次/分，剑突下皮肤感觉缺失，腹壁反射消失。肛门视诊无破损及外痔，指诊可触及质软粪便。了解患者粪便为成形软便，有便意但排出费力。结合上述，考虑患者有中度贫血、高钙血症和脊髓受累，这些都可能是导致他便秘的原因。

五、便秘的治疗

通过评估，明确便秘的原因并制订药物及非药物治疗方案。治疗方法的基础是生活方式和膳食的改变，以及处理便秘的可逆性因素，并记录每周排便情况。在缓和医疗中，随着疾病的发展，适应生活方式的能力会下降，此时需调整照护目标和方法。

1. 纠正可逆性因素

（1）截瘫后导致胃肠动力差，予促胃肠动力药物。

（2）骨转移＋高钙血症，予唑来膦酸＋补液＋多饮水降钙治疗。

（3）中度贫血会导致患者乏力，可酌情输血。

（4）停止或减少引起便秘的药物剂量。患者有躯体感受性疼痛与神经病理性疼痛，联用加巴喷丁，有可能减少阿片类药物用量，从而减少阿片类药物的不良反应。

2. 非药物治疗

（1）采用利于排便的姿势，即增加腹部压力，帮助排便：应用座椅或便桶而不是便盆（卧床患者所用）；把双足放在脚蹬上，以便将双膝抬高超过双侧髋部；向前倾斜，保持脊柱伸直，双肘放松并放置在双膝上。

（2）注意排便隐私。

（3）升高照护场所坐便器的坐位，并在患者的家中安置扶手，以便增加患者到洗手间的独立性。

（4）建立良好的排便习惯，对患者要排便的要求应迅速做出反应。

（5）经口摄入足够的水分（至少1.5L/24h，即每天大约8杯水）。

（6）高纤维饮食。

（7）增加活动量：如果可能，鼓励患者运动。

（8）康复手法：顺时针轻柔按摩腹部、热敷等促进肠蠕动。

3. 药物治疗

便秘的处理应以预防及生活方式的改变为主，若上述措施无效可考虑药物治疗。

（1）常用缓泻剂：分为以下几类（表3-6）。

表 3-6　常见缓泻剂的分类

药名	起始作用时间	副作用	机制
膨胀性缓泻剂			
聚卡波非钙 麦麸 车前子	12～24小时	腹胀	增加粪便容积，减少排空时间，增加胃肠运动
软化剂			
多库酯钠	12～72小时	无	表面活性剂，物理性润滑肠道
渗透性缓泻剂			
乳果糖	24～48小时	腹胀，排气增多	利用不可吸收的分子把水分转入肠道
聚乙二醇	0.5～1小时		
山梨醇	24～48小时		
刺激性缓泻剂			
比沙可啶	6～12小时	长期使用有依赖性，会导致电解质紊乱	增加肠间神经丛的活动，促进胃肠蠕动；减少水分和电解质的吸收
番泻叶	6～12小时		
蓖麻油（已少用）	2～6小时		
润滑剂			
植物油	6～8小时		润滑作用

（2）阿片类药物引起便秘的处理：可考虑使用阿片类药物拮抗剂（表3-7）。

表 3-7　阿片类药物拮抗剂的特点

阿片类药物拮抗剂	机制
纳洛酮	解救阿片类药物引起的便秘
纳曲酮	解救阿片类药物引起的便秘
甲基纳曲酮	甲基纳曲酮是一种不易通过血脑屏障的阿片类拮抗剂，可在缓解便秘同时不影响阿片类药物的镇痛作用。通常在缓泻剂治疗便秘无效后使用

注：3个药物的起始作用时间均为1～3分钟，不良反应均为影响阿片类药物的镇痛作用。

不同阿片类药物轮换，或通过联用其他类别药物减少阿片类药物剂量，从而减轻便秘。

（3）其他辅助治疗便秘的药物（表3-8）。

表3-8　改善便秘的其他药物特点

药名	起始作用时间	不良反应	机制
促胃肠动力药			
多潘立酮 甲氧氯普胺	30～60分钟	锥体外系反应	促进胃肠动力
灌肠剂/栓剂			
甘油灌肠剂 比沙可啶栓剂 盐水 油剂	15分钟～1小时	直肠不适感	润滑、刺激肠壁
促进腺体分泌药物			
鲁比前列酮	24小时内	腹泻、恶心	促进肠液分泌和肠道蠕动
中药			
番泻叶、大黄等含蒽醌类中药	24小时内	长期使用可致结肠黑变病	促进胃肠动力

（4）粪便嵌塞的处理：粪便嵌塞是慢性便秘的并发症，其原因可能是生理因素（即存在妨碍正常排便的疾病），也可能是患者对缓泻剂药物依从性差。粪便嵌塞表现为直肠或结肠近端存在大量、干燥、坚硬的粪便，粪块周围有水样渗漏，被患者或照护者误诊为腹泻，通过直肠指检可以辨识是否存在粪便嵌塞。灌肠或人工辅助排便可解除粪便嵌塞。

在纠正上述可逆性因素之外，同时还给唐先生提供了康复手法促进胃肠蠕动；建议改善排便体位、习惯；粪质虽正常，但因排出无力，予增加了膳食纤维含量及膨胀性/渗透性缓泻剂。经过上述处理，排便费力有所改善。另外，患者由于瘫痪心理负担加重，在使用药物控制症状的同时，需关注心理、精神，这将有助于患者躯体症状的控制。

第七节　腹　　泻

刘女士，57岁。确诊直肠癌3年，反复排稀便1个月。由其女儿用轮椅推至门诊就诊。患者3年前行直肠癌根治术，病理提示中低分化腺癌，术后2年肿瘤复发转移出现小肠梗阻，为缓解梗阻行局部小肠切除，此后大便次数多，但粪质正常。病情再次进展，出现腹膜、肝脏转移，口服呋喹替尼治疗后出现腹泻，每日10余次，停呋喹替尼后排便次数减少。近1个月每日大便5次，便稀，无脓血，因为粪质稀不敢下地走路，担心失禁弄脏衣物，自觉腹泻严重影响生活质量。为治疗腹泻先后口服抗菌药物、蒙脱石散、洛哌丁胺，效果不显著，遂来诊。

患者病程中有2个时间段出现大便次数增多，都是腹泻吗？

一、腹泻的定义

腹泻是指每天排便3次及以上稀便或水样便（或排便频率高于个体的正常情况）。经常排出成形的大便不是腹泻。通常患者对腹泻的定义各不相同，需要医务人员通过适当的评估加以明确。

需特别注意：粪便嵌塞或部分肠梗阻可表现为交替的便秘和腹泻。

在住院或安宁疗护机构接受治疗的癌症患者中，只有不到10%的人患有腹泻。

本例患者在肠梗阻术后出现大便次数增多，但粪质正常。根据腹泻的定义，此时不能诊断为腹泻。只有粪便不成形且每天排便次数在3次及以上才能诊断为腹泻。在服用呋喹替尼期间及停药后，排稀便，不同于平日，且次数超过3次，可诊断为腹泻。

二、腹泻的常见原因

寻找腹泻原因是处理腹泻的第一步。腹泻的常见原因包括感染性因素、抗菌药物使用、化疗、放疗、手术、营养不良、副肿瘤综合征、神经内分泌肿瘤和肿瘤侵犯肠道，也不能忽略缓泻剂的过度使用。不同性质的粪便有不同的原因（表3-9）。

因粪便嵌塞可表现为排少量稀水样便，需要防止误诊影响治疗。

表3-9 不同性质粪便的原因

水样泻	脂肪泻	炎性腹泻
分泌性 药物（如抗肿瘤药物，非甾体抗炎药，抗生素） 神经内分泌肿瘤 术后（如胆囊切除术、胃切除术、肠切除术） 细菌性肠毒素（如霍乱） 胆汁酸吸收不良 甲状腺功能亢进 一些粪便嵌塞患者的表现 渗透性 渗透性泻药（如镁、磷酸盐、硫酸盐） 乳糜泻	吸收不良 淀粉样变 碳水化合物吸收不良（如乳糖不耐受） 肠系膜缺血 短肠综合征 小肠细菌过度生长 消化不良 肝胆疾病引起的胰腺外分泌功能不全	炎症性肠病 溃疡性结肠炎 艰难梭菌 侵袭性细菌感染（如肺结核） 病毒感染（如巨细胞病毒、单纯疱疹病毒） 肿瘤（如结肠癌、淋巴瘤） 放射性肠炎

三、腹泻的分型

根据粪质不同，腹泻可分为3种。

（1）水样泻：包括分泌性水样泻和渗透性水样泻。分泌性水样泻，禁食后仍有腹泻；渗透性水样泻，禁食后排便次数减少。

（2）脂肪泻：典型表现是过量的脂肪从粪便中排出，通常粪便呈白色或呈团块状，难以被水冲走。常见原因为胰腺癌、慢性胰腺炎和胆道梗阻引起的胰腺外分泌功能不全。

（3）炎性腹泻：大便次数较多，每次排便量少，血便可能伴有尿急、发热或剧烈腹痛。

腹泻可能还伴有腹部痉挛样疼痛、水分和电解质丢失带来的乏力等。如果腹泻严重，可能表现为大便失禁。

本例患者粪质稀薄、黏腻，无脓血，排便时无明显腹痛。结合肠道手术史，可能为肠道菌群紊乱或者消化不良所致。

四、腹泻的评估

综合考虑患者的病史、用药情况（特别是抗菌药物、化疗药物等）、饮食习惯等因素，分析腹泻的可能原因。

1. 评估病史

（1）详细询问患者的腹泻细节：腹泻的频次、持续时间、粪便的性状（如是否呈液体状、是否含有血液或脓液）、伴随症状（如腹痛、恶心、呕吐、发热）。

（2）了解患者正常排便习惯及习惯的变化：需要特别注意，粪便嵌塞可能表现为腹泻，如果患者出现间歇性便秘和腹泻，需考虑是否存在粪便嵌塞的表现。

（3）当前的药物治疗和药物的变化，最近是否使用缓泻剂、抗菌药物，饮食情况，近期手术、放疗或其他肿瘤治疗，家族史。

2. 体格检查

（1）必须进行全面的体格检查，特别重要的是腹部检查，要考虑患者是否有腹胀、腹部压痛或腹膜刺激征，包括腹部张力增加或反跳痛。

（2）需要进行肛门检查，观察有无粪便嵌塞。

（3）观察患者的精神状态和脱水体征。

3. 实验室检查

根据病情需要，完善实验室检查，以排除感染、电解质紊乱等潜在原因。

（1）粪便常规、粪便培养（包括艰难梭菌）。

（2）血常规、肝肾功能、血电解质。

（3）禁食试验。

（4）腹部平片或CT。

（5）内镜检查。

本例患者在既往病程中应用抗血管抑制剂类靶向药物呋喹替尼后曾出现腹泻，停药后腹泻好转，且靶向药已经停用超过1个月；未曾应用缓泻剂及其他引起腹泻药物。因此，近期再次出现的腹泻不考虑药物所致。患者体格检查提示腹部柔软，右上腹和左下腹有压痛，无反跳痛，未提示腹膜炎体征；肛门检查没有触及粪块或肿物。粪便常规未见红细胞、白细胞，粪便潜血试验阳性，粪便培养阴性，不符合肠道感染。腹部平片示膈下未见游离气体、肠管内未见气液平。艰难梭菌毒素阳性。根据已有的体格检查、化验检查，结合使用广谱抗菌药物病史，考虑腹泻的原因除肠道菌群紊乱、消化不良外，还存在艰难梭菌相关腹泻。

五、腹泻的治疗

需要密切观察病情变化，包括患者的腹泻情况、生命体征及电解质水平，并及时调整治疗方案。治疗应尽可能纠正可逆性因素，如停用目前正在使用的缓泻剂。同时需要与患者和家属保持沟通，及时解答相关疑问。对于终末期患者而言，有时腹泻并不能完全控制，需要和患者及其家属共同制订合理的治疗目标。

1. 病因治疗

（1）感染性腹泻：抗微生物治疗，肠道微生态治疗。

（2）胰腺功能不全：改良脂肪饮食，补充胰酶和抑制胃酸。

（3）胆盐引起的腹泻：考来烯胺。

（4）放射性结肠炎：阿司匹林。

（5）分泌性腹泻：奥曲肽。

（6）炎症性肠病：局部和全身抗炎药物（如美沙拉秦）、皮质激素、免疫调节剂。

（7）肠道菌群紊乱：益生菌。

（8）粪便嵌塞引发的腹泻：处理粪便嵌塞。

（9）与情绪相关的腹泻：抗抑郁、焦虑治疗，调节患者的情绪，还可以调整胃肠道动力和分泌功能，并降低内脏高敏感状态。

2. 非药物治疗

（1）患者和家属教育：胃肠营养液正确的使用方式，如适宜的温度、浓度；少食多餐，避免速度过快。

指导患者合理饮食。避免摄入刺激性、生冷食物。腹泻期间，饮食以清淡、适口性好为宜，避免增加肠道负担。乳糜泻患者需要摄入无麸质饮食（避免大麦、小麦、黑麦等为原料的食品）；乳糖不耐受患者，避免摄入含乳糖的食物（如奶制品、冰激凌），使用乳糖酶补充剂。

掌握肛周护理方法，去除异味，避免发生失禁性皮炎。可用护臀湿巾或湿纸巾＋润肤油，及时擦除排泄物，注意肛周皱褶处。温水清洗后涂润肤油或护臀霜。保持肛周干燥。如出现失禁性皮炎，按照伤口创面进行处理。如腹泻频繁，可在肛周及臀部外用透明辅料贴敷，避免刺激及摩擦加重皮肤负担。

（2）去除腹泻诱因：如避免滥用抗菌药物，增加通便药后密切监测大便的情况。

（3）处理脱水：对于脱水的患者，酌情补充水分和电解质。轻度脱水可以口服补液盐，重度脱水则需静脉补液。当然，脱水处理要结合患者的预计生存期和治疗目标。

3. 药物治疗

（1）阿片类药物及其衍生制剂：吗啡有中枢和外周的致便秘作用。洛哌丁胺作用于外周阿片受体，推荐用于治疗无并发症的成年急性腹泻，起始给予洛哌丁胺 4mg，在每次腹泻之后再给予 2mg，常用剂量是 6 ～ 8mg/d，最大剂量是16mg/d，一般最多连用5天。目前无长期应用的报道。当慢性腹泻持续存在时，可使用磷酸可待因和吗啡并调整到有效剂量。

（2）蒙脱石散：蒙脱石散是一种天然的蒙脱石微粒粉剂，可以吸附消化道内的病毒、病菌及其产生的毒素。它覆盖在消化道黏膜表面，可起到隔离保护的作用，缓解不适症状。该药不被胃肠道所吸收，不进入血液循环，直接排出体外。它是目前应用较广泛的止泻药。

（3）生长抑素：奥曲肽用于严重腹泻患者，如产液量大的分泌性腹泻和造口渗出严重的患者。起始剂量为50 ～ 500μg/d，最大剂量为1500μg/d，可以皮下注射或持续皮下输注给药。当症状得到缓解时，减量至最低有效剂量维持治疗。

（4）抗胆碱能药物：可以调节胃肠道动力，减少胃肠道的分泌功能，对于腹泻相关的腹部绞痛可能有效。主要包括动力调节药（曲美布汀）、胃肠解痉药（匹维溴铵、丁溴东莨菪碱）。

本例患者腹泻的原因并不单一，且有些原因很难完全逆转，治疗中需要药物联合使用。针对病因方面：肠道益生菌、补充消化酶、同时口服万古霉素（治疗艰难梭菌相关腹泻）；对症减轻腹泻方面：虽然患者已经尝试蒙脱石散和洛哌丁胺，但由于此前无针对病因治疗，可继续尝试对症止泻。患者在住院期间出现右上腹中度以上疼痛，影响日常生活，加用氨酚羟考酮（复方镇痛药，其中羟考酮为阿片受体激动剂）。上述治疗1周后，患者腹泻未完全缓解，但次数较前略减少，粪质较前成形。

患者因排便问题反复哭诉，家属也感到焦虑和无助。对于腹泻给他们带来的困扰，团队给予充分的倾听和同理，接纳其感受，并指导家属为患者护理，给予饮食指导。团队承诺会持续提供支持，帮助减轻患者和家属的无力感。

参考文献

[1] 乔瓦尼巴蒂斯塔·泽沛泰拉. 临床实践中的缓和医疗[M]. 宁晓红，译. 中国协和医科大学出版社，2017.

[2] 台湾安宁缓和医学学会. 安宁缓和医学手册：以个案为基础[M]. 新北：合记图书出版社，2011.

[3] 王英伟. 安宁缓和医疗临床工作指引[M]. 台北：台湾安宁照顾基金会，2010.

[4] A HUM，HY NEO，CH POI，et al. The Bedside Palliative Medicine Handbook [M]. World Scientific，2022.

[5] BARREIRA J V. The role of nutrition in cancer patients[J]. Nutrition and cancer，2021，73(11-12)：2849-2850.

[6] BOWEN J，AL-DASOOQI N，BOSSI P，et al. The pathogenesis of mucositis：updated perspectives and emerging targets [J]. Supportive Care in Cancer，2019，27：4023-4033.

[7] BRYER E，BRYER J. Persistent postoperative hiccups [J]. Case Reports in Anesthesiology，2020，2020(1)：8867431.

[8] DICKMAN A. Drugs in palliative care [M]. Oxford：Oxford University Press，2023.

[9] SYKES N，EDMONDS P，WILES J. Management of advanced disease [M]. 4th Edition. London：Arnold，2006.

[10] ERGEN M，ARIKAN F，ÇETIN R F. Hiccups in cancer patients receiving chemotherapy：a cross-sectional study [J]. Journal of Pain and Symptom Management，2021，62(3)：e85-e90.

[11] FEUER DJ，BROADLEY KE. Corticosteroids for the resolution of malignant bowel obstruction in advanced gynaecological and gastrointestinal cancer [J]. Cochrane Database Syst Rev，2000，2000(2)：CD001219.

[12] HAMMOND L，CHAKRABORTY A，THORPE C，et al. Relieving perception of thirst and xerostomia in patients with palliative and end-of-life care needs：a rapid review [J]. Journal of Pain and Symptom Management，2023，66(1)：e45-e68.

[13] JATOI A. Evaluating and palliating hiccups [J]. BMJ Supportive & Palliative Care，2022，12(4)：475-478.

[14] JOHANNES C M，MUSSER M L. Anorexia and the cancer patient [J]. Veterinary Clinics：Small Animal Practice，2019，49(5)：837-854.

[15] LETIZIA M，NORTON E. Successful management of malignant bowel obstruction [J]. Journal of Hospice & Palliative Nursing，2003，5(3)：152-158.

[16] MALEC M，SHEGA J W. Management of gastrointestinal symptoms(nausea，anorexia and cachexia，constipation)in advanced illness [J]. Medical Clinics，2020，104(3)：439-454.

[17] DAVID C CURROW，KATHERINE CLARK，DEBORAH DUDGEON，et al. Medical care of the dying [M]. Victoria Hospice Society，Learning Centre for Palliative Care，2006.

[18] MERCADANTE S，CASUCCIO A，MANGIONE S. Medical treatment for inoperable malignant bowel obstruction：a qualitative systematic review [J]. Journal of pain and symptom management，

2007，33（2）：217-223.
[19] MERVYN DEAN. 缓和医疗症状舒缓指引［M］. 6版. 王英伟，译. 新北：合记图书出版社，2015
[20] NATHAN C A O，ASARKAR A A，ENTEZAMI P，et al. Current management of xerostomia in head and neck cancer patients［J］. American Journal of Otolaryngology，2023，44（4）：103867.
[21] NCCN Guidelines Version 1. 2024 Palliative Care. National Comprehensive Cancer Network®（NCCN®）. © 2024 National Comprehensive Cancer Network，Inc. All rights reserved. Accessed February 16，2024. https：//www.nccn.org/professionals/physician_gls/pdf/palliative.pdf.
[22] NORRIS S，MINKOWITZ S，SCHARBACH K. Pediatric Palliative Care［J］. Primary care，2019，46（3）：461-473.
[23] ANN BERGER，RUSSELL K PORTENOY，DAVID E WEISSMAN. Principles and practice of palliative care and supportive oncology［M］. Philadelphia：Lippincott Williams & Wilkins，2007.
[24] RIPAMONTI C I，EASSON A M，GERDES H. Management of malignant bowel obstruction［J］. European Journal of Cancer，2008，44（8）：1105-1115.
[25] ROBERT TWYCROSS，ANDREW WILCOCK. 引领姑息关怀［M］. 5版. 李金祥，译. 北京：人民卫生出版社，2017.
[26] SONIS S T，ELTING L S，KEEFE D，et al. Perspectives on cancer therapy - induced mucosal injury：pathogenesis，measurement，epidemiology，and consequences for patients［J］. Cancer：Interdisciplinary International Journal of the American Cancer Society，2004，100（S9）：1995-2025.
[27] SONIS S T. The pathobiology of mucositis［J］. Nature Reviews Cancer，2004，4（4）：277-284.
[28] SYKES N，RIPAMONTI C，BRUERA E，et al. Constipation，diarrhea and intestinal obstruction[M]//FALLON M，HANKS G. ABC of palliative care. 2nd Edition. Oxford：Blackwell Publishing，2006.
[29] TUCA A，GUELL E，MARTINEZ-LOSADA E，et al. Malignant bowel obstruction in advanced cancer patients：epidemiology，management，and factors influencing spontaneous resolution［J］. Cancer management and research，2012，4：159-169.
[30] TWYCROSS R G，WILCOCK A，STARK TOLLER C. Introducing palliative care［M］. Sixth edition. London：Pharmaceutical Press，2021.
[31] WALSH M，FAGAN N，DAVIES A. Xerostomia in patients with advanced cancer：a scoping review of clinical features and complications［J］. BMC Palliative Care，2023，22（1）：178.

第4章 神经系统症状

本章聚焦于失眠、颅内压增高和谵妄三种常见神经系统症状。通过实际案例分析，全面阐述了这些症状的定义、原因、临床表现、诊断方法及治疗策略。从失眠的环境调整与心理疏导，到颅内压增高的对症支持与病因治疗，再到谵妄的非药物治疗和药物治疗。本章为读者提供全面且实用的神经系统症状处理指引。

第一节 失 眠

患者，女，78岁。晚期卵巢癌伴肝、骨等多发转移。患者3天前出现发热、咳嗽、咳痰，1天前出现呼吸急促、憋气，至急诊就诊。完善相关检查，考虑肺部感染，加用抗菌药物、化痰等治疗并收入病房。入院后患者诉入睡困难，夜间频繁醒来。家属诉患者日间精神差，睡眠增多，且情绪不稳定，总是诉说疲乏并拒绝起床活动。

患者可以诊断为失眠吗？

一、失眠的定义

失眠是一种睡眠障碍，是指尽管有合适的睡眠机会和睡眠环境，依然对睡眠时间和/或睡眠质量感到不满意，并且影响日间功能或引起躯体不适的主观体验。失眠既可以作为单独症状存在，又可以作为其他疾病的伴随症状。

失眠是最常见的睡眠障碍，涉及的人群很广泛，我国普通人群失眠的患病率为

15%。在接受缓和医疗的患者中，失眠也是一个很常见的主诉，这个人群失眠的患病率高达60%。失眠可带来多种不良后果，可严重影响患者的生存质量和正常功能。

本例患者入院后主诉入睡困难，睡眠维持障碍，且明显影响日间功能，包括疲劳不适，日间思睡，情绪不稳。睡眠节律紊乱，失眠诊断明确。

二、失眠的原因

在缓和医疗中，失眠的原因十分复杂，包括躯体因素、精神心理因素、药物因素和环境因素等。失眠既可以是患者自身生理性因素所致，又可以与患者疾病的状态、合并的躯体症状及药物治疗相关。

失眠常见的原因如下。

1. 躯体症状

存在其他躯体症状会加重患者的失眠，同时失眠也会进一步加剧患者躯体症状的严重程度。多种躯体症状可诱发失眠，包括疼痛、呼吸急促、咳嗽、呃逆、恶心等。

2. 疾病因素

阿尔茨海默病和帕金森病等神经系统变性病，慢性心力衰竭，慢性阻塞性呼吸系统疾病，恶性肿瘤等，这些疾病本身更易合并失眠等睡眠障碍。随着疾病进展，患者的体能和各系统功能下降相关的症状可能会加重失眠，包括卧床时间增多、活动减少和白天过度嗜睡等。

3. 精神心理因素

缓和医疗患者可能因恐惧、愤怒或担忧自身的病情及考虑自己已临近生命终点的事实而更加痛苦，从而出现焦虑或抑郁情绪，也可以出现谵妄等精神症状，上述均可导致或加重失眠。

4. 环境因素

环境有噪声、频繁被打断或缺乏私密性都会影响睡眠，睡眠环境发生改变、照护者发生变化等也会影响睡眠。

5. 药物因素

用于治疗疾病或其他躯体症状的药物可能有觉醒或兴奋作用，从而加重失眠。主要包括阿片类药物、类固醇、β受体激动剂、抗抑郁药物、精神兴奋剂等。

三、失眠的临床表现

1. 入睡困难，即入睡时间超过30分钟。

2. 睡眠维持障碍，整夜觉醒次数不小于2次，易醒。

3. 早醒，较平时早醒2小时，日间瞌睡增多。

4. 睡眠质量下降。

5. 睡眠后不能恢复精力。

6. 总睡眠时间减少，通常小于6小时。

四、失眠的诊断

在诊断前，首先须强调一点：失眠是一种主观体验，患者的主诉和体验是诊断的基础。

（一）失眠的诊断

根据国际睡眠障碍分类第3版（International Classification of Sleep Disorders，Third Edition，ICSD-3），患者报告下列情况即可考虑失眠。

1. 尽管有适当的睡眠机会和环境，仍难以入睡、难以维持睡眠或醒来过早。

2. 睡眠困难造成日间功能损害，包括疲劳或不适，注意力差或难以专注，社会或工作能力障碍，心境障碍或易激惹，日间思睡，积极性或精力减退，差错或事故增多，行为问题（多动、易冲动或有攻击性），持续担心睡眠。

（二）失眠的分类

ICSD-3将失眠分为3类：慢性失眠、短期失眠和其他失眠。慢性失眠是指失眠每周至少出现3次，持续3个月以上；短期失眠是指持续时间短于3个月的失眠。

（三）失眠的评估

在缓和医疗中，应评估失眠对患者及其家属造成的全面影响，重点关注患者的治疗目标。

1. 常规临床评估

采用病史采集、体格检查、主观评估等手段。主观评估可以借助睡眠日记和睡眠量表。

（1）通过评估开始/维持睡眠、早醒、睡眠质量和对白天的影响程度了解患者的睡眠障碍。

（2）评估失眠的发病、严重程度、病程和持续时间来描述失眠的特征，如逐渐的还是突然的，频率，严重程度等。

（3）记录睡眠－觉醒周期，注意睡前活动，起床时间和作息的规律。

（4）评估日间的功能状态和睡眠需求，如果白天的生活并未受显著影响，患者可能是短睡眠者。

（5）识别失眠的诱发因素、持续因素和致病因素；记录改善或加剧的因素，包括药物、酒精、咖啡因和尼古丁的使用情况。

（6）确定家庭或个人的病史和神经、精神疾病史。

2. 失眠的评估量表

量表有助于分析失眠的程度和评估疗效，但临床工作中并不是每次都需要使用量表。

（1）匹兹堡睡眠质量指数（Pittsburgh sleep quality index，PSQI）：主要用于评估最近1个月的睡眠质量。由19个自评和5个他评条目构成，计分的18个条目组成7个成分，每个成分按0～3等级计分，总分范围为0～21分，得分越高，睡眠质量越差。

（2）失眠严重程度指数（insomnia severity index，ISI）：用于评估最近2周失眠的严重程度。属于自评量表，包括7个条目，每个条目0～4分，总分28分，分数越高，失眠越严重。

本例患者高龄，处在恶性肿瘤晚期阶段，近期因肺炎住院治疗，使用抗菌药物、化痰药物控制症状。既往没有失眠病史，没有其他精神心理疾病；平时睡眠习惯规律有序，但需要安静环境才能入睡。本次患者在肿瘤基础上出现肺部病变导致夜间咳嗽、气促症状，身体状态发生变化；另外，住院后睡眠环境发生变化；同时，为了控制呼吸困难需要使用夜间输液的方式，以上因素均可能会诱发或加重他的失眠。不能忽略的是患者的精神心理因素，医生询问患者住院后的感受及自己对病情变化有没有担心等，患者表示对疾病预后的担心和焦虑，说“怕自己不能回家了，还有一些事情没有处理完……”

为了评价失眠的严重程度，和患者沟通完成PSQI评估，得分15分，作为基础数值与治疗后做对比。

五、失眠的治疗

（一）失眠的治疗原则

《中国成人失眠诊断与治疗指南》（2023年）提出失眠治疗的总体目标：改善睡眠质量和/或增加有效睡眠时间；防止短期失眠转化成慢性失眠；减少与失眠相关的躯体症状或与精神疾病共病的风险；恢复日间社会功能，提高生活质量；尽可能避免包括药物在内的各种干预方式带来的负面效应。

在缓和医疗领域中失眠很常见，对于患者及其照护者来说都非常痛苦。目前缓和医疗尚缺乏失眠治疗的循证医学证据和指南，医生需评估失眠的症状和程度，患者的疾病状态，治疗药物可能的不良反应和相互作用，还要全面评估并充分考虑失眠所致痛苦的程度及患者的治疗意愿，个体化制订失眠的治疗措施。

（二）失眠的治疗措施

临床上缓和医疗患者失眠的治疗方法主要包括处理影响失眠的因素、非药物治疗和药物治疗。对于多数患者而言，联合治疗可能效果更为明显。

1. 处理失眠的影响因素

医生应积极处理患者失眠的影响因素，尤其是关注患者社会、心理因素。例如，对于因疼痛不能入睡的患者，使用长效镇痛药或调整夜间剂量可能有助于缓解。停用或慎用可能加重失眠的兴奋性药物，如类固醇和精神兴奋剂，或避免夜间用药。

2. 非药物治疗

与很多症状的处理类似，非药物治疗是失眠治疗的基础。也适用于药物治疗受限或不能耐受药物治疗的特殊人群，因此，对于缓和医疗患者是非常重要的。

非药物治疗主要包括改善睡眠环境、生活方式调整、行为疗法及物理治疗等。

（1）改善睡眠环境：有助于解决加重患者失眠的外在环境因素，包括：①保持患者房间凉爽、通风良好和夜间光线弱。②使用白噪声机器。③限制夜间使用手机、平板电脑和电视等，避免刺激，如大声的音乐等。④为患者提供舒适的环境，如使用更为舒适的床垫。⑤医务人员应尽量避免打扰患者的睡眠，包括避免夜间给药，改变给药方式，限制患者休息时间的探视等。

（2）生活方式调整：多种生活方式调整可以帮助建立更规律健康的睡眠–觉醒节律，包括：①尽量保持每日临睡前数小时离床。②减少或避免日间小睡。③避免睡前饱餐、晚上饮用大量液体。④避免应用兴奋性物质，如咖啡因。⑤条件允许时应适当进行一些有氧锻炼，太极或瑜伽等心身锻炼。

（3）心理–认知–行为治疗：尽管目前尚缺乏前瞻性数据证实心理–认知–行为治疗在缓和医疗患者中的有效性，但临床实践中，若经改善睡眠环境等措施后患者仍然失眠，心理–认知–行为治疗可考虑作为失眠的一线治疗，因为这个方法能避免药物治疗的潜在风险。

行为治疗主要包括睡眠卫生训练、失眠的行为–认知治疗（cognitive behavioral therapy for insomnia，CBT-I）、正念冥想和放松技巧等。心理–认知–行为治疗本质是改变患者的信念系统，发挥患者的自我效能，进而改善失眠症状。

（4）其他治疗：如物理治疗，通常包括神经调控、生物反馈、光照疗法、饮食疗法、芳香疗法、按摩等，可作为失眠的一种治疗选择，单用或与药物治疗和/或行为治疗联合应用，尤其适合于药物治疗受限或不能耐受药物治疗的特殊人群，但目前尚缺乏在缓和医疗领域应用的循证证据。

通过对本例患者进行诊断、评估和沟通，首先处理影响失眠的因素，包括改善睡眠环境，尽量提供安静和舒适环境，加强镇咳治疗，并调整输液时间。同时鼓励患者丰富白天生活内容，包括适当下床活动，恢复看书和看电视新闻等，逐步恢复睡眠–觉醒周期。并与患者讨论了本次肺部感染的治疗方案和预期，缓解了患者的担心。通过上述的非药物治疗，患者的失眠明显改善。

3. 药物治疗

（1）药物治疗的原则

1）建议在尝试上述非药物治疗仍无效后，才考虑使用药物治疗失眠。

2）考虑使用药物时，需要评估患者预计生存期、身体虚弱程度、失眠引发的痛苦程度及患者对药物不良反应的接受和耐受程度，并与患者或家属仔细讨论治疗目标、失眠对生存质量的影响及可接受的治疗风险。

3）目前指南推荐的所有治疗药物在缓和医疗中均无明确的循证医学证据，药物的选择应个体化，并且应给予最低有效剂量，应严密并持续监测药物疗效和不良反应。

（2）治疗失眠的常见药物

1）苯二氮䓬受体激动剂（benzodiazepine receptor agonists，BZRAs）：分为苯二氮䓬类药物（benzodiazepine drugs，BZDs）、非苯二氮䓬类药物（nonbenzodiazepine drugs，nonBZDs）和新型苯二氮䓬受体激动剂（如地达西尼）。①BZDs：包括艾司唑仑、阿普唑仑、劳拉西泮、氯硝西泮等，可改善失眠患者的入睡困难，增加总睡眠时间。BZDs的不良反应包括日间困倦、头晕、肌张力减低、跌倒和认知功能减退，与阿片类药物合用时可能增加中枢神经系统抑制等。长期用药患者停药可能会出现戒断症状和反跳性失眠。肝肾功能损害、重症肌无力、路易体痴呆、中重度阻塞型睡眠呼吸暂停患者禁用。鉴于上述因素，BZDs已不作为治疗失眠的首选药物。②nonBZDs：是目前首选的失眠治疗药物，包括唑吡坦、右佐匹克隆、佐匹克隆、扎来普隆。nonBZDs的催眠疗效与BZDs类似，药物依赖风险较低，半衰期较短，一般不产生日间困倦，且无严重药物不良反应。

2）双食欲素受体拮抗剂：包括苏沃雷生、莱博雷生、达利雷生，可作为失眠治疗的首选药物。可显著改善主观入睡时间和总睡眠时间等，无成瘾性。主要不良反应是头痛、日间思睡。对认知和呼吸影响小，适用于合并痴呆、COPD和阻塞型睡眠呼吸暂停低通气综合征的失眠患者。

3）褪黑素和褪黑素受体激动剂：非处方药物褪黑素和褪黑素受体激动剂，如雷美替胺，可用于昼夜节律失调所致的入睡困难为主要表现的失眠。褪黑素受体激动剂无依赖性及成瘾性，无戒断症状及无呼吸抑制作用，次日残留作用少，适用于合并睡眠呼吸障碍及COPD的失眠患者。雷美替胺主要通过CYP450通路代谢，因而不能与该通路的其他强抑制剂如环丙沙星和氟伏沙明等合用。

4）具有镇静作用的抗抑郁药物：如曲唑酮、米氮平或多塞平，尤其适用于伴焦虑和抑郁症状的失眠患者，其中米氮平还可改善食欲。曲唑酮小剂量应用，可缩短睡眠潜伏期，减少睡眠中觉醒次数，增加睡眠维持时间，且不会造成白天困倦，患者耐受性良好。使用时可以从50mg开始，睡前1小时给药，2天后可以加量到100mg睡前服用，如果无效需要改用其他药物。米氮平有助于睡眠持续，适用于浅睡眠增加、早醒及失眠伴焦虑/抑郁的患者。对于老年或身体状态虚弱的患者，初始治疗可从7.5mg开始，睡前服用，用于助眠的最大剂量一般不超过15mg。米氮平半衰期较长，易导致白天头晕、乏力、困倦等。

5）抗精神疾病药物：部分抗精神疾病药物具有镇静作用，包括喹硫平、奥氮平、氯氮平等。若合并精神疾病，如合并谵妄的失眠患者可首选小剂量喹硫平，其镇静效果较好，还能改善癌症患者的恶心呕吐。虚弱或老年患者需警惕直立性低血压等不良反应，长期用药患者需警惕不自主运动等迟发性肌张力障碍的不良反应。

失眠药物治疗可采取序贯疗法，首选 nonBZDs/新型 BZRAs，如唑吡坦、右佐匹克隆、扎来普隆、地达西尼。如首选药物无效或无法依从，更换为另一种 nonBZDs 或褪黑素受体激动剂，同时根据患者的合并疾病、药物相互作用、药物购买条件和治疗意愿，个体化选择药物。当推荐治疗剂量无效，出现耐药性、不良反应严重或药物相互作用、产生成瘾性等，需要考虑变更药物。当患者感觉能够自我控制睡眠时，可考虑逐渐停药，避免突然停药引起反弹或精神症状。常用失眠治疗药物的用法用量及常见不良反应见表4-1。

表4-1　失眠的常用药物、剂量及其不良反应

常用药物	睡前口服剂量	常见不良反应	备注
唑吡坦	10mg	头晕、头痛、遗忘	老年人5mg 间歇给药（每周3～5次）
佐匹克隆	7.5mg	口苦	老年人3.75mg 间歇给药（每周3～5次）
艾司唑仑	1.0～2.0mg	宿醉、口干、虚弱，高剂量可呼吸抑制	老年人0.5mg，易出现呼吸抑制
阿普唑仑	0.4～0.8mg	撤药反应、呼吸抑制、头痛、乏力、言语不清	老年人半衰期长，约19小时
劳拉西泮	2.0～4.0mg	疲劳、思睡	主要用于焦虑伴失眠
苏沃雷生	10.0mg或20.0mg	次日思睡	老年人10mg
雷美替胺	8mg	乏力、头晕、恶心呕吐、失眠恶化、幻觉	禁与环丙沙星、氟伏沙明联用
曲唑酮	25～150mg	直立性低血压、头晕、阴茎异常勃起	适用于焦虑/抑郁伴失眠，可联用短效BZRAs，如唑吡坦
米氮平	3.75～15mg	过度镇静、食欲/体重增加、抗胆碱能作用	适用于焦虑/抑郁伴失眠
多塞平	6.0mg	思睡、头痛	老年人剂量减半 适用于焦虑/抑郁伴失眠

本例患者经过非药物治疗，入睡时间仍大于30分钟，睡眠维持时间较前延长，觉醒次数减少，现总睡眠时间约4小时，白天存在一定程度的思睡，但自觉仍然不满意。经沟通，患者和家属都明确表示希望进一步改善睡眠质量。结合患者为短期失眠，年龄大，恶性肿瘤晚期，合并肺部感染，建议酒石酸唑吡坦5mg睡前口服，夜间如厕需

搀扶，有跌倒风险。另外，根据患者睡眠情况间断服用。患者出院后，失眠情况好转，2周后停用唑吡坦。出院1个月后门诊复诊，失眠明显改善。

第二节　颅内压增高

患者，女，67岁。右下叶肺腺癌术后2年余，分子病理提示*EGFR*突变，行埃克替尼靶向治疗，并定期复查胸部CT提示病情稳定。患者3个月前开始出现言语不利，表现为部分发音不标准，伴轻微头痛。1个月前言语不利进一步加重，表现为说话费力、部分难以表述，同时头痛较前明显加重，伴恶心、呕吐。查体：患者颈项强直，克尼格征阳性，完善头MRI提示左侧额部占位伴周围大片水肿。

这是什么现象呢？

一、颅内压增高的定义

正常颅内压（intracranial pressure，ICP）成人为70～200mmH$_2$O，儿童为50～100mmH$_2$O，颅内压的数值可以受到咳嗽、打喷嚏、Valsalva动作等过程中胸内压变化的影响。脑脊液（cerebrospinal fluid，CSF）的分泌和吸收形成动态平衡，从而维持颅内压在一个相对恒定的水平。颅内压增高（intracranial hypertension，ICH）又称颅高压。常见原因包括脑肿瘤、颅内出血、脑积水、颅脑损伤、缺血性脑卒中伴脑水肿等。颅内压增高会导致脑血流量减少或直接损伤脑组织，导致头痛、呕吐等症状，严重时导致脑疝，危及生命，因此，需要及早识别、干预。颅内压增高治疗方式的选择需结合患者症状、预计生存期和照护目标个性化进行。

二、颅内压增高的病理生理

颅缝闭合后颅腔的容积固定不变，为1400～1500ml，颅腔内的三种内容物脑组织、脑脊液和血液分别占颅腔总容积的80%～90%、10%和5%～10%。由于颅腔封闭且容积恒定，颅腔内三种内容物任一种的容积的增加，必须由其他内容物容积的减少来代偿。以颅内肿瘤为例，肿瘤组织及其周围水肿挤占颅内空间（图4-1），尤其脑转移瘤周围水肿更严重。在病程初期，病变的增长可以通过脑脊液分泌减少和吸收增多来代偿增加的颅内压，仅引起颅内压的轻微变化；随着病变的进一步增长和周围脑水肿的加重，一旦颅内压代偿功能失调，则病情将迅速发展，出现脑血流灌注降低，甚至因颅内压差导致脑结构移位，出现脑疝。

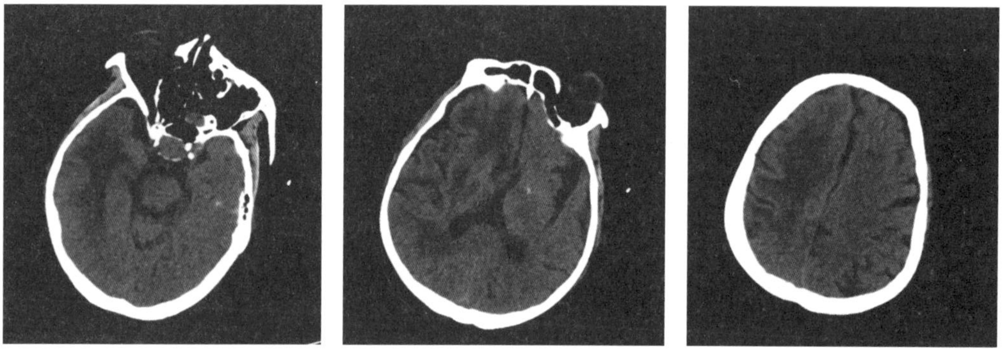

图4-1 原发中枢淋巴瘤患者头CT影像，可见中脑、右侧基底节区、侧脑室旁大片状异常信号，瘤周大范围水肿，中线结构移位

三、颅内压增高的原因和分类

（一）原因

导致颅内压增高的原因可以大致分为5类。

1. 颅内占位性病变挤占颅内空间

颅内肿瘤、颅内血肿、脑脓肿、中枢神经系统放疗后等。其中肿瘤周围水肿（peritumoral brain edema，PTBE）多见于胶质瘤、脑膜瘤和转移瘤，其机制包括肿瘤分泌的细胞因子使周围脑组织血管通透性增加、肿瘤新生血管缺乏血脑屏障作用、局部炎症因子作用等。

2. 脑组织体积增大

脑炎、缺血缺氧性脑病、中毒性脑病等。

3. 脑脊液的循环和吸收障碍

导水管发育畸形、小脑扁桃体下疝畸形等先天性异常导致的梗阻性脑积水，脑膜炎、蛛网膜下腔出血等继发的交通性脑积水等。

4. 脑血流灌注过多或静脉回流受阻

颅内静脉窦血栓形成、颈内静脉狭窄或闭塞等。

5. 先天性畸形导致颅腔内体积变小

颅底凹陷、狭颅症等。

（二）颅内压增高的分类

1. 根据颅内压增高的范围分类

（1）弥漫性颅内压增高：由颅腔狭小或脑实质体积增大所致，其特点是颅腔内各部位及各分腔之间压力均匀升高，无明显的压力差，因此，脑组织无明显移位。弥漫性脑膜脑炎、弥漫性脑水肿、交通性脑积水、静脉窦血栓等引起的颅内压增高均属于此类。

（2）局灶性颅内压增高：因颅内存在局灶性病变，并引起相应部位的压力增高，与颅内其他部位或腔隙形成压力差，更易导致脑结构移位，形成脑疝。脑肿瘤、颅内出血等引起的颅内压增高多属于此类。

2. 根据颅内压增高的发展速度分类

（1）急性颅内压增高：多见于急性颅脑损伤引起的颅内血肿、高血压性脑出血等。颅内压在短时间内增高，引起严重的症状和体征，生命体征变化剧烈。

（2）亚急性颅内压增高：多见于颅内恶性肿瘤、转移瘤及各种颅内炎症等，病情发展较快，颅内压增高的反应较明显。

（3）慢性颅内压增高：多见于生长缓慢的颅内良性肿瘤、慢性硬脑膜下血肿等，病情发展较慢，可无颅内压增高的症状和体征。

四、颅内压增高的临床表现

头痛、呕吐和视乳头水肿是颅内压增高的典型表现，称为颅内压增高的“三主征”。

（一）颅内压增高的主要症状

1. 头痛

颅内压增高最常见的症状之一，多为胀痛或搏动性疼痛，部位多在额部及颞部，其程度随颅内压的增高而进行性加重，用力、咳嗽、弯腰或低头活动常使头痛加重，以早晨或夜间较重。

2. 恶心、呕吐

头痛剧烈时可伴有恶心和呕吐，呕吐可呈喷射性。

（二）颅内压增高的体征

1. 视乳头水肿

视乳头水肿是颅内压增高的重要客观体征之一，表现为视乳头充血，边缘模糊不清，中央凹陷消失，视乳头隆起，静脉曲张。长期颅内压增高可导致视神经继发性萎缩，甚至失明。

2. 脑膜刺激征

颅内压增高患者查体可发现颈项强直，可出现Kernig征和Brudzinski征阳性。

3. 意识障碍及生命体征变化

疾病初期可出现嗜睡、反应迟钝，严重者可出现昏睡、昏迷、瞳孔散大、对光反射消失、脑疝。生命体征变化包括血压升高、脉搏徐缓、呼吸减缓等，脑疝晚期因呼吸循环衰竭而死亡。

五、颅内压增高的诊断

颅内压增高可以通过临床表现、影像学和无创颅内压监测，如眼部超声测量视神经鞘直径、眼压计测量眼内压等间接征象来诊断，也可以通过腰穿测压或有创颅内压监测，包括脑室内、脑实质、硬膜下、硬膜外压力测定直接诊断。

颅内压增高的病因诊断需借助影像学检查，临床上常使用头CT及MRI。CT速度较快，适用于急症，且对颅骨骨折、急性期的颅内出血等病变显示较好。MRI检查时间长于CT，但可以提供更为丰富的颅内病变信息，有助于脑水肿的显示和颅内占位性病变的鉴别。

本例肺癌患者出现语言障碍并加重，新发头痛、恶心、呕吐，查体脑膜刺激征阳性，影像学提示颅内占位、周围水肿，结合病史考虑颅内转移肿瘤导致的颅内压增高，其中语言障碍可能由肿瘤组织对脑皮质功能区破坏所致，头痛、恶心、呕吐症状可能由颅内压增高所致。下一步需结合患者及家属意愿选择后续治疗。经过与患者及家属充分沟通，患者及家属希望查找原因并减轻头痛症状。患者被收入神经外科。

六、颅内压增高的治疗

颅内压增高的治疗包括对症支持治疗、病因治疗和药物治疗等。需结合患者的基础状况、症状、预后、照护目标和治疗偏好等，与患者及家属共同确定个性化的治疗方案。应避免延误病情，也需避免在不改变预后的前提下增加患者痛苦。不同原因所致颅内压增高预后差别会很大。

（一）对症支持治疗

1. 处理

急性颅内压增高应作为急症处理，治疗过程中密切观察神志、瞳孔、血压、呼吸、脉搏及体温的变化。

2. 头位摆放

对前颅窝颅脑创伤（traumatic brain injury，TBI）、脑肿瘤、脑卒中、脑积水等颅内压增高患者，应将床头抬高30°，以降低颅内压。

3. 镇痛和镇吐

如果患者头痛、呕吐，应给予及时、恰当的镇痛和镇吐治疗。

4. 镇静

对于TBI导致颅内压增高的患者，可选咪达唑仑、丙泊酚、硫喷妥钠，以控制躁动，维持颅内压稳定。

5. 其他

包括保持大便通畅，避免用力排便导致颅内压骤然增高，如应用乳果糖口服溶液等缓泻剂；有癫痫发作者，应给予抗癫痫药物治疗。

（二）病因治疗

对于存在可逆性因素的颅内压增高，可行相应原发病治疗。

1. 颅内肿瘤性病变

（1）对于脑肿瘤，尤其是胶质瘤、转移瘤等脑恶性肿瘤引发的颅内压增高，无绝对手术禁忌的颅内占位性病变，应考虑行开颅颅内占位病变切除术。

（2）除外科手术直接解除占位效应外，应组织包括神经外科、肿瘤内科、放疗科等科室的MDT，讨论化疗、靶向治疗、免疫治疗、放疗等综合治疗方案，通过控制肿瘤生长达到缓解颅内压增高症状的目的。

（3）软脑膜转移癌引发颅内压增高的患者，可行脑脊液引流缓解症状，包括脑室腹腔分流术、脑室内Ommaya囊置入术，前者不会增加肿瘤腹腔转移的风险，后者同时具备脑室内给药的功能。

值得注意的是，当这个治疗不是根治性治疗时，更需要结合患者和家属的治疗目标和治疗偏好，做共同决策。绝对不是“能上什么治疗就上什么治疗”，这种是最需要避免的临床操作决策方式。

2. 颅内出血

根据患者耐受情况、出血部位和出血量选择微侵袭血肿抽吸术、开颅血肿清除术或开颅血肿清除联合去骨瓣减压术，以降低颅内压，但需要警惕术后颅内再出血、感染、癫痫、脑积水等并发症。

3. 颅脑创伤和蛛网膜下腔出血（subarachnoid hemorrhage，SAH）

侧脑室穿刺脑脊液引流、腰大池脑脊液引流术可有效降颅压。对于颅脑创伤伴顽固性颅内压增高或脑疝者，去骨瓣减压术是降低颅内压的有效治疗措施。对于这种急性状况，主要是随时关注疾病预后转归。如果预后差，预计生存期有限，需要医方主动通过病情告知，支持家属，谈论有创救治及身后事安排等，帮助家属对生命终点有所准备。

4. 其他

如系统性红斑狼疮神经系统受累，积极控制疾病活动度等。

（三）药物治疗

1. 皮质激素

（1）糖皮质激素治疗颅内压增高的机制：糖皮质激素被推荐为PTBE的一线治疗药物。存在PTBE的患者，如胶质瘤、脑膜瘤和转移瘤，PTBE往往是颅内压增高的主要原因。糖皮质激素能增加细胞膜的稳定性，调节水和离子在细胞膜上的流动，降低血脑屏障通透性，从而减轻瘤周的血管源性脑水肿，因此，糖皮质激素对PTBE造成的颅内压增高治疗效果好，成为一线选择。

（2）糖皮质激素应用原则

1）糖皮质激素用于PTBE引发的颅内压增高：糖皮质激素通过减轻PTBE降低颅内压。不是任何的颅内压增高都适用。因此，需警惕将PTBE与颅内压增高混为一谈。PTBE不一定导致颅内压增高，颅内压增高也不都是由PTBE引起。

2）一些非PTBE引发的颅内压增高使用糖皮质激素证据不足：缺血性脑卒中、脑出血、颅脑创伤所致颅内压增高中，目前尚无大剂量糖皮质激素改善预后的证据，且存在感染风险，因此，在这些情况下不推荐使用糖皮质激素。

（3）糖皮质激素用法

1）地塞米松是治疗PTBE的标准药物，因为该药效价高且相对缺乏盐皮质激素活性，可降低液体滞留的风险。

2）地塞米松的抗水肿作用具有剂量依赖性，起始剂量应根据水肿程度和症状严重程度而定。

3）若患者有中至重度症状，如剧烈头痛、恶心呕吐、癫痫发作、明显局灶性神经功能障碍，常用的地塞米松初始治疗方案为静脉给予10mg负荷剂量，随后给予初始维持剂量8～16mg/d，分次口服或静脉给药（常分2次给药，为减轻糖皮质激素对睡眠影响，建议第二次给药时间为1pm）。若患者症状较轻，可不给予负荷剂量，并用较小的每日总剂量（如2～4mg/d，分1～2次给药）。待症状控制后续缓慢减量糖皮质激素，如每3天减量地塞米松2mg，结合症状逐渐减量至控制颅内压增高症状的最低剂量或停用。对于PTBE严重的患者，建议延长地塞米松减量时间，并可应用小剂量地塞米松长期维持，如1～2mg/d。

2. 渗透性利尿剂

（1）渗透性利尿剂的机制：渗透性利尿剂可提高血浆渗透压，促进水分从脑脊液和脑组织转移入血循环，减轻脑水肿。常用渗透性利尿剂有甘露醇、甘油果糖、甘油氯化钠口服液等。

（2）渗透性利尿剂应用原则

1）根据患者的颅内压增高机制与程度不同，可选用一种或多种渗透性利尿剂联合应用，与其他降颅压药物联合应用。

2）在PTBE所致颅内压增高中，可在充分应用糖皮质激素的前提下联合使用渗透性利尿剂。

3）根据患者是否具备经口服药条件可选择口服或静脉用药。

4）当患者存在急性肾小管坏死、肾脏疾病所致无尿，或应用渗透性利尿剂后出现进行性肾功能损伤，不可使用渗透性利尿剂。此外，容量负荷高的患者，如已出现肺水肿、充血性心力衰竭的患者，应避免应用渗透性利尿剂。

（3）渗透性利尿剂用法

1）颅内压增高症状轻的患者可用口服药物，如50%甘油氯化钠口服溶液（每100ml含甘油50g和氯化钠0.9g），用量、用法为每次50ml，每天3～4次，间隔6～8小时。

2）伴有意识障碍或重度颅内压增高症状较重的患者，可选用静脉药物，常用20%甘露醇。甘露醇的输注方式建议脉冲式给药，初始剂量为0.25～1g/kg，30分钟内静脉输完，其后每6～8小时给予低剂量0.25～0.5g/kg维持。由于甘露醇可能导致渗透性肾病，使用期间应监测肾功能，合并肾功能损害或潜在性肾病者慎用。

3）当患者存在PTBE时，局部血脑屏障通透性增加，高渗药物（如甘露醇）易渗透至PTBE区域的脑实质内，可能导致局部水肿加重，即“反跳现象”。因此，当患者的PTBE与颅内压增高相关时，建议在充分应用糖皮质激素的基础上联合其他类型降颅压治疗。如长期用药，需关注糖皮质激素的不良反应。

4）甘油果糖氯化钠溶液（每100ml含甘油10g、果糖5g和氯化钠0.9g）的肾脏排泄负担更小，适用于肾功能损害的患者，但起效较甘露醇缓慢，其用法为每次250～500ml，每日1～2次，需缓慢滴注，每250ml需滴注1～1.5小时。

3. 其他药物

抗血管内皮生长因子单克隆抗体贝伐珠单抗对于复发性/难治性胶质母细胞瘤合并症状性瘤周水肿患者具有类固醇助减作用，也可选择性用于治疗放射性坏死相关水肿。

本例患者入住神经外科病房后，予地塞米松8mg iv bid（8am与1pm）减轻脑水肿，口服50%甘油氯化钠溶液降颅压，颅内压增高症状有所缓解。完善术前检查除外手术禁忌后行开颅左侧额叶占位病变切除术，病理回报:（左额叶占位）符合肺腺癌转移。术后予地塞米松8mg iv bid联合20%甘露醇每次125ml ivgtt tid，减轻脑水肿、降颅压。患者颅内压增高相关症状消失，在密切监测症状下将降颅压治疗过渡为甘油氯化钠液每次50ml po tid，每3日减量地塞米松2mg直至停用。患者术后恢复良好，肿瘤内科就诊进行肿瘤治疗。

患者靶向药物治疗下出现脑转移，考虑疾病进展。后启动AG方案化疗。治疗期间患者逐渐出现颈部疼痛、活动受限，再发头痛、恶心、食欲差，面部出现肿物并逐渐增大伴疼痛。评估提示肿瘤明显进展，多发骨转移，头MRI提示脑实质、硬脑膜多发转移（图4-2），周围大面积水肿，鼻腔、鼻旁窦、眼眶内转移。患者难以耐受针对肿瘤的治疗，生存期以天至周计。

患者与家属一致希望以减轻痛苦为主，希望居家离世。予地塞米松10mg/d po同时服用氨酚羟考酮1片q8h，患者头痛、颈部疼痛缓解并出院返家，4周后在家中平安离世。

这个案例展现的就是在充分尊重患者及家属意愿的前提下，多医疗团队合作联合为患者进行了包括手术、药物在内的综合治疗。针对患者的PTBE，积极应用地塞米松减轻PTBE，并辅以渗透性利尿降颅压，使患者的颅内压增高获得改善。在原发病迅速进展后，充分尊重患者及家属的意愿以减轻痛苦为照护目标，通过糖皮质激素控制颅内压增高，减轻症状，为患者居家离世创造机会和条件。

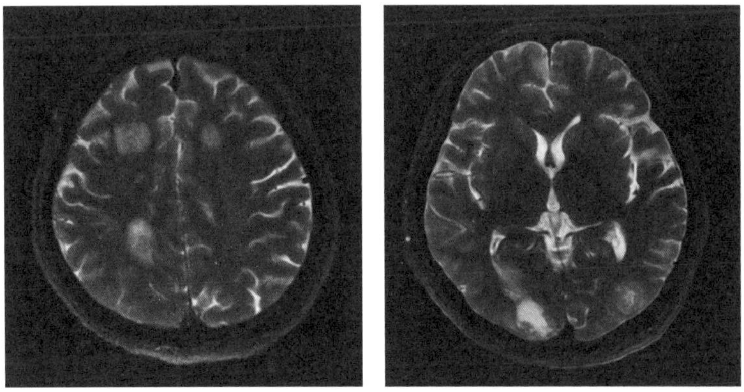

图4-2 多发脑转移瘤头MRI，可见双侧顶叶、枕叶多发异常信号，瘤周可见水肿

第三节 谵 妄

病例1：患者，男，75岁。结肠癌术后3年，近1个月出现恶心、呕吐、腹痛，停止排便排气5天，伴全身乏力，体重下降3kg；门诊查血红蛋白67g/L，低钾血症，PET/CT提示肝转移，腹腔多发淋巴结转移，多发骨转移，可见多发气液平；予禁食、通便、补液等治疗，恶心呕吐有减轻。患者入院后出现尿潴留，予留置导尿管。当日夜间患者出现大喊大叫，不认识家人，不知道自己是在医院，也不知道现在是白天还是晚上，反复试图拔掉导尿管。家属非常紧张，不知所措，反复呼叫医护人员，医护人员对患者双手实施约束。

病例2：患者，女，89岁。右肺腺癌，胸膜转移，大量胸腔积液，因喘憋入院。入院时神志清楚，交流顺畅。入院后予胸腔积液穿刺引流改善症状。患者出现淡漠、懒言少语。随后出现体温升高，伴咳嗽、咳痰；加用抗菌药物治疗，体温恢复正常，精神状态逐渐好转。

上述两个案例中患者神志上的改变属于什么现象呢？

一、谵妄的定义

谵妄（delirium）又称急性意识混沌状态，是一种急性或亚急性脑功能障碍。核心症状是意识障碍、注意力障碍和认知障碍。谵妄状态往往夜间加重，具有昼轻夜重的规律。一般持续数小时至数日，意识恢复后可有部分遗忘或全部遗忘。

谵妄可分为激越型、淡漠型及混合型。谵妄是终末期患者最常见的神经精神症状，大约90%的终末期癌症患者在其生命的最后几周内出现谵妄。

谵妄是预后不良的强有力的独立危险因素，谵妄增加住院死亡率、院内感染发生率、延长住院时间等。谵妄所呈现的幻觉、妄想、激越性躁动、攻击等行为，加重患者的躯体不适症状及恐惧，引起照护者的恐慌，并增加照护负担。

二、谵妄的原因

任何体内外环境的改变均可诱发谵妄，谵妄常由多种诱因共同参与发病。常见的可逆性原因可总结为八个方面，用谵妄的英文拼写的八个字母DELIRIUM来代表这八类原因，以便于记忆。

（一）D-Drugs（药物）

新增或调整剂量的药物、酒精均可能诱发谵妄，常见高危药物如下。

1. 抗胆碱能药，TCA，抗精神疾病药物。
2. 糖皮质激素。
3. 苯二氮䓬类或长期服用苯二氮䓬类药物后撤药。
4. 心血管用药（如地高辛、降压药等）。
5. 利尿剂。
6. 锂盐。
7. 胃肠道用药（如西咪替丁、雷尼替丁）。
8. 酒精中毒。
9. 阿片类药物（尤其是哌替啶）。

（二）E—Electrolyte disturbances（电解质紊乱）

水电解质紊乱及内分泌紊乱，如脱水、高钠血症、低钠血症、酸中毒、甲状腺功能异常、血糖异常等。

（三）L—Lack of drugs（药物不足）

酒精戒断，助眠药物撤药，镇痛药物不足导致疼痛不能控制等。

（四）I—Infection（感染）

感染，常见感染部位有泌尿系、呼吸道和胃肠道，脓毒症亦可诱发谵妄。

（五）R—Reduced sensory input（感官减退）

如视力差而未佩戴眼镜，听力障碍未配戴助听器。

（六）I—Intracranial（颅内病变）

谵妄伴新发局灶性神经系统症状、体征需考虑颅内感染、出血、脑卒中、肿瘤，但颅内病变引发的谵妄比较少见。

（七）U—Urinary，fecal（尿便问题）

尿潴留，粪便嵌塞。

（八）M—Myocardial，pulmonary（心肺问题）

心肺相关疾病，如心肌梗死、心律失常、心力衰竭加重、慢性肺病加重、缺氧。另外，长时间睡眠剥夺、情感应激、制动或物理性束缚、留置导尿管、体外循环等都可促发谵妄发生，要逐一排除。

三、谵妄的高危人群

1. 高龄。
2. 痴呆、脑器质性损害或脑卒中史、抑郁状态。
3. 合并多种基础疾病且病情严重。
4. 视觉、听觉等感觉障碍或活动不便。
5. 酗酒或长期应用抗精神疾病药物。

四、谵妄的临床表现

临床上，谵妄可以表现为如下情况。

1. 意识障碍

神志清晰度下降，周围定向力障碍，部分患者甚至会丧失自我定向力。

2. 注意力障碍

指向、聚焦、维持和转移注意的能力减弱。可表现为注意力涣散，言语凌乱、不连贯，无意义动作或行为，解决问题的能力下降。

3. 认知功能障碍

包括记忆、语言、视空间功能或感知觉障碍等。

4. 知觉障碍

包括错觉、幻觉、妄想、恐惧、悲伤等。

5. 睡眠–觉醒周期改变

6. 急性起病和症状具有波动性

是谵妄的重要特征之一。

五、谵妄的诊断

谵妄的筛查、诊断、严重程度分级工具多样。常用筛查工具为4A测试，适用于未经精神科培训的医护人员对谵妄进行筛查。常用诊断工具包括意识模糊评估法（confusion assessment method，CAM）（表4-2）、简明意识模糊评估法（brief confusion review method，BCAM）及ICU患者意识模糊评估法（CAM-ICU）等。

CAM具有较高敏感性和特异性，BCAM适用于急诊，CAM-ICU适用于ICU，推荐医护人员根据具体环境与自身条件选用。谵妄严重程度评估工具为谵妄评定量表-98

表4-2　意识模糊的评估法

条目	评估问题	答案	
急性发作且病程波动性	1a. 与平常比较，是否有任何证据显示患者精神状态产生急性变化	否	是
	1b. 这些不正常的行为是否在一天中呈现波动状态？即症状时有时无或严重程度起起落落	否	是
注意力不集中	2. 患者集中注意力是否有困难？如容易分心或无法接续刚刚说过的话	否	是
思维紊乱	3. 患者是否有思考缺乏组织或不连贯？如杂乱或答非所问、或不合逻辑的想法、或突然转移话题	否	是
意识状态改变	4. 整体而言，您认为患者的意识状态是过度警觉、嗜睡、木僵还是昏迷？	否	是
判断标准	1a＋1b＋2“是”，加上3或4任何一项“是”	□谵妄	

修订版（delirium rating scale，DRS-R-98）。

诊断谵妄主要是根据临床表现进行判断，可以参考CAM等量表。

谵妄的诊断要点为急性或亚急性起病，意识障碍，注意力障碍。

六、谵妄的鉴别诊断

1. 淡漠型谵妄可能需要与痴呆、抑郁鉴别。痴呆多为慢性渐进性改变，非急性变化，无明显波动，无意识障碍；抑郁表现为情绪心境低落，无意识障碍，亚急性病程，无明显波动。

2. 激越型谵妄需要与急性功能性精神疾病鉴别，后者大多无意识障碍，有精神疾病的病史。

3. 当难以鉴别谵妄与痴呆时，推荐优先按谵妄进行处理。

七、谵妄的分型

根据美国精神病协会制定的《精神障碍诊断与统计手册》（第5版），谵妄可分为激越型、淡漠型和混合型3个亚型。

1. 激越型

表现为躁动、兴奋、烦躁不安、试图拔除各种管路。精神行为活动增加，可表现为坐立不安、激越性躁动、幻觉、妄想。还可伴随出现面色潮红、心动过速、出汗等自主神经系统过度活动的表现。

2. 淡漠型

表现为注意力不集中、淡漠、嗜睡，精神行为活动减少，幻觉和妄想较少见。末期患者淡漠型谵妄的发生率高，但常容易被忽略。

3. 混合型

表现为激越型和淡漠型谵妄的症状交替出现。

在ICU患者中，单纯激越型谵妄占1%～22%，单纯淡漠型谵妄占43%～50%，混合型谵妄占27%～54%。因单纯淡漠型谵妄患者以嗜睡、淡漠为主要表现，常难以引起医护人员注意，易被忽略、漏诊。

案例1中的患者出现急性波动性意识障碍、注意力不集中、定向力障碍。结合

CAM，考虑本例患者存在谵妄，为激越型谵妄。本例患者发生谵妄的危险因素、原因、诱因有高龄、肿瘤、贫血、肠梗阻、电解质紊乱、疼痛、管路刺激、束缚、环境改变等。

案例2中的患者出现急性意识障碍、注意力不集中，考虑为淡漠型谵妄。本例患者发生谵妄的危险因素、原因、诱因有高龄、肿瘤、低氧、感染、管路刺激、水电解质紊乱、环境改变等。

八、谵妄的治疗

谵妄的治疗原则是首先纠正谵妄的原因、诱因，同时进行最大限度的非药物治疗，在非药物治疗的疗效不佳时考虑启动药物治疗，并不断评估疗效并调整治疗方案。

（一）不同预计生存期的患者谵妄治疗的侧重点不同

1. 预计生存期长的患者需要做好家属的解释和宣教，以减少家属的惊慌，充分纠正可逆因素并进行非药物治疗。

2. 预计生存期短的患者，在上述治疗基础上，还需与家属充分交流，协助家属了解生命期有限的事实，支持家属，指导家属进行这个阶段可以做的事情。

3. 对于难以纠正的顽固性谵妄，可考虑启动缓和镇静。

（二）预防与纠正可逆性因素

1. 30% ～ 40% 的谵妄是可以预防的。创造熟悉的环境，由熟悉的人陪伴，减少束缚，尽量减少输液、插导尿管等创伤性操作；佩戴眼镜、助听器等保证感官不受影响等，对预防谵妄非常重要。

2. 对于已经发生谵妄者，首先尽可能去除谵妄的诱发因素，如控制感染，纠正低氧、水电解质紊乱，加强疼痛等引发痛苦的症状管理，筛查、减停可疑诱发谵妄的药物等。

（三）非药物治疗

在纠正可逆诱因的前提下，谵妄治疗首先需进行充分的非药物治疗。

1. 对于思维紊乱的患者，鼓励患者进行智力刺激运动。

2. 协助患者定向，在醒目的位置放置日历和钟表，以便经常提醒日期及时间；提供有关定向的资料帮助患者记住时间、日期、所在地方和周围的人。

3. 医护人员、照护者等所有人员在每次遇见患者时均进行自我介绍。

4. 鼓励家属或者志愿者长期陪伴患者，使患者感到安心和适应环境。

5. 减少刺激，减少与患者接触的人数和对患者的刺激，如电视、吵闹的音乐；屋内光线设置为适合的柔光；在做治疗及操作前，应耐心做好解释工作，尽最大可能将护理、医疗操作集中进行，减少打扰患者的次数；在与患者交谈时，语速应放慢，使用简单的句子；做相应的措施避免患者出现跌倒及坠床。

6. 睡眠管理，日间保持房间明亮，夜间保持房间黑暗，保证患者规律睡眠，避免出现昼睡夜醒。

7. 改善感官感受，鼓励原本存在视觉听觉障碍的患者佩戴眼镜和助听器，改善感官感受及定向力。

8. 保持尿便通畅，避免尿潴留、粪便嵌塞。

9. 提供足够的液体和营养。结合患者的照护目标，可选择经口饮用含盐液体，选择患者喜爱的液体类型，如汤、运动饮料、蔬菜汁。需注意的是对于临终谵妄患者，过多营养与液体治疗对于改善患者舒适度、延长生存期无益，应避免过度液体治疗。

10. 去除不必要的束缚和管路，导尿管、深静脉置管等会增加对患者的刺激，导致谵妄。不提倡物理约束，约束应仅作为保护工作人员及严重躁动患者的最后一项措施。

11. 给予患者家属充分支持和教育，让家属熟悉患者症状，便于他们面对和继续照护患者。告知家属谵妄是一种病理反应，可能有断续的清醒期，保持患者熟悉的环境、人物，注意患者安全，不要恐慌，不要因为患者说了某些话就感到伤心和绝望。医护团队会针对可改变的原因进行处理，也会用各种方法让患者平静，减少痛苦，保有他的尊严。

（四）药物治疗

控制谵妄的常用药物主要是抗精神疾病药物。苯二氮䓬类药物也是较为常用的药物选择。具体用法见表4-3。

表4-3　谵妄药物治疗选择

药物类型	代表药物	适用条件	用法	注意事项
传统抗精神疾病药物	氟哌啶醇	谵妄伴躁动等精神症状	口服、肌内注射或静脉注射	锥体外系反应、抗胆碱作用
非典型抗精神类药物	奥氮平 喹硫平	谵妄诱发的症状，相关的恐惧，或谵妄和躁动可能对自己或他人造成身体伤害	口服或口崩片	过度镇静，尖端扭转型室性心动过速
苯二氮䓬类药物	咪达唑仑	极度焦虑患者、有酒精滥用或苯二氮䓬类药物长期使用者，临终躁动	静脉或皮下注射或持续泵入	警惕患者清醒程度、行为障碍恶化
α_2肾上腺素受体激动剂	右美托咪定	激越型谵妄	静脉泵入	

案例1中的患者接受了纠正诱因和非药物治疗。患者肠梗阻可能诱发谵妄，予胃肠减压、口服石蜡油、灌肠等措施积极处理肠梗阻，同时纠正电解质紊乱。此外，给予非药物治疗，包括熟悉的家属陪伴、创造熟悉的环境、保持日夜节律等。此外，医护团队对家属进行宣教，告知谵妄是一种急性疾病状态，可能有断续的清醒期，请家属一起为患者创造一个熟悉的环境，最好是自己家人陪伴，陌生的面孔如新来的护工可能会加重谵妄。尽可能不约束患者。但因患者肠梗阻、导管刺激、肿瘤等谵妄诱因难以短期内解除，故在充分非药物治疗后患者的激越症状未能迅速缓解，遂加用奥氮平2.5mg qn治疗，用药前行心电图，提示QTc在正常范围。1天后患者逐渐恢复平静，神志清楚，可以正常交流。

案例2中的患者的医疗团队对患者进行了正规的抗感染治疗，在胸腔积液改善后尽早拔除了胸腔引流管，上述做法生效后即去除了本例患者谵妄的诱因后，患者神志逐渐恢复正常。

（五）临终谵妄的处理

临终患者中较为常见，大约90%的终末期癌症患者在其生命的最后几周内出现谵妄。临终谵妄多表现为激越型谵妄。这常给患者的家属和照护者带来痛苦和压力。

对于临终谵妄患者，通常情况下可被纠正的可逆性因素有限，非药物治疗手段效果有限，在与患者及家属充分沟通的前提下，可对临终难治性谵妄患者实施缓和镇静。这里提到的患者充分沟通，一般需要在患者神志清楚的阶段与患者本人制订预立医疗照护计划，即患者本人关于末期照护的计划、愿望的明确表达，如本人表示希望舒适、有尊严地离世，不选择有创伤的救治措施。如果患者没有明确表达过，那么需要和其代理人进行讨论。值得注意的是，如果患者没有明确表达过，有时家属决策会非常困难，充满纠结。如此也可以看到告知患者病情实情及征询患者本人意愿的必要性和告知时机的考虑。

缓和镇静方面，可选用咪达唑仑10mg皮下注射或肌内注射，序贯咪达唑仑30～60mg/24h持续皮下或静脉泵入，根据患者症状调整药物剂量。需注意联合应用苯二氮䓬类药物及抗精神疾病药物会降低患者的意识水平。镇静的目的是减轻躁动症状，而非加快死亡，因此，即使选择缓和镇静，也需要密切观察和调整药物用量，警惕联合用药所致深度镇静加速死亡的情况发生。

关于临终激越型谵妄的处理，详见“临终躁动”章节。

病例3：患者，男，88岁。膀胱癌术后，病情进展，多发骨转移，恶病质，合并感染。肿瘤无进一步治疗的机会，抗感染治疗效果不明显。目前阿片类药物治疗中。患者间断出现意识模糊，烦躁不安，有幻觉，看到“虫子爬，蛇从手上吸血”，不认识家人，不知道自己在哪里，躁动时自行拔除了深静脉置管和胃管。结合患者病程，考虑患者出现了临终激越型谵妄。缓和医疗团队调整了患者的镇痛治疗方案，避免镇痛不足诱发谵妄，同时给予非药物治疗的各项措施，患者躁动未真正减轻。

因患者在清醒时曾表达希望“不要受罪”，可以接受在医院离世，患者家属也希望医护团队减少患者的痛苦，经与患者家属沟通并完整记录沟通过程及决策结果，决定开始缓和镇静。由于患者没有静脉通路，遂给予咪达唑仑0.5mg/h逐渐调整到2mg/h持续皮下泵入。患者逐渐安静，无痛苦表情或躁动，2天后平安辞世，家属因亲人最后的痛苦得以减轻感到欣慰，并对医护团队表示感谢。

参考文献

[1] 陈孝平，汪建平，赵继宗，等. 外科学[M]. 9版. 北京：人民卫生出版社，2018.

[2] 郭旭瑾，李兆星，范焕芳，等. 肿瘤致颅内高压的治疗进展[J]. 现代肿瘤医学，2024，32（20）：3983-3986.

[3] 刘晓红，朱鸣雷. 老年医学速查手册[M]. 北京：人民卫生出版社，2014.

[4] 乔瓦尼巴蒂斯塔·泽沛泰拉. 临床实践中的缓和医疗[M]. 宁晓红，译. 北京：中国协和医科

大学出版社，2017.
[5] 台湾安宁缓和医学学会. 安宁缓和医学手册以个案为基础 [M]. 新北：合记图书出版社，2011.
[6] 汤铂，王小亭，陈文劲，等. 重症患者谵妄管理专家共识 [J]. 中华内科杂志，2019，58（2）：108-118.
[7] 王英伟，安宁缓和医疗临床工作指引 [R]. 台北：台湾安宁照顾基金会，2010.
[8] 中华医学会神经病学分会神经重症协作组，中国医师协会神经内科医师分会神经重症专业委员会. 难治性颅内压增高的监测与治疗中国专家共识 [J]. 中华医学杂志，2018，98(45)：3643-3652.
[9] 中华医学会神经病学分会睡眠障碍学组. 中国成人失眠诊断与治疗指南（2023版）[J]. 中华神经科杂志，2024，57（6）：560-584.
[10] 中华医学会神经外科学分会. 颅内肿瘤周围水肿药物治疗专家共识 [J]. 中华医学杂志，2010，90（1）：5-9.
[11] 中华医学会神经外科学分会小儿学组，中华医学会神经外科学分会神经重症协作组，《甘露醇治疗颅内压增高中国专家共识》编写委员会. 甘露醇治疗颅内压增高中国专家共识 [J]. 中华医学杂志，2019，99(23)：1763-1766.
[12] ALICI Y，BREITBART W. Delirium IN palliative care [J]. Primary Psychiatry，2009，16（5）：42.
[13] CAO X L，WANG S B，ZHONG B L，et al. The prevalence of insomnia in the general population in China：a meta-analysis [J]. PloS one，2017，12（2）：e0170772.
[14] CHANG S M，MESSERSMITH H，AHLUWALIA M，et al. Anticonvulsant prophylaxis and steroid use in adults with metastatic brain tumors：summary of SNO and ASCO endorsement of the Congress of Neurological Surgeons guidelines [J]. Neuro-oncology，2019，21（4）：424-427.
[15] INOUYE S K，VAN DYCK C H，ALESSI C A，et al. Clarifying confusion：the confusion assessment method：a new method for detection of delirium[J]. Annals of internal medicine，1990，113(12)：941-948.
[16] LA COUR K N，ANDERSEN-RANBERG N C，WEIHE S，et al. Distribution of delirium motor subtypes in the intensive care unit：a systematic scoping review [J]. Critical care，2022，26（1）：53.
[17] LE RHUN E，WELLER M，VAN DEN BENT M，et al. Leptomeningeal metastasis from solid tumours：EANO–ESMO Clinical Practice Guideline for diagnosis，treatment and follow-up [J]. ESMO open，2023，8（5）：101624.
[18] MERCADANTE S，VALLE A，CARTONI C，et al. Insomnia in patients with advanced lung cancer admitted to palliative care services [J]. International Journal of Clinical Practice，2021，75（10）：e14521.
[19] MERVYN DEAN. 缓和医疗症状舒缓指引 [M]. 6版. 王英伟，译. 新北：合记图书出版社，2015.
[20] ROTH P，PACE A，LE RHUN E，et al. Neurological and vascular complications of primary and secondary brain tumours：EANO-ESMO Clinical Practice Guidelines for prophylaxis，diagnosis，treatment and follow-up [J]. Annals of Oncology，2021，32（2）：171-182.

[21] TWYCROSS R G, WILCOCK A, STARK TOLLER C. Introducing palliative care [M]. 6th Edition. London: Pharmaceutical Press, 2021.

[22] VREDENBURGH J J, CLOUGHESY T, SAMANT M, et al. Corticosteroid use in patients with glioblastoma at first or second relapse treated with bevacizumab in the BRAIN study [J]. The oncologist, 2010, 15 (12): 1329-1334.

[23] XU Y, RONG X, HU W, et al. Bevacizumab monotherapy reduces radiation-induced brain necrosis in nasopharyngeal carcinoma patients: a randomized controlled trial [J]. International Journal of Radiation Oncology Biology Physics, 2018, 101 (5): 1087-1095.

第5章 其他症状

本章深入探讨了缓和医疗中其他系统常见症状的处理，包括泌尿系统症状、乏力和瘙痒。通过实际案例分析，全面覆盖了这些症状的原因、诊断、评估和治疗。在泌尿系统症状方面，介绍多种症状及处理；乏力从定义、原因到治疗，为改善患者体力提供指导；瘙痒则围绕评估、分类与治疗展开。本章旨在帮助读者掌握这些常见重要症状的识别、评估与处理方法。

第一节　泌尿系统症状

患者，女，64岁。小肠癌5年，伴肝脏、肺部多发转移。1年前复查发现盆腔直肠、乙状结肠交界处出现新转移灶，伴腹痛，规律服用奥施康定、普瑞巴林镇痛治疗，疼痛控制满意。1个月前出现双下肢水肿、排尿不畅、排尿费力感，尿常规示尿白细胞增多，泌尿系超声提示尿潴留、双侧肾盂扩张（图5-1），留置导尿管后，仍有频繁尿意，伴尿急、尿痛、下腹部不适感，尿色浑浊，自觉蹲位略有缓解（保留导尿管状态）。复查尿常规示尿潜血（2＋），尿蛋白（2＋），尿白细胞（3＋），诊断为泌尿系感染，先

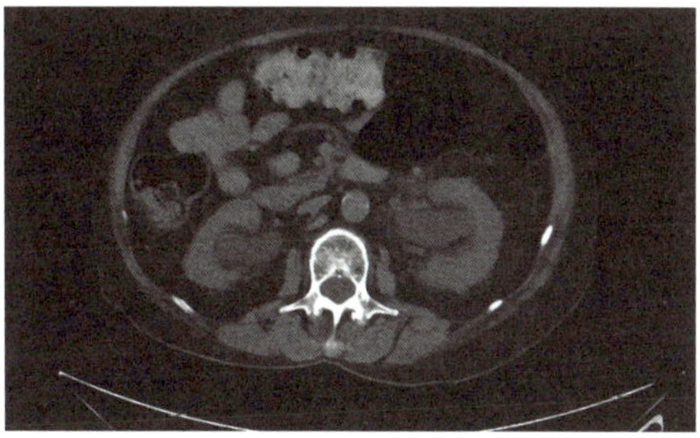

图5-1　尿潴留

注：腹盆CT平扫显示双肾盂、肾盏及输尿管扩张积水，双肾周多发渗出改变。

后尝试头孢类抗菌药物、莫西沙星抗感染治疗，症状仍无明显好转。

案例中这位患者的主要痛苦症状来源于泌尿系统，她存在哪些泌尿系统的问题？

一、泌尿系统症状概述

泌尿系统症状是指泌尿生殖系统相关的不适及尿液排出异常，包括疼痛、尿色异常、尿量异常、尿频、尿急、夜尿增多、尿失禁、尿潴留、尿道分泌物等。泌尿系统症状并不罕见，50%的患者在生命最后48小时都会出现排尿相关问题。

二、常见的泌尿系统症状的管理

（一）泌尿系统相关疼痛

1. 原因及临床表现

（1）当泌尿生殖系统的感染累及相关器官实质时，组织水肿导致器官被膜张力增加而引起疼痛，如肾盂肾炎、前列腺炎、附睾炎。

（2）膀胱和尿道炎症经常表现为间歇性耻骨上区不适，还会向远端尿道放射，并与尿频或尿痛等膀胱刺激性症状相伴。

（3）泌尿系结石，如输尿管结石、肾结石，可引起梗阻和局部刺激导致疼痛。膀胱疼痛一般由炎症或急性尿潴留引起的膀胱过度扩张导致。有些患者泌尿系梗阻和膀胱扩张进展较为缓慢（如糖尿病导致的低张力性神经源性膀胱），即使残余尿量超过1000ml，也无疼痛的感觉。

（4）泌尿系的肿瘤一般不会引起疼痛，除非肿瘤产生梗阻或侵及组织包膜和神经。因此，疼痛往往是恶性肿瘤晚期或进展期的表现。

2. 疼痛的评估和处理

（1）在缓和医疗患者中进行针对病因处理时，对自己所患疾病的正确认知是后续一切操作的基础，在此基础上结合患者本人的治疗目标、治疗意愿和治疗偏好，围绕进行症状处理的具体措施的选择进行共同决策。

（2）泌尿系统症状可以严重影响个体的尊严和舒适度，患者潜在疾病、用药史、功能状态、认知状态应作为全面评估的起点，且必须关注到患者因此导致的精神、心理困扰，减少身心痛苦。

（3）针对泌尿系统相关疼痛的病因治疗：①感染造成的炎性反应导致的疼痛，需结合细菌培养进行抗炎治疗。②上尿路梗阻造成的疼痛，首先解除梗阻病因，如碎石、排石治疗，如果患者体弱导致无法治疗梗阻原因，可通过上尿路支架植入、经皮肾穿刺造瘘等手段解除梗阻。③急性尿潴留引起的疼痛，可予以导尿。④去除引发泌尿系统相关疼痛病因的同时需要对症镇痛处理，详见“疼痛”相关章节。

本例患者排尿困难，后逐渐出现下腹部不适、尿痛，留置导尿管缓解尿潴留后尿液引流顺畅，但下腹部不适、尿痛未缓解，原有腹痛无增加，也无发热、腰痛，结合尿常规，考虑下尿路感染是引发疼痛的原因，遂给予头孢呋辛口服抗感染治疗，同时给予对乙酰氨基酚650mg bid镇痛治疗。患者的疼痛症状有所减轻，抗感染治疗3天后，镇痛药减为对乙酰氨基酚650mg qd，疼痛未再发，之后停用对乙酰氨基酚。

（二）血尿

尿液中含有红细胞，镜检下每高倍视野有3个及以上红细胞有意义。患者一旦出现肉眼血尿，会惶恐，经常就诊于急诊。

1. 血尿的评估

发现血尿时，需要明确以下细节，助于判断原因和处理。

（1）是肉眼血尿还是镜下血尿？

（2）排尿过程中何时出现血尿（初始血尿、终末血尿还是全程血尿）？

（3）如果有血凝块排出，排出的血凝块是什么形态？

（4）是否伴有疼痛：血尿一般不伴有疼痛，伴有炎症或梗阻的血尿可以有疼痛。

（5）血尿的原因：包括泌尿系统疾病及全身性疾病。泌尿系统疾病包括泌尿系统肿瘤、泌尿系统结石和泌尿系统感染；全身性疾病包括血液系统疾病、感染性疾病和结缔组织疾病。

2. 血尿的一般性处理

（1）多饮水，冲淡尿液，防止血液在输尿管或膀胱内形成较大凝血块，造成输尿管梗阻或膀胱填塞。

（2）如果患者平时使用抗凝药或抗血小板药，需要酌情考虑停药。

（3）如果血尿颜色较深，形成血块可能性较大，则可以用三腔导尿管给患者导尿并留置导尿管，根据病情用生理盐水间断冲洗或持续冲洗，防止血凝块的形成。

（4）可以口服或静脉使用止血药，也可以用冰盐水、去甲肾上腺素溶液冲洗膀胱。

（5）因血尿引起的较大血凝块易继发感染、加重局部出血，可酌情加用广谱抗菌药物预防感染。

3. 针对血尿原因的处理

针对引起血尿的原因，如泌尿系统肿瘤、结石、感染或血液系统疾病或感染性疾病或结缔组织病进行相应治疗，包括手术、动脉栓塞及全身治疗等。可以邀请泌尿外科、介入科和相关科室医护人员共同加入诊疗团队。重点是对于重病、末期、伴有痛苦的缓和医疗患者，应结合预计生存期及患者本人的治疗目标、治疗意愿和治疗偏好，针对血尿的治疗进行共同决策，而不是简单的“有什么治疗都用上”。

（三）下尿路刺激症状

下尿路刺激症状主要表现为尿频、尿急及夜尿增多，是泌尿系统最常见的症状。

1. 下尿路刺激症状的定义与原因

（1）尿频：是指24小时排尿次数≥ 8次，或夜尿大于2次。

尿频的原因包括尿量增加或有效膀胱容量降低。尿量增加的原因包括入量增加、利尿剂的使用或尿崩症等。有效膀胱容量降低的原因包括膀胱出口梗阻引起的膀胱顺应性降低，残尿量增加和/或膀胱刺激导致的功能性容量降低；神经源性膀胱导致的敏感性增加和顺应性降低；外源性压力增加；焦虑等。

（2）夜尿增多：又称夜尿症。是指夜间尿频。正常人夜间排尿次数不应超过2次。

夜尿症是由夜间尿量产生增加和/或夜间膀胱容量降低所致。日间没有尿频的夜尿症见于存在周围水肿的充血性心力衰竭患者，平卧位后血管内容量和尿量都相应增加。夜尿症还出现在晚上饮水过多的人群，尤其是喝咖啡和酒精类等有很强利尿作用的饮料。除去这些因素，则可判断夜尿症是由膀胱出口梗阻和/或膀胱顺应性下降引起。

（3）尿急：是指一种突发的、强烈的排尿欲望，且很难通过主观意志而延迟排尿。患者往往无明显预兆地出现尿意急迫，憋尿困难，如无法短时间内上厕所，很容易出现急迫性尿失禁。

（4）尿痛：是指排尿疼痛，常由尿路炎症引起。疼痛的感觉一般不位于膀胱，多向尿道口放射。排尿起始时出现的疼痛一般表示为尿道病变，排尿终末时出现的疼痛提示病变位于膀胱。尿痛常和尿频、尿急相伴随。

2. 下尿路刺激症状的处理

先针对引发下尿路刺激症状的原因进行治疗，同时联合对症治疗。

（1）抑制膀胱逼尿肌兴奋性：可选用M受体阻滞剂，如托特罗定、索利那新。但这些药物有出现排尿困难、尿潴留的风险，建议残余尿大于50ml以上的患者慎用，或与α受体阻滞剂联用。

（2）减轻泌尿道的炎性反应：可选用非甾体抗炎药，如布洛芬、双氯芬酸钾（钠）。

（3）如以上治疗手段治疗效果不佳，可予以导尿、使用接尿器等。

（四）尿失禁

尿失禁是指尿液不自主的流出。通过仔细询问尿失禁患者的病史可以确定诊断。

1. 尿失禁的分类

尿失禁可分为4类。

（1）持续性尿失禁：常见于器质性或功能性原因导致尿道括约肌受损的患者，以及尿液绕过尿道括约肌流出的患者。最常见的是继发于妇科手术、放疗或产伤。

（2）压力性尿失禁：是指当患者咳嗽、打喷嚏、运动或做其他增加腹内压的动作时，突然出现的尿液流出。常见于产后或绝经后的妇女及前列腺术后，尤其是行根治性前列腺切除术的男性患者。

（3）急迫性尿失禁：是指患者有尿意时不能控制，来不及上厕所就开始排尿。常见于膀胱炎患者、神经源性膀胱患者，以及重度膀胱出口梗阻导致的膀胱顺应性严重下降的患者。

（4）充溢性尿失禁：多发生于重度尿潴留和大量残余尿的患者。此类患者的膀胱呈慢性扩张，且从未完全排空。当膀胱过度充盈后，尿液会少量滴出。

2. 尿失禁的治疗

（1）持续性尿失禁：治疗的首要目的是减少对生活质量的影响，可以采用外用集尿器、导尿等方式减少尿液外溢。

（2）压力性尿失禁：压力性尿失禁的药物治疗效果不理想，严重的压力性尿失禁最好采用手术治疗的方法，但对于重病或末期患者，需要根据患者的生存期和本人治疗意愿进行共同决策。

（3）急迫性尿失禁：一般通过治疗明确的原发病来处理，如感染或膀胱出口梗阻。增加膀胱顺应性和/或降低尿道阻力的药物治疗效果较好。

（4）充盈性尿失禁：可以通过消除膀胱出口梗阻进行治疗，如前列腺增生患者通过手术切除前列腺。如患者体弱、无法耐受上述手术，予以导尿或耻骨上膀胱穿刺造瘘达到治疗目的。尿失禁的患者都应进行残余尿量的测定。

三、导尿管的留置与维护

1. 留置导尿管的其他替代方法

（1）耻骨上膀胱造瘘：适应证包括急慢性尿潴留，无法导尿或导尿失败，尿道狭窄、尿道严重损伤不适宜导尿，急性前列腺炎。

（2）男性体外集尿器。

（3）尿垫或纸尿裤。

2. 留置导尿管时相关问题的处理

（1）导尿管堵塞：40% ～ 50%的留置导尿管患者会出现管腔阻塞的问题，建议更换导尿管。经常发生导尿管堵塞的患者，检查有无感染、结石的可能性。

（2）导尿管球囊破裂致导管脱出：重新评估留置导尿管的必要性，如尿量少或濒死状态，则没有必要再次重置导尿管。

（3）出血：导尿后发生血尿，通常是自限性的。在导尿过程中，前列腺损伤可能是潜在的原因，如果这种血尿不能缓解，首选鼓励患者多饮水，血尿加重可通过三腔导尿管进行膀胱冲洗，并保持通畅。

（4）尿外渗：排除导尿管阻塞后改变导尿管和球囊的位置，有时需要重新置入导尿管。

（5）膀胱痉挛：应夹闭导尿管、间断开放，防止长时间开放造成膀胱挛缩。抗胆碱能药物可缓解膀胱痉挛，因痉挛造成疼痛需要进行积极镇痛治疗，吗啡有效。

第二节 乏 力

张先生，65岁。确诊肺癌ⅢB期半年余，他既往身体健康，没有慢性疾病史。确诊后没有手术机会随即开始全身治疗，经过4个周期的化疗和靶向治疗，张先生逐渐出现乏力症状且不断加重，表现为日常活动能力下降，即使休息也难以缓解疲劳感。因此，他2个月前停止了化疗，但仍然感到疲劳无力的症状没有改善，这严重影响了他的生活质量，使他感到沮丧和无助，因此，来门诊就诊。为确认肿瘤是否有进展的迹象，对患者进行了全面评估。问诊、自评量表等没有提示他有焦虑或抑郁的情况，目前也没有感染的证据。

这是什么症状呢？

一、乏力的定义

乏力是一种主观感受强烈的体力或精力下降状态，表现为完成日常活动能力受限，即使休息也难以完全缓解。它不仅关乎身体功能的减退，还涉及心理、情感及社会层面的影响。值得注意的是，乏力是癌症患者最常见的症状，研究发现，70%～100%的癌症患者有乏力表现。非癌症如慢性肺病、慢性心脏病及慢性肾病末期患者，乏力的发生率可达到60%～90%。

二、乏力的原因

造成慢性乏力的机制包括促炎性反应细胞因子、下丘脑-垂体-肾上腺轴失调、昼夜节律不同步、骨骼肌萎缩和基因功能失调等。乏力的常见原因有疾病相关因素、治疗相关因素、药物相关因素及心理情绪因素。

（一）疾病相关因素

乏力可能是疾病本身的症状之一，恶性肿瘤及肿瘤进展、贫血、感染、低钾血症、低钠血症、甲状腺功能减退等都会导致乏力。但考虑到引发乏力的因素很多，因此，不能简单地将乏力归因于疾病本身，也需要同时寻找其他可能造成乏力的原因，以助于更大限度地改善乏力症状。

（二）治疗相关因素

很多治疗会引发乏力。最典型的就是肿瘤的相关治疗。多达90%的接受化疗的患者会产生乏力，高峰期往往在化疗后的数天内。60%～93%的接受放射治疗的患者可产生乏力的症状，随着时间的推移。乏力的情况会不断加重。对于接受恶性肿瘤免疫治疗的患者，应特别关注内分泌功能紊乱，如甲状腺功能减退、性腺功能减退和肾上腺功能不全。

（三）药物相关因素

1. 镇痛药物

长期使用镇痛药物，尤其是阿片类药物如吗啡、羟考酮等强效镇痛药物，除有便秘、恶心呕吐等常见不良反应，还会引起嗜睡、镇静过度，患者身体活动减少、肌肉松弛，由此出现乏力感，日常活动的积极性与能力都会减弱。

2. 抗抑郁药物

抗抑郁药物如阿米替林的不良反应之一就是嗜睡、疲劳。用药初期，身体还未适应药物调节时，乏力感会较为明显，使原本虚弱的身体更显倦怠。

3. 镇静催眠药物

镇静催眠药物是引发患者乏力的常见药物。苯二氮草类药物如地西泮、艾司唑仑等，用药后次日出现乏力、困倦及宿醉感的发生率为10%～30%。老年人、肝肾功能不全者发生率更高，可达到40%～60%。非苯二氮草类药物如佐匹克隆、右佐匹克隆，乏力发生率稍低，通常为5%～15%。

4. 抗组胺药物

抗组胺药物可以引起乏力。第一代抗组胺药物如苯海拉明、氯苯那敏，引发乏力的比例为50%～70%。第二代抗组胺药物如氯雷他定、西替利嗪，乏力发生率相对较低，一般为5%～20%。第三代抗组胺药物如地氯雷他定、左西替利嗪，乏力发生率只有1%～5%。

5. 其他药物

其他药物如β受体阻滞剂，能够导致心动过缓和劳力性疲乏。需要仔细查找，尽可能去除可以去除的导致乏力的药物因素。

（四）心理、情绪因素

患者的焦虑、抑郁情绪会导致或者加重乏力的症状。约有 90% 的抑郁症患者会有不同程度的乏力。抑郁不仅影响情绪，还伴有神经、内分泌、免疫系统紊乱，脑内神经递质失衡，尤其是血清素、多巴胺水平下降，会削弱大脑对身体的激励信号，致使患者缺乏动力，身体耐力差。70% ～ 80% 的焦虑患者有乏力。

三、乏力的评估

完整的病史询问和查体可以找到一些可以逆转的引起乏力的原因。常规检查如血常规、生化全项、甲状腺功能对寻找乏力原因是非常必要和重要的。

此外，还需要评估疾病的状态和现行的治疗，以除外癌症的复发或进展。回顾用药史可以有助于发现潜在的不良反应或药物相互作用。另外，也需要评估患者目前日常功能情况，乏力相关细节如乏力的模式、持续时间、变化趋势、诱发及缓解因素、对机体功能的影响，社会支持，经济状况等。

通常采用0 ～ 10分的数字化评分对乏力进行评估。0分为无疲乏，10分为可以想象的最严重的疲乏。1 ～ 3分代表轻度乏力，4 ～ 6分代表中度乏力，7 ～ 10分代表重度乏力。

张先生是恶性肿瘤治疗后，不能耐受治疗而停药的患者。他的肿瘤评估稳定，他没有焦虑或抑郁，没有感染症状，也没有心肺或神经系统疾病的病史。近2个月没有接受任何抗肿瘤治疗。查体方面也没有进一步的阳性线索。心肺功能检查正常，没有发热。化验检查显示没有高钙血症、贫血、电解质异常、血糖升高、甲状腺功能减退症、肝肾功能异常。入院时胸部X线没有肺炎表现。张先生对自己的乏力程度进行评估为6分，为中度乏力。

四、乏力的治疗

对于疾病晚期的患者，要明显改善乏力通常是难以实现的。如果有可逆性因素，可酌情纠正。但乏力的病因常是多种并存，其中许多是不可逆性因素，因此，承认乏力症状的存在，并且正视症状对于患者和照护者的影响，了解他们对于乏力原因的认知，给予患者及家属解释和承诺愿意帮助是很重要的，并且要一起讨论应对策略。

与患者的沟通放在第一步。先倾听患者所关心的问题，向他们介绍乏力未必代表疾病进展，同时向他们普及在肿瘤治疗期间乏力的原因及模式，以便促进患者及家属理解肿瘤治疗与乏力的相关性，缓解患者及家属的焦虑。对于终末期患者，乏力的治疗应以缓解或减少痛苦为目标，建议减少非必要的活动，为有价值的活动保存体力。

乏力的治疗应根据患者所处的临床状态，如正在接受的抗肿瘤治疗、治疗后或终末期等来制订改善乏力的干预措施，包括非药物治疗和药物治疗。

1. 非药物治疗

（1）体能锻炼：对于接受积极抗肿瘤治疗和治疗后的患者，可以启动或鼓励维持体能锻炼计划，包括心血管耐力如散步、慢跑或游泳和对抗性运动，从低强度、低持续时间开始，循序渐进，并依据患者的情况制订个性化的锻炼计划。通常推荐3～5小时/周的中度活动目标。制订方案时应注意患者是否存在以下风险：骨转移、血小板减少症、贫血、发热、活动性感染、手术后、继发于转移或其他合并疾病的局限性及跌倒安全隐患。瑜伽也有助于改善乏力。

（2）社会心理干预：包括认知行为治疗、基于正念的减压疗法、心理教育疗法、支持性表达疗法等。

（3）按摩与针灸疗法：能够起到一定的缓解乏力症状的积极作用，作为辅助手段用于乏力的末期患者。按摩可使身心得到放松，从而让患者更容易适应卧床时间越来越长的生活方式。辅助运动和避免压疮发生的方法可以增加身体的舒适度并维持其功能。在力所能及的范围内，一起探索能提供社交机会而不会造成过度疲劳的活动，对于患者及其家属是非常重要的。这不仅可以防止孤独，还能借此机会获得赞赏和了解生命意义的机会。

（4）营养咨询：针对存在营养风险或已经有营养不良的患者，可以请营养科协助营养治疗的方案。

本案例中，医生先详细解答了张先生及其家属对于乏力的困惑，并建议张先生逐渐恢复生病前的游泳运动，可以根据自身喜好选择按摩等放松方法。张先生觉得精力逐渐开始恢复，并且习惯上这种新的生活方式。乏力评分下降至2分。2个月后肿瘤评估发现脑部、肝脏、腰椎多发转移，张先生的日常生活自理能力明显下降，大部分时间需卧床并依赖家人照顾。他的乏力评分达到8分。

患者目前进入疾病终末期状态，此时患者很难通过上述情况改善乏力。此时为患者和家属提供咨询、建议和解释，有助于他们面对目前的状况。重要的是他们能理解这种症状是与癌症直接相关的，而且会持续并恶化，认识这个事实有助于他们逐渐开始适应生活状态的改变。医护团队在这一适应过程中扮演着重要的角色，即支持和持续“在”，而不是抛弃或拒绝。此阶段可以给患者准备助力日常生活能力的设备，如马桶加高器、活动辅具、助行器或轮椅，都可以帮助保持体力。

2. 药物治疗

（1）针对病因的药物治疗：如果在评估中确定了特定的病因，如贫血、厌食、失眠，可以针对病因进行处理并评估患者对治疗的反应。

贫血是癌症相关乏力最常见的可逆性因素。对症状性贫血的最佳处理需要准确诊断，以识别出潜在可治疗的病因，如持续失血、溶血、缺铁、叶酸缺乏或维生素B_{12}缺乏。对于找不到潜在可治疗的病因，或发现病因但无法有效治疗或改善，治疗选择包括尝试输注红细胞，或者对化疗相关骨髓抑制患者采用红细胞生成刺激剂。需要特别注意的是，即便贫血可能是导致乏力的重要原因之一，也不表示输血要一定进行或一定有效。尝试输血并一定仔细评价输血对乏力的改善情况，如果输血确实可以改善症状，那么在血源允许的情况下输血是一种处理方法；但如果输血并未改善乏力症状，那么输血将不再是有效治疗，应停止无效的输血。

上述关于输血应对贫血引发的乏力的逻辑示例，适用于所有重病末期患者的症状控制，即治疗手段应符合治疗目标，否则将成为无效医疗或过度医疗。

（2）对症的药物治疗：糖皮质激素或孕激素是可能有效的药物（详见“厌食”章节）。但长期应用糖皮质激素需要关注相关不良反应带来的伤害，因此，只推荐疾病终末期、合并厌食或合并由脑转移或骨转移引起疼痛的肿瘤患者进行糖皮质激素治疗。

精神刺激剂在缓和医疗中会偶尔用到，支持使用精神刺激剂的证据级别较低，且并不建议非专业人员使用。常用药物为哌甲酯，起始5mg bid，在1周中加量至15mg bid。如果15mg bid的剂量无效，则停用该药物。

尝试给张先生地塞米松5mg po qd，在接下来的2天，他的心情愉快并更积极参与自己的日常生活照护。然而，他仍然抱怨缺乏精力和感到疲倦。继续服用地塞米松3天，他的疲乏感并未改善，遂停用地塞米松。缓和医疗团队（包括医生、护理人员、社工、心理师）支持和指导张先生和他的家属，建议在床上进行被动运动、播放音乐及按摩抚触等方法，可以看到他们逐渐适应了目前体力状态下与此前不同的生活方式，情绪困扰和处理问题的能力也逐步改善。

第三节　瘙　　痒

案例1：患者，男，69岁。慢性肾衰竭，维持性血液透析16年，双侧肾盂癌术后12年。近10余年出现周身皮肤瘙痒，四肢为著，严重时影响夜间睡眠，近期加重。查体可见皮肤干燥伴色素沉着，四肢可见搔抓瘢痕。实验室检查：血红蛋白122g/L，透析前血磷2.46mmol/L，钙2.48mmol/L，总胆红素5.0μmol/L，丙氨酸转氨酶、碱性磷酸酶、γ-谷氨酰转移酶均在正常范围，甲状旁腺素1184pg/ml。

案例2：患者，男，72岁。胰头癌、肝周及胸膜转移可能性大，梗阻性黄疸。患者诉腹胀、皮肤巩膜黄染、皮肤瘙痒、尿液深黄伴食欲减退。入院评估查体提示皮肤巩膜黄染，腹软无压痛，淋巴结未触及；血常规大致正常，尿胆原大量，肝功能：总胆红素575.8μmol/L，直接胆红素471.9μmol/L，白蛋白35g/L，γ-谷氨酰转移酶164U/L，碱性磷酸酶143U/L，丙氨酸转氨酶65U/L。肾功能正常范围。行内镜下胆管支架置入术，术后胆红素下降不满意，进一步行经皮肝穿刺胆囊引流术，术后检测总胆红素进一步升高至602.1μmol/L，后行多次胆红素吸附治疗，治疗当日胆红素下降，瘙痒略好转，次日总胆红素水平再次升高，瘙痒同前。

上述病例共同反映的是什么现象呢？

一、瘙痒的定义

瘙痒被定义为一种刺激性的皮肤感觉，可引起抓擦的欲望。瘙痒是一种常见症状，所有人一生中都出现过该症状。瘙痒除引发皮肤不适外，还会伴有挫败感、睡眠不佳、焦虑和抑郁，持续的抓擦导致皮肤损伤（如脱皮和皮肤增厚）、继发性感染。在严重情况下，瘙痒可致失能。

在缓和医疗患者中瘙痒的发病率为5%～12%。在某些特殊人群，如维持性透析的慢性肾衰竭患者中，其发生率可高达50%以上。

瘙痒的常见危险因素包括高龄、性别（女性更可能诉瘙痒伴刺痛感、温热感或疼痛感，而男性则更可能有皮肤病或系统性疾病引起的慢性瘙痒）、种族或族群等。

二、瘙痒的评估

针对瘙痒，应详细评估以下方面。

1. 病史

（1）瘙痒的周期性：白天或晚上、间断或持续。

（2）性质：烧灼感、针刺感、爬虫感等。

（3）位置。

（4）诱发因素：活动、寒冷、阳光、水、特殊接触史。

（5）药物：如阿片类、其他可能引起超敏反应药物、药物滥用史。

（6）疾病史：变应性皮炎、肝脏疾病、肾脏疾病、内分泌疾病（如糖尿病）、肿瘤、系统性风湿病、感染性疾病、精神疾病等。

（7）旅居史。

2. 体格检查

是否存在皮肤干燥、疥疮、皮肤巩膜黄染、结膜苍白、甲状腺肿大、脾大、体重减轻，以及精神状态。

3. 实验室检查

全血细胞分析、红细胞沉降率、肾功能、肝功能、甲状腺功能、血糖评估（空腹血糖、餐后血糖、糖化血红蛋白等）、便找寄生虫，根据病史必要时补充免疫性疾病相关自身抗体等。

4. 其他检查

胸部X线片、腹部超声、皮肤活检等。

三、瘙痒的分类及原因

根据瘙痒持续的时间，可分为急性瘙痒和慢性瘙痒，急性瘙痒是指持续时间少于6

周的瘙痒，慢性瘙痒是指持续更长时间的瘙痒。

根据瘙痒的部位，可分为局限性瘙痒和全身性瘙痒。

根据瘙痒产生的原因，瘙痒研究国际论坛（International Forum for the Study of Itch）提出了瘙痒的二级分类系统，具体如下。

1. 第一级分类

是在诊断未知的情况下对瘙痒进行分类，共分为3类。

（1）第Ⅰ类：病变（炎症）皮肤部位的瘙痒，皮肤活检对该类患者病因诊断往往有指导价值。

（2）第Ⅱ类：非病变（无炎症）皮肤部位的瘙痒，如终末期肾病相关瘙痒、胆汁淤积性瘙痒或神经性瘙痒。

（3）第Ⅲ类：伴严重、慢性、继发性搔抓皮损的瘙痒，如终末期肾病相关结节性痒疹或系统性疾病相关瘙痒或神经性瘙痒患者中严重瘙痒抓挠引起的皮肤破损。

2. 第二级分类

是基于病因诊断的分类。

（1）皮肤病变：干燥病、湿疹、大疱性类天疱疮、接触性皮炎、疱疹样皮炎、药物、毛囊炎、扁平苔藓、玫瑰糠疹、肛门瘙痒和外阴瘙痒、银屑病、疥疮、晒伤、寄生虫感染、荨麻疹等。

（2）胆道和肝脏病变：胆道梗阻/闭锁、原发性胆汁性胆管炎、硬化性胆管炎、药物引起的胆汁淤积、胆系外梗阻等。

（3）慢性肾功能不全/慢性肾衰竭。

（4）内分泌疾病：糖尿病、甲状旁腺疾病、甲状腺功能减退/亢进症、尿崩症等。

（5）血液系统疾病：霍奇金和非霍奇金淋巴瘤、系统性肥大细胞增多症、多发性骨髓瘤、白血病（最常见为慢性淋巴细胞白血病）、真红细胞增多症、缺铁性贫血等。

（6）感染：梅毒、寄生虫、艾滋病病毒、水痘-带状疱疹病毒、真菌等感染。

（7）实体肿瘤：乳腺癌、胃癌、肺癌、类癌综合征等。

（8）神经系统病变：脑卒中、多发性硬化、脊髓结核、脑脓肿、脑肿瘤、带状疱疹后神经痛等。

（9）风湿免疫性疾病：皮肌炎、系统性硬化症、原发性干燥综合征等。

（10）药物：阿片类、可卡因、苯丙胺类、阿司匹林亚临床药物过敏等。

（11）其他因素：精神疾病、心理因素等。

前面两个案例中的瘙痒均诊断明确。案例1的患者经评估为慢性肾衰竭患者。发生瘙痒的原因有存在控制欠佳的慢性肾脏病矿物质和骨异常，同时合并老年性皮肤干燥症。病例2的患者为肿瘤终末期患者，其发生瘙痒的原因主要为原发病引起的梗阻性黄疸所致瘙痒。

四、瘙痒的治疗

瘙痒的病因及范围会影响瘙痒处理方案的选择。经过充分评估后，瘙痒的治疗通常包括治疗可以处理的基础病因、消除瘙痒的加重因素、缓解症状的止痒治疗。

（一）病因治疗

经过全面的评估，对于存在基础病因的瘙痒，及时诊断并针对引起瘙痒的基础病因进行治疗可能使症状缓解。

对于梗阻性黄疸，置入胆管内支架或经皮肝穿刺胆囊引流缓解梗阻性黄疸所致瘙痒。

对于慢性肾衰竭、维持性透析患者，加强慢性肾脏病矿物质和骨异常的管理，缓解高磷血症、继发性甲状旁腺功能亢进引起的皮肤瘙痒，以及排除药物反应（如吗啡等）所致瘙痒等。

（二）非药物治疗

瘙痒的非药物治疗主要围绕消除瘙痒的加重因素可能会改善瘙痒，这些因素包括皮肤干燥、热暴露、皮肤刺激和压力。这些看似简单，但往往有效且易被患者忽略。

1. 皮肤保湿

皮肤干燥可引起或加剧瘙痒，因此，应对所有出现全身性症状的患者进行适当的皮肤护理宣教。例如，患者在沐浴时应使用温和的清洁剂，使用水性乳膏代替肥皂，并每天在皮肤上涂抹润肤剂。保持环境凉爽，处于高温环境可能会加剧瘙痒症状。穿着轻便衣物，置身于凉爽、适当湿度的环境及淋浴/泡澡时使用温水（而不是热水）可减轻症状。在皮肤上使用有清凉感觉的乳液可进一步缓解瘙痒。

2. 避免刺激皮肤的物质

应避免直接接触可能刺激皮肤的物质，如羊毛衣物和家用清洁产品；同时避免酒精和辛辣食物摄入。

3. 减轻身心压力

身心压力和其他心因性因素可能会诱发或加重慢性瘙痒，减轻压力可能有助于减轻症状。此外，心理支持、瘙痒方面的教育和尽量减少症状的行为干预可能有助于患者应对瘙痒。一些辅助疗法，如冥想、针刺治疗和瑜伽，也可能是有效的治疗。

4. 其他

修剪指甲使其保持在较短的程度也有助于尽量减少搔刮引发的皮肤损伤，减少搔刮加重瘙痒症状及其导致的持续性瘙痒–搔刮的循环。

（三）药物治疗

1. 局部用药

局部用药是通常用于局限性瘙痒的外用药物，也可作为全身性治疗的辅助药物使用。局部止痒用药包括清凉洗剂、表面麻醉剂、外用抗组胺药物、外用抗炎药及外用辣椒碱。

（1）清凉洗剂：可为皮肤带来清凉感觉的清凉剂，可暂时缓解瘙痒。如炉甘石洗剂：涂于患处，按需给药，每日不应超过4次。含樟脑和薄荷脑的洗剂：对于≥2岁的患者，涂于患处，按需给药，每日不应超过4次。

（2）表面麻醉剂：可能对多种局限性瘙痒有效，尤其是治疗神经病理性瘙痒时。包括普莫卡因（涂于患处，每日使用最多4次）、利多卡因（涂于患处，每日最多使用4次）、氯胺酮–阿米替林–利多卡因复方制剂（涂于患处，每日最多使用3次）等。注意避免全身用药，导致全身吸收相关毒性。

（3）外用抗组胺药物：适合治疗组胺介导性瘙痒，如蚊子叮咬引起的瘙痒，常用药物包括多塞平（局部用药不超过体表面积的10%，每次至少间隔4小时，不推荐儿童外用）和苯海拉明（每日最多使用4次）。

（4）外用抗炎药：可改善皮肤炎症性疾病引起的瘙痒，此类疾病包括特应性皮炎、接触性皮炎、银屑病等。包括外用皮质类固醇、外用钙调磷酸酶抑制剂等。通常涂于患处，每日使用1～2次。

（5）外用辣椒碱：可改善神经病理性疾病（如感觉异常性背痛、臂桡侧瘙痒症、带状疱疹后神经痛性瘙痒）、结节性痒疹、水源性瘙痒和慢性肾脏疾病相关瘙痒。通常涂于患处，每日3～4次。

2. 全身用药

全身性瘙痒往往需要全身用药，其初始治疗通常包括局部治疗基础上，联合睡前使用有镇静作用的抗组胺药物，初始干预措施不足以控制瘙痒时，通常会使用抗抑郁药物、抗癫痫药物、阿片类受体拮抗剂、阿片类受体激动剂等。

（1）口服抗组胺药物：首选镇静性抗组胺药物，如羟嗪和苯海拉明，成人常规剂量是睡前25～50mg的羟嗪或苯海拉明。某些非镇静性抗组胺药物（如西替利嗪或氯雷他定）也有抗瘙痒作用。如使用数日无效应停药。

（2）口服抗抑郁药物：包括米氮平（7.5～15mg qn）、SSRI（如氟伏沙明25～150mg/d、帕罗西汀10～40mg/d、舍曲林75～100mg/d）和TCA（如多塞平），可用于治疗慢性瘙痒，特别是对于恶性肿瘤、胆汁淤积和慢性肾脏疾病相关慢性瘙痒。

（3）口服抗癫痫药物：包括加巴喷丁（100～3600mg/d）和普瑞巴林（150～300mg/d），可能对与神经卡压性疾病相关的神经病性瘙痒特别有效。

（4）阿片类受体拮抗剂：包括纳曲酮、纳美芬和纳洛酮，有助于治疗胆汁淤积、慢性荨麻疹、特应性皮炎和硬膜外吗啡给药引起的瘙痒。

（5）阿片类受体激动剂：包括布托啡诺、纳布啡、纳呋拉啡等，可用于治疗尿毒症性瘙痒和其他形式的顽固性瘙痒。

（6）其他药物：包括阿瑞匹坦、沙利度胺等。

3. 紫外线光疗

紫外线光疗可改善炎症性皮肤病，在结节性痒疹、尿毒症、真性红细胞增多症、精神性抓挠所致皮肤破损和感觉异常性背痛中也有成功的案例报道。紫外线光疗可用于禁忌使用全身性药物的患者，如使用多种药物的老年患者。

案例1的接诊医生请肾内科专科医生调整血液透析及慢性肾脏病相关药物治疗，以积极治疗、改善原发疾病；强化非药物治疗，加强皮肤保湿，避免刺激皮肤的物质，修剪指甲避免损伤等。该患者缓解仍欠佳。此后，尝试外用薄荷脑的洗剂，联合加巴喷丁25mg qd（透析日透析后给药），逐步加量至50mg qd。同时告知患者瘙痒的病因、应对措施，和患者及家属确定瘙痒的治疗目标，指导家属陪伴和支持的方法。患者瘙痒明显改善，夜间睡眠改善。

案例2的患者在解除梗阻治疗效果仍欠佳的基础上，患者及家属明确要求以减少痛苦为照护目标，故采用了间断胆红素吸附的方法，间断缓解患者症状。同时，邀请缓和医疗团队参与舒适护理，加强皮肤护理，避免刺激，同时结合患者同时存在的疼痛症状，予以镇痛治疗，加用米氮平7.5mg睡前口服，瘙痒明显减轻。告知家属生存期以天至周计，指导家属陪伴的方法，尤其是四道人生、愿望达成和身后事安排等细节。患者安静，数日后平安辞世。

参考文献

[1] 乔瓦尼巴蒂斯塔·泽沛泰拉．临床实践中的缓和医疗［M］．宁晓红，译．北京：中国协和医科大学出版社，2017．

[2] 生金，潘宏铭．2023年第2版NCCN癌因性疲乏诊治指南述评［J］．实用肿瘤杂志，2023，38(05)：416-420．

[3] 台湾安宁缓和医学学会．安宁缓和医学手册：以个案为基础［M］新北：合记图书出版社，2011．

[4] BROWN E A，MURTAGH F E M，MURPHY E．Kidney Disease：From advanced disease to bereavement［M］．2nd Edition．Oxford：Oxford University Press，2012．

[5] DEMETRI G D，KRIS M，WADE J，et al．Quality-of-life benefit in chemotherapy patients treated with epoetin alfa is independent of disease response or tumor type：results from a prospective community oncology study．Procrit Study Group［J］．Journal of Clinical Oncology，1998，16（10）：3412-3425．

[6] MILLINGTON G W M，COLLINS A，LOVELL C R，et al．British Association of Dermatologists' guidelines for the investigation and management of generalized pruritus in adults without an underlying dermatosis，2018［J］．British Journal of Dermatology，2018，178（1）：34-60．

[7] NATHAN I CHERNY，MARIE T FALLON，STEIN KAASA，et al．Oxford Textbook of Palliative Medicine［M］．Sixth Edition．United Kingdom：Oxford University Press，2021．

[8] STANDER S，WEISSHAAR E，METTANG T，et al．Clinical classification of itch：a position paper of the International Forum for the Study of Itch［J］．ACTA DERMATOVENEREOLOGICA-STOCKHOLM，2007，87（4）：291．

[9] TWYCROSS R G，WILCOCK A，STARK TOLLER C．Introducing palliative care［M］．Sixth edition．London：Pharmaceutical Press，2021．

[10] WEISSHAAR E，SZEPIETOWSKI J C，DALGARD F J，et al．European S2k guideline on chronic pruritus［J］．Acta dermato-venereologica，2019，99（5）：469-506．

[11] ZEPPETELLA G．Palliative care in clinical practice［M］．Springer Science & Business Media，2012．

第6章 缓和医疗中的急症

缓和医疗急症的有效应对关乎患者生命质量与尊严。本章围绕癫痫发作、大出血、临终躁动、恶性脊髓压迫症和高钙血症五大急症展开。以真实案例为切入点，不仅清晰解释了各急症的定义与原因，还全面介绍了相应的诊断方法与治疗策略，从癫痫发作的综合干预、大出血的紧急处理、临终躁动的心理支持，到恶性脊髓压迫症的多学科评估与治疗、高钙血症的个体化管理，旨在帮助读者快速掌握关键知识，提升应对缓和医疗中急症的能力。

第一节 癫 痫 发 作

患者，男，65岁。小细胞肺癌2年，多发脑转移半年。患者近期因发热，咳嗽，咳痰，急诊考虑肺部感染，收入病房。既往史：症状性癫痫4个月，表现为单侧肢体不自主的震颤，持续数十秒可自行终止，未服药。入院后给予抗菌药物、雾化等治疗。入院次日晚家属发现患者突发意识不清，四肢僵直伴不自主抽搐，双眼向左侧凝视，牙关紧闭，呼吸急促，伴有尿失禁。紧急呼叫值班医生和护士到场，约3分钟后患者抽搐停止，随后意识逐渐恢复。醒后患者不能回忆发作时情况，诉头痛、乏力及肌肉酸痛。测量生命体征基本正常，查体见舌咬伤，神经系统无明确阳性体征。

这是什么现象呢？

一、癫痫发作的定义

癫痫发作（epileptic seizure）是神经系统的常见症状，脑神经元异常过度、同步化放电造成的一过性神经功能障碍。患者常会突然出现意识丧失、肢体强直和痉挛、抽搐的表现。癫痫发作在缓和医疗患者中并不少见。据统计，约13%的肿瘤患者会出现至少一次的癫痫发作。

二、临床表现

癫痫发作的临床表现复杂多样，可表现为运动、感觉、意识和自主神经等症状，但都具有如下共同特征。

1. 发作性

即症状突然发生，持续一段时间后迅速恢复，间歇期正常。

2. 短暂性

即发作持续时间非常短，除非癫痫持续状态，一般不超过3分钟，并不需要采取特殊的措施就可以自行缓解。

3. 重复性

即第一次发作后，经过不同间隔时间会有第二次或更多次的发作。

4. 刻板性

指每次发作的临床表现类似。根据2017年国际抗癫痫联盟（International League Against Epilepsy，ILAE）发布的癫痫发作分类方法及癫痫发作的症状学，癫痫发作分为部分起源性癫痫发作、全面起源性癫痫发作及未知起源性癫痫发作。其中，全面强直阵挛发作由于发作过程动作剧烈，常被患者称为“大发作”，是最严重的癫痫类型。主要表现为突发意识丧失，全身肌肉收缩伴跌倒，双眼上翻，牙关紧闭，随后出现全身肌肉节律性痉挛或抽搐，常伴有舌咬伤、尿失禁、口唇青紫或呼吸暂停等症状，并容易造成窒息等伤害，一次发作持续时间一般小于5分钟。发作后患者肌肉逐渐松弛，意识恢复，但不能回忆发作的情况，多伴有头痛、肌肉酸痛及乏力等症状。部分起源性癫痫发作可表现为局限于面部或一侧肢体的节律性抽搐或异常感觉，意识清醒或伴有不同程度的意识障碍，部分性发作也可继发全面强直阵挛发作。

癫痫持续状态（status epilepticus，SE）是癫痫发作的严重状态，常表现为每次发作持续5分钟以上，或连续发作2次以上，发作间期意识未能完全恢复正常。分为惊厥性癫痫持续状态（convulsive status epilepticus，CSE）和非惊厥性癫痫持续状态（nonconvulsive status epilepticus，NCSE）。

惊厥性癫痫持续状态较易识别，患者多表现为持续的肢体抽搐、痉挛伴意识障碍。

非惊厥性癫痫持续状态临床上患者多无明显的肢体痉挛或抽搐，仅存在不同程度的意识障碍和行为改变等，而脑电图则表现为持续的癫痫放电。部分终末期患者表现为不明原因的意识障碍，经脑电图检查诊断为NCSE。

本例患者发作时的表现为四肢僵直伴不自主抽搐，双眼向左侧凝视，牙关紧闭，呼吸急促，伴有尿失禁，符合全面性强直阵挛发作的特点，癫痫发作诊断明确。患者发作时间小于5分钟，非癫痫持续状态。虽然发作时间不长，但对于家属来说很煎熬。

三、癫痫发作的病因

识别和干预诱因，治疗可逆性病因，有助于减少或避免癫痫发作。在缓和医疗中，导致患者癫痫发作的多为继发性因素，也常存在明确的诱因，如焦虑、睡眠剥夺等精神因素，闪光、气温骤变等环境因素。

癫痫发作的常见病因如下。

1. 结构性

脑肿瘤或转移瘤（图6-1）、神经退行性疾病（痴呆、帕金森病）、脑外伤、脑卒中、缺血缺氧性脑病等。

2. 代谢性

电解质紊乱、低血糖或高血糖、肝肾衰竭等。

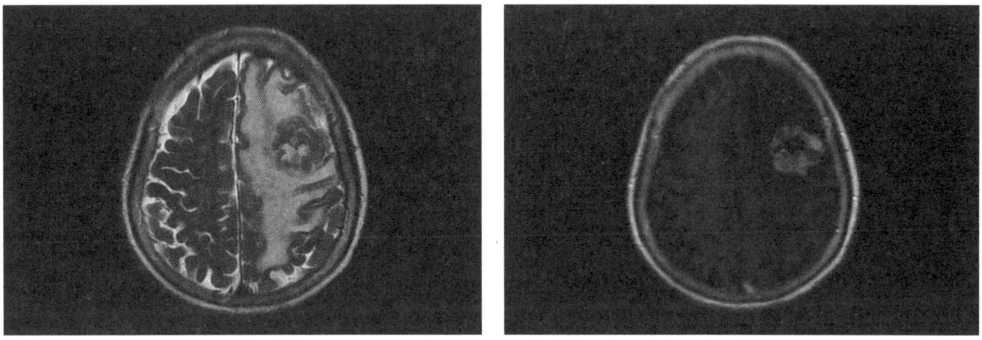

图6-1　肺癌脑转移

注：头增强MRI显示左侧额叶占位，伴周围脑水肿，考虑转移性病变。

3. 感染性

脑炎、脑脓肿、脑膜炎、脓毒血症等。

4. 药物性

抗菌药物、中枢神经系统兴奋药、抗抑郁药物、左旋多巴、苯二氮䓬类或抗癫痫药物的撤除/戒断等。

四、诊断和鉴别诊断

（一）癫痫发作的诊断思路

1. 确定是否为癫痫发作。
2. 确定癫痫发作的类型。
3. 确定病因。

（二）辅助检查

1. 脑电图

脑电图有助于癫痫诊断和鉴别诊断，特别是非惊厥性癫痫持续状态的诊断。

2. 神经影像学检查

MRI是发现致痫病灶最敏感的检查方法，但对于终末期患者，CT可能更为适合。

3. 血液学检查

全血细胞检查和血液生化检查有助于鉴别非癫痫发作，如低血糖，尽量避免不必要的血液检查。

4. 心电图

伴意识丧失的患者均需进行心电图检查，以除外可能引起晕厥的心律失常。

（三）鉴别诊断

需除外非癫痫发作性疾病，包括晕厥、心因性发作、短暂性脑缺血发作等发作性事件，才能确定为癫痫发作。鉴别要点见表6-1。

表6-1　非癫痫发作的临床特征和鉴别要点

非癫痫发作	临床特征和鉴别要点
晕厥	脑灌注减少所致意识丧失和跌倒。部分患者可出现肢体痉挛、抽搐，但舌咬伤少见，常伴有面色苍白大汗。多有明显诱因
心因性非癫痫发作	一种非癫痫发作性疾病，是由心理障碍而非脑电紊乱引起的脑功能异常。发作形式多样，多双目紧闭，舌咬伤和尿失禁罕见。脑电图正常，抗癫痫药物无效
偏头痛	原发性头痛，头痛较剧烈，意识障碍较少出现
短暂性脑缺血发作	多见于老年人，神经功能缺损症状为主，如偏瘫、失语，持续时间较长，复发相对少。脑电无痫性放电

本例患者病史中明确有肿瘤颅内转移，存在器质性因素；存在肺炎，正在使用喹诺酮类药物，有癫痫发作的可能诱因。根据神经内科会诊意见，完善血液检查发现重度低钠血症，为代谢性因素；头MRI评估颅内病变较前无进展，无新发脑血管病；脑电图检查示异常放电信号；心电图除外了心律失常，故癫痫发作诊断明确。

五、治疗

癫痫发作会增加患者的痛苦，引发患者和家属的恐慌。在缓和医疗中，除药物治疗外，及时充分的解释和心理支持有助于缓解其焦虑。

（一）癫痫发作处理的原则

1. 癫痫发作持续超过5分钟或连续癫痫发作，发作间期意识不清需尽快终止。
2. 单次的癫痫发作多数是自限性的，多数无须急性治疗。
3. 治疗非惊厥性癫痫持续状态，有利于终末期患者恢复意识并重获交流能力。
4. 对于难治性癫痫持续状态，可以考虑缓和镇静治疗。
5. 结合患者预计生存期，如果不是很短，在控制症状的同时寻找病因，并处理可以处理的病因，如纠正代谢紊乱、治疗感染、调整药物。
6. 积极控制诱发癫痫发作的因素，如改善睡眠，避免焦虑，改善环境，避免强光刺激，以降低癫痫再次发作的风险。
7. 要重视针对照护者进行癫痫发作识别的宣教，以及保护患者免于受伤的方法，如尽量侧卧位避免误吸；解开患者衣扣；不在患者口中塞异物，防止患者窒息；发作时不喂食物和水，不强行约束等。

（二）药物治疗

癫痫发作患者的药物治疗需个体化，需考虑患者的预计生存期、用药途径等因素（表6-2）。

1. 终止急性癫痫发作

首选药物是苯二氮䓬类，包括地西泮和咪达唑仑。对于缓和医疗患者，药物剂量尚无统一的推荐，但小剂量起始，无效后重复给药可能是较好的选择。

（1）咪达唑仑注射液0.05～0.2mg/kg 缓慢静脉注射/肌内注射，如果不能缓解，10分钟后可重复。若不能缓解，可0.05～0.5mg/（kg·h）静脉泵入。

（2）地西泮注射液5～10mg 缓慢静脉注射，必要时重复给予10mg；若不能终止，以4mg/h静脉泵入。地西泮建议用葡萄糖注射液稀释。

本例患者在入院1周后再次出现全身抽搐，伴意识障碍和尿失禁，1小时内发生3次，其间意识未恢复。为终止癫痫发作，予地西泮5mg静脉注射，癫痫发作得到控制。

2. 癫痫发作的维持治疗

如果潜在原因可以被纠正，癫痫发作的复发概率较低，抗癫痫药物不需要维持使用。

如果潜在原因不能纠正，如脑肿瘤、脑转移瘤、脑卒中，或缺乏癫痫诱发因素等特征，则癫痫发作的复发风险较大，需要考虑进行抗癫痫药物维持治疗。

常用的维持性抗癫痫药物及用法如下。

（1）丙戊酸钠注射液：①负荷量。15～45mg/kg，20～30分钟内静脉推注，肝功能异常者需谨慎。②维持量。1～2mg/（kg·h）静脉泵入维持或改为片剂口服。

（2）左乙拉西坦注射液：①负荷量。30mg/kg用100ml生理盐水/葡萄糖注射液稀释后在15～30分钟静脉滴注。②维持量。30mg/kg用100ml生理盐水/葡萄糖注射液稀释后，每日2次。③最大剂量。每日3000mg，可换等剂量片剂口服。

（3）苯巴比妥注射液：①负荷量。10～15mg/kg静脉推注，速度不大于100mg/min。②维持量。200～400mg/24h缓慢持续泵入。

（4）地塞米松：对于原发脑肿瘤或脑转移瘤癫痫发作的患者，可以考虑加用地塞米松，但不应单药用于癫痫发作的治疗。

表6-2　常用抗癫痫药物的优缺点

药物	优点	缺点
地西泮	静脉给药快速起效，儿童/成人用药经验丰富，随机对照试验证实安全有效，价格不高、可获及	体内快速重分布导致疗效短暂，镇静，低血压，呼吸抑制，重复给药后药物蓄积风险，输液部位反应
咪达唑仑	经各种给药途径均可快速起效，随机对照试验证实安全有效，给药简易、快速，药物蓄积风险小	疗效短暂导致癫痫再发风险，镇静，低血压，呼吸抑制
苯巴比妥	静脉给药快速起效，儿童/成人用药经验丰富，随机对照试验证实安全有效，价格不高、可获及	镇静，低血压，呼吸抑制，药物相互作用，输液部位反应
丙戊酸钠	静脉给药快速起效，儿童/成人用药经验丰富，随机对照试验证实安全有效，不良反应发生率较低，心血管、呼吸系统耐受性好，价格不高、可获及	头晕，血小板减少，轻度低血压（少见），可能导致肝功能不全、高氨血症相关急性脑病，胰腺炎风险
左乙拉西坦	儿童/成人用药经验丰富，药物相互作用少，不良反应发生率较低，心血管、呼吸系统耐受性好	困倦，镇静，激越，血小板减少（少见），价格相对昂贵

纠正电解质紊乱、调整抗菌药物后，本例患者癫痫仍有发作。结合患者的癫痫史及近期的发作情况，需要维持性的抗癫痫治疗。在终止急性发作后立即予丙戊酸钠注射液静脉泵入，先予负荷量750mg缓慢静脉注射，后予50mg/h小量持续泵入。头MRI提示脑水肿较前加重，故在除外禁忌后联合地塞米松15mg/d（上午），每3天减量50%，至最小有效剂量2.5mg qd维持。安抚家属情绪，告知下一步可能出现的病情变化和处理方式，降低家属焦虑。静脉药物泵入数日后，症状趋于稳定，结合患者头MRI及异常脑电图结果、预计生存期，经神经内科医生会诊先后予单药丙戊酸钠0.5g po q12h、丙戊酸钠0.5g po q12h＋左乙拉西坦1.0g po q12h联合用药维持性抗癫痫治疗。

口服药物1周后，再次出现全面强直阵挛发作，由于患者痰量多，曾出现窒息，口唇发绀，家属和患者非常担心下次发作时"被痰憋死"。结合患者存在癫痫病理基础，且无法祛除，需要启动缓和镇静。告知患者本人和家属现阶段可以采取缓和镇静及缓和镇静的作用，患者的近期及远期预后，家庭内部意见一致，同意在症状无法缓解时进行缓和镇静。启动缓和镇静的决策流程和方案制订见"缓和镇静"章节。

最终，由于癫痫频发给患者和家属带来身心痛苦，经过系统评估并完成相关文书后，在维持抗癫痫治疗的同时给予联合持续缓和镇静，根据癫痫发作的情况调整剂量。用药过程保持患者周围环境舒适、稳定和安静，同时为家属提供及时心理支持。

第二节　大　出　血

李先生，85岁。6个月前腹胀，逐渐加重至不能进食、进食即吐，胃镜病理示弥漫大B细胞淋巴瘤，消化道、胰腺、腹膜受累。虽接受化疗，但因间断出现腹泻、恶心呕吐等情况，未能规律化疗。昨晚收住院拟接受再次化疗，今日上午在病房排出黏稠黑便约100ml。冠心病支架置入术后6年，一直口服肠溶阿司匹林100mg/d。

这属于什么情况，该如何应对？

一、出血的流行病学和原因

6% ～ 14%的癌症患者会发生出血。3% ～ 12%的患者可因出血导致死亡。对因单次大量出血迅速导致患者死亡的严重出血一般都准备不够充足，如头颈癌引起颈动脉破裂的发生率是3% ～ 4%。

出血作为一种紧急而复杂的临床状况，不仅考验医生的应急处理能力，也深刻影响患者的生活质量乃至生命安危。带着缓和医疗的理念，面对晚期疾病或终末期患者可能遭遇的出血和大出血事件，需要进行更加人文、全面的管理。

晚期恶性肿瘤导致出血的原因如下。

1. 肿瘤导致溃疡、炎症或肿瘤侵蚀血管，出血常发生于恶性肿瘤所在部位，如鼻咽癌侵犯颈内动脉导致大出血、肺癌侵犯支气管动脉导致大咯血、消化道肿瘤引起消化道溃疡导致渗血、膀胱癌导致持续血尿等。

2. 肿瘤本身引起凝血功能异常，如弥散性血管内凝血、血小板功能障碍、肿瘤骨髓转移。

3. 肿瘤合并其他基础疾病，如肝功能不全、肾功能不全患者，出血风险可能增加。

4. 治疗增加出血风险，如化疗等抗肿瘤药物引起骨髓抑制，血小板计数降低，出血风险增加；药物本身增加出血风险，如使用抗血管生成靶向药物、非甾体抗炎药、影响血小板功能的药物、抗凝药物等。

5. 其他如感染、应激性溃疡等。

李先生的淋巴瘤存在消化道受累，且处于化疗期间，同时合并冠心病，规律口服阿司匹林。因此，他的消化道出血可能原因为：①肿瘤本身引起消化道溃疡或侵犯血管造成出血。②在化疗过程中出现肿瘤组织坏死、肿瘤血管暴露造成出血。③化疗引起血小板计数减低。④抗肿瘤药物影响凝血功能。⑤阿司匹林，抑制血小板功能，从而造成出血风险增加。出现黑便后，血压变化不大，心率增快。粪便潜血（＋），血红蛋白较入院前下降了10g/L。此时，医生判断患者为上消化道出血，并立即进行处理。

二、出血的处理原则

（一）对于少量出血，需鉴别出血的原因在局部还是在系统

常规进行血细胞计数、生化及凝血功能等检查。即使是小出血也可能是严重出血即将发生的预兆。应仔细考虑是否应与患者和家属讨论大出血可能性，以便确定他们的治疗意愿，并做好发生致命性大出血的预案。

（二）纠正可逆性因素

对于消化道溃疡相关的出血，需要考虑急诊消化内镜明确病变并给予处理；如果是肿瘤侵犯血管，则需要考虑动脉栓塞的可行性。放射治疗对于表面出血有效，如皮肤、肺、食管、直肠、膀胱、子宫、阴道。电凝、冷冻治疗、激光等局部手段有时候也是有效的。当然，这些纠正可逆性因素的措施都需要根据患者预计生存期，患者和家属设定的治疗目标及他们对治疗的预期进行共同决策。

（三）检查患者用药的情况

检查引发出血的药物因素，如抗血小板药物，如氯吡格雷、替格瑞洛；抗凝药物，如低分子量肝素、华法林、阿司匹林和损害血小板功能的药物，如SSRI、大多数NSAID，塞来昔布除外。另外，还应考虑患者是否有存在维生素K缺乏症的可能，如有缺乏应补充维生素K。

三、出血的治疗

在对可逆性因素进行筛查和处理的同时，应根据出血的情况启动止血治疗。

（一）局部治疗

对于表面可进行压迫的伤口，可应用纱布在止血药物中浸泡10分钟，然后压迫局部，止血药物的配方如下。

1. 氨甲环酸，500mg/5ml。

2. 肾上腺素，用生理盐水稀释至浓度1∶10 000（100μg/ml）或1∶1000（1mg/ml）。

3. 其他止血敷料包括藻酸盐敷料、硝酸银条应用在出血点上（如鼻腔、口腔、伤口），或硫糖铝糊剂1g片剂溶于水或硫糖铝混悬液（1g/5ml）。

（二）全身治疗

通常氨甲环酸是首选治疗，如临时口服1g，此后1g tid。如果3天后出血仍未停止，增加到1.5g tid。出血停止1周后停药或减少到500mg tid。如果出血复发，重新开始给药。也可使用静脉给药，15mg/kg tid。

本例患者立即停用阿司匹林，禁食水，输液并静脉滴注氨甲环酸、奥美拉唑。同时向患者和其妻子解释目前病情及拟采用的处理方案，他们很信任医护团队，希望能得到全力帮助，同时也提出了他们担心，即出血能否得到有效控制、停用阿司匹林会不会影响心脏支架等问题。医生给予充分解释：停用阿司匹林虽可能对心脏支架产生不利影响，并不确定发生的概率，但目前消化道出血是已经确切发生的可能危及生命的事件，因此，目前暂停阿司匹林是更为合理的选择。关于何时恢复使用，可以请心内科、消化科会诊，随时根据病情演变决定。除目前的药物治疗之外，还有一些有创伤性的治疗手段。关于是否要采用这些有创伤性的治疗手段，如内镜下止血或大出血时动脉栓塞的选项，医生们也左右为难，既想尽力帮助他们，又担心给患者带来新的痛苦，为此组织了患者和家属都在场的一次家庭会议。在家庭会议上，提供了充分的疾病和治疗相关信息，帮他们梳理了不同方法的利弊后，他们询问了一些问题，包括今后是否会出现大出血，医生向患者及家属解释了未来可能面临的风险。患者表示已充分了解这些信息，选择仅进行药物治疗，不进行那些可能带来痛苦和创伤的治疗措施。但表述自己虽已对可能到来的死亡有所准备，但也担心走向死亡的过程会很痛苦。

（三）严重大出血的治疗

严重大出血患者在陷入低氧昏迷前会有短暂的意识丧失（20秒到数分钟），之后发生心搏停止。这一过程虽不痛苦，但对于患者本人尤其是家属是一个痛苦甚至恐怖的体验。外出血包括呕血、便血、咯血及肿瘤相关伤口局部出血会出现强烈的视觉刺激，对于患者和家属都是巨大挑战；大量内出血患者可能会有以下表现，包括突然出现的乏力，皮肤苍白、湿冷，突然烦躁不安或恐慌，心率和呼吸加快，意识丧失。

在致命性大出血出现时，可能没有机会迅速启动常规应对措施，如建立静脉通路并启动补液，心电监护，输血等治疗。重要的是需要有人陪伴在患者和家属旁边，保证他们不恐慌不痛苦，其他的团队成员去准备相关处理措施。对于致命性大出血时患者的惊恐和痛苦，需要立即给予快速起效的苯二氮䓬类药物如咪达唑仑。有静脉通路者，给予咪达唑仑5～20mg或地西泮5～20mg静脉注射，直到患者平静；没有静脉通路者，给予咪达唑仑5～10mg肌内注射或地西泮5～10mg直肠灌注或咪达唑仑10mg颊黏膜给药，让患者平静。

除消化道出血外，中心型或存在空洞的肺鳞癌也会引发大咯血。在生存期非常有限的大咯血患者中，心肺复苏、介入性支气管镜检查、动脉栓塞等有创治疗措施难以有机会帮助到患者。当有潜在的危及生命的咯血时，应与患者和家属提前共同讨论紧急情况下的治疗计划，包括有创救治措施。与此同时，准备深色毛巾、深色床单/毯子或吸收性敷料，以减少大量新鲜血液的视觉影响。只要条件允许，应预先备好吗啡或咪达唑仑。用药的目的是减轻患者的恐惧，而非让患者失去意识。吗啡和咪达唑仑通常可通过皮下注射，但如果患者处于休克状态并且外周血管收缩，则可通过肌内或静脉注射。同时保持气道通畅，如果已知出血部位，患者应侧卧于出血的一侧，以减少对另一侧肺的影响。

本例患者了解到还有咪哒唑仑等镇静药物可以帮助缓解痛苦，表示安心了，征求妻子的想法，妻子也含泪点头认可。随后他们表达，很幸运能遇到这样贴心负责的好医生，并表示非常感谢。

虽然经过医护团队的精心处理，患者当天夜里还是再次出现了呕吐咖啡样胃液约300ml，并排出鲜血便约1000ml。立即与患者和家属同步及确认后，予咪哒唑仑5mg静脉注射，继以0.5mg/h维持泵入。其间医护团队指导家属在床边感官陪伴，做最后的道爱、道谢、道歉、道别，帮助、陪伴家属和患者平静度过，患者于次日凌晨4时离世。家属对于最后阶段的指导表达了由衷的谢意。

绝大多数出血风险是可以预测并提前准备的。某些癌症和疾病较易合并出血，而大出血往往以小量出血为先兆。应及时停止使用增加出血风险的治疗，并提前告知家属可能发生的出血或在出血发生时及时给予解释。出血情况会给患者、家属及医务人员造成很大的压力，因此，应对所有有潜在出血风险的患者做好预先计划。

大量出血往往是终末事件，此时止血治疗可能既不合适亦不可能。如患者出现致命性大出血，患者的照护者可以做以下事情，包括寻求其他医务人员、家属等的共同帮助，在此期间尽量陪伴患者，温柔地与患者交流，给患者盖上被子以保暖，并且采用深色毛巾降低血的刺激。

第三节 临 终 躁 动

患者，男，78岁。前列腺癌5年，骨转移1年，每月输注唑来膦酸。近3个月患者逐渐卧床，1个月前出现疼痛加重。口服吗啡缓释片和吲哚美辛缓释片，进食少量营养液，留置导尿管，患者间断糊涂。5天未排大便，1天前夜间患者出现大喊大叫，不认识家人，反复试图跳床“回家”，怀疑有人要害他，拒绝服药。家属非常紧张，不知所措，将患者送至急诊。化验检查：血红蛋白47g/L，血钙2.8mmol/L，血钠120mmol/L，CT提示肝转移、腹盆腔多发淋巴结转移、多发骨转移，可见结直肠腔内大量内容物；肛门指检触及硬粪块。急诊为患者实施保护性约束，患者不睡觉，表情惊恐，不断挣扎、叫喊。

这是什么现象呢？接下来应该如何处置？

一、临终躁动的定义

临终躁动是指患者离世前2周内出现的精神、情感或身体的严重困扰、烦躁不安、焦虑、激动和认知障碍。临终躁动可能是重症患者感受到不适的自然反应，也可能是濒死阶段患者出现的特别痛苦的谵妄形式，通常为激越型谵妄。

谵妄是波动性意识障碍，表现为突然发作，伴注意力不集中和对环境的感知能力下降。症状可以影响到记忆、方向、语言、视觉空间能力或感知等维度，也可能导致幻觉及睡眠-觉醒周期紊乱（详见“谵妄”章节）。这种变化有时会在一天中波动，并且可能呈现昼轻夜重的特点。谵妄在临终阶段很常见，研究显示，缓和医疗住院患者中，晚期癌症患者在濒死期谵妄发生率可高达88%。不可逆的谵妄是濒死阶段的表现之一，即终末期激越型谵妄或临终躁动。

临终躁动不仅会加重症状和痛苦，还会对认知、意识和沟通能力产生负面影响。因为此时有相对清醒的意识对于与亲人互动和维持生活质量至关重要，使患者有机会解决冲突、与重要人物告别，以及与亲朋好友分享最后的时光，所以受到患者和家属的高度重视。

临终躁动也会影响照护者，若其目睹患者经历了严重的谵妄痛苦，临床焦虑的发生率会增加，并且影响可能持续到丧亲之后的哀伤阶段。

二、临终躁动的原因

多数情况下，临终躁动的出现是多因素的，有时可能与谵妄无关，如尿潴留、便秘、疼痛、焦虑和因无法翻身而引起的不适等问题都可能诱发患者烦躁不安。可能导致临终躁动的原因见图6-2。

- 代谢紊乱：高钙血症、低钠血症、高钠血症、脱水、低血糖或高血糖
- 器官衰竭
- 药物：苯二氮䓬类，皮质类固醇，抗胆碱能药物，阿片类药物和其他精神活性药物
- 脓毒症
- 脑部疾病：原发性肿瘤或转移灶、脑血管缺血、癫痫持续状态
- 缺氧
- 戒毒状态
- 血液学因素：弥散性血管内凝血、贫血

图6-2　引起临终躁动的原因

发生临终躁动的高危因素包括认知障碍、高龄、严重的疾病状态、感染、体力状态差、肺癌、诊断时间短、男性、患有原发性或转移性脑肿瘤、既往有精神创伤和视力听力等感觉障碍或活动不便。

三、临终躁动的临床表现

临终躁动有一大部分是临终激越型谵妄，少数情况是由于患者终末期表达能力明显下降同时遭受身体不适时的表现。

临终躁动频现于濒死阶段，即患者离世前的最后2周，通常表现为无目的的重复动作，如揪床单或管路、脱衣服和试图起床，中医形容为“循衣摸床，撮空理线”，伴呻吟和喃喃自语。情绪常表现为恐惧、焦虑和烦躁等，还可能发生多发性肌阵挛，这往往是由阿片类药物毒性、肾衰竭或其他药物相关毒性导致的。

四、临终躁动的诊断

临终躁动的诊断主要是根据临床表现进行判断，CAM量表可以作为鉴别和诊断时的参考（见“谵妄”章节）。

在生命的最后阶段，谵妄往往是一个渐进的、不可逆转的过程。然而，某些诱因，特别是药物因素导致的谵妄或许是可逆的，在病例中可能占到30% ～ 50%。

需要特别注意的是，在决定是否进行进一步检查之前，应考虑潜在的病因、疾病的发展阶段和患者预先确立的照护目标（图6-3）。

- 判断患者是否处于濒死阶段，已达成共识的照护目标
- 核查可疑的药物处方和戒断反应的可能性
- 考虑酒精或其他物质戒断的可能性
- 参考合并症病史，以确定是否为急性发病，基线认知功能如何
- 在与患者和家属商定照护目标的前提下，筛查其他潜在原因，并适时治疗。讨论是否进行以下检查：血生化和血常规、血培养、中段尿检查、X线胸片、腰椎穿刺术、脑电图、CT或MRI

图6-3　查找临终躁动原因需考虑的因素

在濒死阶段，由于患者的配合和沟通受限，使用谵妄筛查工具进行诊断并不现实。由于缺乏足够的敏感性和特异性，医生也很难完全依赖它们做出判断。临床医生常通

过基于详细病史记录的全面评估及来自护理人员的信息进行诊断。如果诊断存疑，也可以请缓和医疗或精神病学专科人员提供帮助。

在濒死阶段，由于患者通常表达能力明显下降，当遭受疼痛发作、尿潴留、粪便嵌塞、身体约束或床铺不平整等不适折磨时，表现出的躁动、呻吟和痛苦表情等很难与谵妄鉴别，故重点排查患者是否存在身体的不舒适。

通常由药物、电解质异常和感染诱发的谵妄，及时治疗后谵妄症状有可能缓解，其他情况因为病因无法消除，谵妄症状很难控制。

本例患者出现急性波动性意识障碍，注意力不集中，思维混乱，采用CAM进行评估，考虑患者发生激越型谵妄。他发生谵妄的病因考虑多因素相关，包括高龄、贫血、高钙血症、电解质紊乱、便秘、疼痛、管路刺激、束缚等。

五、临终躁动的治疗

临终躁动治疗的重要原则是个体化原则。临终躁动治疗的方法是根据患者和家属的期待与接受程度决定干预措施和策略。

由于照护临终躁动患者是一项24小时持续不间断的任务，尤其患者在夜间的症状会更重。因此，需要考虑最佳的照护地点，权衡照护地点和持续的照护对照护者产生的照护压力。熟悉的居家环境有利于将患者的痛苦和症状降至最低，但对于家属来说，可能特别难以接受和处理患者临终躁动的状态，患者躁动不安的状态和平日里不会出现的一系列表现会导致家属出现恐惧和无助感。

缓和医疗强调以人为本，通过细致的评估和团队协作，制订个性化的临终阶段照护计划，在最大限度地减少照护者负担和压力及在临终阶段尽可能维持患者意识、促进交流等方面做出努力。

（一）排查身体不适，去除诱发因素

排查并解决患者可能存在的疼痛、膀胱充盈、粪便嵌塞等身体痛苦，对于脱水患者适度补液。

非药物干预见图6-4。

· 帮助建立正常的睡眠–觉醒周期 · 确保照明条件能够模拟1天的自然状态 · 夜间降低噪声和减少刺激 · 安全 · 对“患者是否对自己或他人构成风险”进行评估 · 必要时使用一对一的看护 · 如有条件，可以使用压力垫警报器，即配有压力警报器的地垫，如果患者活动范围到达房间外或离开床，护士能及时收到警报 · 清除危险物品，如高床、电线、刀和打火机 · 协助恢复定向力 · 清楚地为患者展示时钟，并提供其他能看到每日时间的手表或报纸 · 确保患者在有需要时可以得到眼镜、助听设备和语言翻译 · 保证与患者沟通清晰、前后一致 · 工作人员尽可能固定，以此形成患者熟悉的环境并建立环境的连续性 · 鼓励家庭成员探视，以帮助患者恢复定向力

图6-4　临终躁动患者的非药物干预

本例患者首先选择了非药物治疗，即加强家属陪伴、提供熟悉的环境、保持日夜节律、手动及灌肠排出粪便。尽可能避免束缚患者。同时，将镇痛药物由口服等量换算为持续静脉泵入。此外，向患者家属解释谵妄是末期患者常见的一种精神反应，可能有断续的清醒期，指导家属协助为患者提供熟悉的环境和熟悉的探视人，指导家属如何陪伴患者的细节，包括利用患者的听觉、嗅觉及味觉等多种途径让患者感受到被陪伴，被关爱和不孤单。

（二）支持患者家属

临终躁动患者的家属痛苦程度通常高于患者。

1. 患者家属常见问题

患者的家属没有经历过离世的场面加之对患者离世的不舍和担心等，常有很多问题，临床上濒死期患者家属常问的问题如下。

（1）躁动原因：“患者为什么会烦躁不安？是因为疼痛还是其他什么原因？”

（2）症状变化：“患者的躁动症状会越来越严重吗？还可能出现哪些其他症状？”

（3）意识状态：“患者现在还有意识吗？我们应该怎么跟他交流？”

（4）护理方法：“我们应该怎么照顾他呢？患者躁动时会不会伤到自己？”

（5）病情发展：“患者还能活多久呀？我们心里一点底都没有。”

（6）心理压力："我现在特别害怕，总是忍不住想哭，该怎么办呀？"

2. 支持经历临终躁动的患者家属的具体方法

（1）向家属解释临终躁动的原因、症状和可能的发展过程，帮助他们了解这是临终阶段常见的现象，减轻他们的恐惧和焦虑。

（2）建议如果符合预立医疗照护计划，某些检查和药物回顾可能有助于诊断和逆转谵妄。

（3）强调安静熟悉的环境对患者的重要性。

（4）解释谵妄可能不可逆转。

（5）解释无论谵妄是否可逆，控制患者的痛苦是首要任务。

（6）解释如果接受镇静治疗，可能会导致患者家属失去与患者之间最后的沟通机会。引导他们在患者激越型躁动与失去沟通机会的痛苦之间做出权衡，共同确定治疗方案。

（7）支持家属倾诉内心的恐惧、焦虑、悲伤等情绪。认真倾听他们的感受和想法，用理解和共情的态度回应，给予温暖的拥抱，让他们知道自己并不孤单。

（8）指导家属与患者之间的道谢、道歉、道爱与道别，促进情感表达。

（9）协助家属安排后事，如联系殡仪馆、安排葬礼，减轻他们的负担。

在与本例患者家属的沟通过程中，了解到患者住院前在意识清醒的阶段曾反复表达过"现在这样太痛苦了，真不想这么熬下去，希望能帮我平平静静地睡着走"。患者家庭内部经过认真讨论，最终在家庭会议上就患者本次入院后的照护目标与全体家属达成一致：减轻痛苦，不再做降血钙等以延长生命为目的的检查和治疗。

（三）评估和药物调整

梳理并调整可能诱发或加重激越型谵妄的药物。

大约50%谵妄发作是可逆的，但阿片类药物和精神活性药物诱发的谵妄可逆的可能性会更大，可以考虑减少剂量或采取阿片类药物轮换的方法。还要考虑是否有新发肝肾竭导致药物的药代动力学或药效学发生变化，在不影响疼痛和其他症状控制的情况下，可以停止使用精神活性药物、减少剂量或改用更低副作用的药物。

（四）药物治疗

针对临终躁动的治疗策略中，重点是减少激越行为和感知异常。

1．常用药物

尽管随机对照试验的疗效证据有限，临床实践中氟哌啶醇、右美托咪定、氯丙嗪、劳拉西泮和奥氮平都比较常用。

（1）如果以恐慌、焦虑和不安为主，可予劳拉西泮0.5mg，舌下，必要时（24小时内最大2mg）。

（2）伴谵妄、幻觉、定向障碍和睡眠-觉醒周期紊乱，可用氟哌啶醇0.5～1.5mg po，需要时q4h，或1.5mg ih，或1.5～5mg/24h iv。

（3）如果出现重度激越型谵妄，氟哌啶醇1～2mg ih/iv，必要时30分钟后重复给药，再过30分钟若不缓解，剂量可加倍，每小时递增至患者平静剂量维持，可联合使用咪达唑仑10～30mg/24h；二线用药：氯丙嗪12.5～25mg po/im/iv q4h。

（4）如果谵妄与路易体痴呆或帕金森病共存时，首选苯二氮䓬类药物，后者不会加重原有的锥体外系症状。

（5）严重激越的患者（存在焦虑、不安和攻击行为等）可能也需要短效苯二氮䓬类药物，如劳拉西泮或咪达唑仑，可与氟哌啶醇联合使用。

2．缓和镇静

在临终阶段，对于持续的、无法缓解的严重躁动，缓和镇静是最后的措施。

（1）缓和镇静的决定：在开始之前，跨专业照护团队需要慎重评估，缓和镇静的适应证包括晚期疾病患者临终前不可逆的躁动状态、躁动表现（如可怕的幻觉）严重困扰患者和患者的行为对自己或他人构成威胁。

（2）缓和镇静实施前的沟通：开始镇静治疗前需要与患者（如果还有清醒的时候）及家属进行深度交流，充分沟通。

1）确保患方了解患者已经处于濒死阶段，因为伴有常规治疗手段无法控制的严重躁动，为减轻患者遭受的痛苦，选择应用药物镇静治疗，以使患者能以相对平静的状态度过生命自然终止前的痛苦阶段。

2）明确镇静是以能够控制症状为目的的、使用最小有效用药剂量以减轻痛苦的治疗措施，而绝非以提前结束患者生命为目的的“安乐死”手段。

3）由于患者目前已经处于临终阶段，有可能在镇静状态中离世，故需询问他们是否还有未了心愿或未完的事务，以便安排。共同决策明确是间歇镇静还是持续镇静、是否吸痰等具体照护细节后签署“缓和医疗镇静治疗同意书”。

4）镇静深度与镇静时长随临床实际需求渐进性递增，从间断镇静开始，根据个体目标需要逐渐调整，与家属协商是否达成患者安静即可，不一定入睡，也可能最终需要过渡到深度持续镇静才能让患者无痛苦和放松。

（3）缓和镇静的用药：镇静三阶梯用药包括一线药物咪达唑仑＋氟哌啶醇、氯丙嗪、右美托咪定，二线药物左美丙嗪、奥氮平，三线药物苯巴比妥或丙泊酚。具体用药细节参见“缓和镇静”章节。

缓和镇静的用药应与顽固性症状的严重程度成正相关，并全程使用里士满躁动镇静量表-缓和医疗版（RASS-PAL）等工具进行监测。RASS-PAL是一种有效和可靠的评估工具，用于评价和监测缓和镇静治疗期间患者的镇静作用水平。它将人的状态分为从有攻击性（＋4）到不能唤醒（−5）共10个水平。

本例患者的家属签署了“缓和医疗镇静治疗同意书”并做好准备后，静脉给予咪达唑仑10mg＋氟哌啶醇5mg 24小时持续静脉泵入，起始时用法是夜间泵入，日间停用。当患者日间也出现躁动不安时改为24小时持续泵入。患者安静，间断入睡，2天后平静辞世，家属觉得亲人最后的痛苦得以减轻，深感欣慰。

第四节 恶性脊髓压迫症

患者，女，74岁。诊断乳腺癌5年余，多程化疗、靶向治疗中，2个月前评估提示病情稳定，一般情况良好。1个多月前出现颈肩部疼痛，逐渐加重，伴左上肢疼痛，对症镇痛治疗效果不佳。4天前突发双下肢轻度无力，伴双下肢和腹部麻木，进行性加重，左下肢为著。今日出现右下肢明显无力，已进展至双下肢无法运动，同时自觉肚脐以下麻木。体格检查：双侧T6以下深浅感觉减退，可查及T6感觉平面，双下肢肌力0级，双下肢腱反射活跃，双侧巴宾斯基征（＋）。完善颈胸腰MRI提示C7～T2椎管内占位，脊髓受压明显，合并椎体受累。

这是什么现象呢？

一、脊髓压迫症与恶性脊髓压迫症的定义

脊髓压迫症（spinal cord compression，SCC）是指脊柱或椎管内占位性病变导致脊髓、脊神经根或供应脊髓的血管受压，从而引起脊髓水肿、变性及坏死等病理变化，最终造成脊髓功能障碍的临床综合征。SCC具有明显进展征象，表现为受压平面以下的肢体运动、感觉、反射、括约肌功能及皮肤营养功能障碍等一系列综合征。其临床表现与受压部位、病变性质、发生速度及范围有关。

因原发或转移性恶性肿瘤引起的脊髓压迫称为恶性脊髓压迫症（malignant spinal cord compression，MSCC）。其特点是起病急、病程短、发展迅速，如得不到及时的诊治，常发生不可逆的神经损害，如截瘫、尿便困难，严重影响患者的生活质量与生存。

晚期肿瘤患者约5%发生MSCC，以乳腺癌、前列腺癌和肺癌多见，约占所有SCC病例的2/3，多发性骨髓瘤、肾癌和淋巴瘤各占5%～10%。恶性肿瘤患者骨转移最常见的部位是椎体，而不同椎体转移出现脊髓压迫的危险性有所不同，其中60%～70%发生在胸段，20%～25%发生在腰段，10%～15%发生在颈段。绝大多数的MSCC由脊柱塌陷（85%）引起，少部分是因脊柱外的肿瘤扩展通过椎间孔进入硬膜内的空间，如淋巴瘤（10%）。

二、恶性脊髓压迫症的临床表现

不同肿瘤引起脊髓压迫的节段有所不同，一般认为与解剖部位及静脉和淋巴引流有关。乳腺癌和肺癌往往造成胸段脊髓压迫，胃肠道肿瘤大多转移至腰骶部，淋巴瘤造成的脊髓压迫常因肿瘤的局部直接侵犯所致。MSCC的临床表现总结见表6-3。

表6-3　MSCC的临床表现

表现	发生率	特点
颈肩痛或背痛	＞90%	脊髓压迫的早期症状，经常发生在诊断之前2～3个月。开始为一侧，呈间歇性，随着肿瘤的生长，可发展为双侧、持续性，具有明确的压痛部位，用力或改变体位等任何引起神经根受牵拉的情况均可诱发或加重疼痛
肢体无力	＞70%	表现为肢体软弱、步态不稳，严重者出现截瘫
感觉异常	40%～90%	表现为束带感、肢体发麻、烧灼感或针刺感
膀胱或肛门括约肌功能障碍	约50%	表现为尿频、尿急、尿失禁、尿潴留（常为无痛性）、便秘等

马尾神经丛受压迫可能不会出现双下肢无力，而仅表现为沿神经根分布的感觉丧失，可能局限在骶骨或会阴部，或直肠检查时表现为肛门紧张性/张力降低，因此，容易漏诊或误诊，应引起注意。

三、恶性脊髓压迫症的诊断

MRI是MSCC诊断的金标准，如果MRI存在禁忌，可选用CT。MRI和CT诊断MSCC的灵敏度和特异度均＞90%，可正确显示椎体和椎旁肿瘤的范围、对椎弓根的侵蚀情况及对脊髓的压迫程度，为临床治疗提供依据。

如果患者太虚弱或临近死亡，或结合患者本人治疗目标不再选择进一步检查，则不行进一步检查。如果进一步诊治符合患者已商定的照护目标，则应紧急行全脊柱MRI或CT检查。如果MRI和CT均不可用，X线也可以诊断MSCC，但特异性差。X线片通常只显示出实体瘤患者的病变，当骨质破坏达50%以上，且直径达1.0～1.5cm时，才可能形成在X线片上可见的骨转移灶。放射性核素骨扫描常可确定椎体转移的部位，但由于假阳性率较高，必须经X线和/或椎体CT或MRI确认（图6-5）。

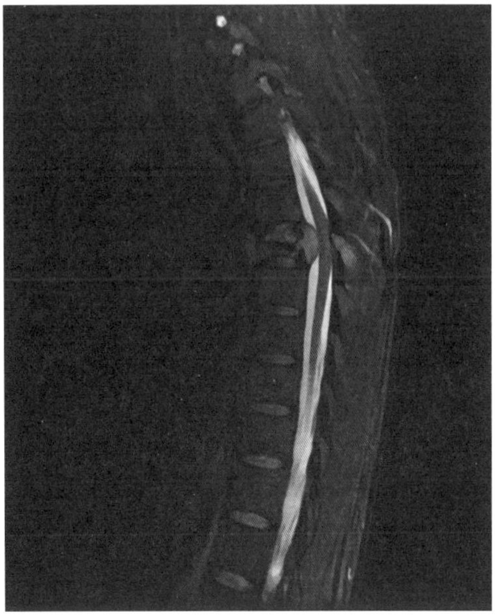

图6-5　胸椎转移瘤

注：胸椎常规MRI示T6椎体异常信号，椎体变扁，考虑病理性骨折。T6椎体周围软组织信号病变，向后方突向椎管内，压迫附近胸髓。

本例患者74岁，她的基础病为乳腺癌，在治疗期间出现颈肩部及上肢疼痛进行性加重，近期新发下肢无力、麻木，且症状快速进展，结合影像学表现，考虑患者出现脊髓压迫症。急诊神经外科接诊患者，认为患者脊髓受压明显，迅速出现双下肢截瘫症状，有急诊手术探查及减压指征。患者及家属非常焦急，希望尽快能够缓解症状，因有人提出“老人年纪大，手术风险高，也可以尝试放疗”，家属在是否接受手术的决定上犹豫不决。

四、恶性脊髓压迫症的评估

对于MSCC，脊柱骨转移不稳定评分（spine instability neoplastic score，SINS）是临床中常用的评估脊柱稳定性的手段。这是脊柱肿瘤研究组在2010年创建的评分系统，用于评估脊柱的稳定性。

SINS系统主要依据患者的临床表现及影像学资料，包含6个方面的评估（表6-4）。最低分为0分，最高分为18分，分数越高代表脊柱越不稳定。0～6分表示稳定，7～12分表示潜在不稳定，13～18分表示不稳定。当总分大于7分时，通常需要考虑手术治疗。

表6-4　脊柱骨转移不稳定评分

评分项目	评分细则	评分/分
受累脊椎节段	结合部位（枕骨～C2，C7～T2，T11～L1，L5～S1）	3
	活动椎（C3～C6，L2～L4）	2
	半固定椎（T3～T10）	1
	固定椎（S2～S5）	0
脊椎力学稳定性	卧床后疼痛缓解（和/或）活动/站立后疼痛加重	3
	不适（偶尔疼痛，但与体位无关）	1
	无症状	0
脊椎病灶骨质质量	纯溶骨性	2
	溶骨/成骨混合性	1
	成骨性	0
脊椎力线情况	存在脱位或半脱位	4
	新出现的畸形（后突或侧凸畸形）	2
	脊椎序列正常	0
椎体塌陷程度	≥50%	3
	＜50%	2
	无塌陷，但椎体侵犯	1
	无	0
脊椎后外侧构造受损程度（小关节、椎弓根或肋椎关节）	两侧	3
	单侧	1
	无	0

对于生存期有限的患者，脊柱转移瘤患者生存期评分量表（改良的Tokuhashi评分，TR2017）（表6-5）有助于预测患者的生存期，该量表因其较高的预测准确性而在临床上得到广泛应用。Tokuhashi评分系统通过综合评估患者的全身状况、骨转移情况、内脏转移情况、原发肿瘤部位及神经功能状态等多个因素，为临床医生提供了一个量化工具，以预测脊柱转移瘤患者的生存期，并据此制订个体化的治疗计划。总分0～8分预示患者的预计生存期小于6个月，总分9～11分预示患者的预计生存期为6～12个月；总分12～15分预示患者的预计生存期大于12个月。

表6-5　脊柱转移瘤患者生存期评分量表

评分项目	评分细则	评分（分）
全身情况（Karnofsky功能评分）	差（10%～40%）	0
	中等（50%～70%）	1
	良好（80%～100%）	2
脊椎外骨转移灶数目	≥3个	0
	1～2个	1
	0个	2
受累脊椎数目	≥3个	0
	2个	1
	1个	2
主要脏器转移灶	不能切除	0
	可以切除	1
	无转移灶	2
原发肿瘤部位	肺、胃肠道、食管、膀胱和胰腺	0
	肝、胆囊、原发灶不明者	1
	淋巴、结肠、卵巢和尿道	2
	肾脏、子宫	3
	直肠	4
	甲状腺、乳腺、前列腺	5
瘫痪情况（Frankel神经功能分级）	完全瘫（Frankel A、B）	0
	不全瘫（Frankel C、D）	1
	无瘫痪（Frankel E）	2

五、恶性脊髓压迫症的治疗

MSCC治疗的总体目标是保护神经功能，控制局部肿瘤生长，稳定脊柱和控制疼痛。

1. 外科手术治疗

（1）手术目的：切除肿瘤，脊髓减压和/或脊柱稳定，改善生存。

（2）手术指征：预计生存期大于3个月，进行性神经功能缺损，椎管内骨折，病理性骨折引起脊柱不稳、顽固性疼痛或神经功能缺损，单个脊柱病变，放疗后进展或放疗抵抗性肿瘤，其他转移部位病情稳定。

（3）手术禁忌证：放疗敏感肿瘤、多部位MSCC或不能行走超过48小时的患者。

（4）手术时机：对硬膜外脊髓压迫患者的手术治疗最好在24小时内进行，早期手术也可以在48小时内进行。如果神经功能恶化迅速加重，手术必须越早越好，若神经功能的恶化程度是逐渐进展的，则手术可以择期进行。

本例患者的SINS评分13分，Tokuhashi评分9分。对于预计生存期≥6个月，合并脊柱不稳定的患者，可首选手术治疗。当然，最终是否选择手术治疗，还需要以患者意愿为主要参考点，由医生、患者、家属进行共同决策。

2. 放疗

放疗是硬膜外脊髓压迫最常用且有效的方法，其适应证主要为无神经损害、无脊柱不稳定、无明显椎管内骨块压迫、生存期大于3个月、放射敏感性肿瘤（淋巴瘤、骨髓瘤、精原细胞瘤、乳腺癌、前列腺癌、小细胞肺癌）。放疗可以在减压手术后使用或单独使用。对于不适合手术治疗的MSCC患者，应在24小时内接受放疗。因为放疗会导致伤口感染和不愈合，所以对于术后接受放疗的患者，放疗应安排在术后伤口彻底愈合后进行，一般是术后3～4周。

传统放疗照射剂量为25～40Gy，分8～10次进行，可以达到良好的局部控制和缓解骨痛的效果。然而对于预后较差或生存期有限的患者，可以接受1周或更短疗程的放疗，通常推荐一次8Gy的单剂量短程放疗，有助于缓解疼痛。

放疗的疗效与治疗前神经损伤的程度相关，治疗前能行走的患者接受放疗后76%能保留行走功能，轻瘫患者治疗后60%能保留行走功能。相反，治疗前不能行走但仍能保留一些运动功能的患者，放疗后只有25%能恢复行走功能，截瘫患者预后很差，恢复行走的可能性只有11%。

3. 化疗

化疗对MSCC的疗效不如手术和放疗，但对化疗敏感肿瘤如淋巴瘤、生殖细胞肿瘤、神经细胞肿瘤、尤因肉瘤，化疗可以取得很好的疗效，特别是儿童，由于放疗会影响生长发育，对于发生于儿童中的化疗敏感肿瘤选择化疗似乎更合理。

4. 其他药物治疗

（1）糖皮质激素：糖皮质激素对减轻脊髓压迫引起的水肿和增加脊髓抗缺氧能力均有明显作用，其中以地塞米松最为常用。目前关于糖皮质激素的剂量、用法和持续时间尚无明确指南，但总体原则是以负荷剂量静脉给药，然后以较小剂量维持并逐渐减量。

1）地塞米松8～10mg静脉推注 q6h，2～3天后，待症状减轻时再逐渐减量，如减量过程中再次出现症状加重，则需再加量，调整至有效剂量水平。

2）初始应用地塞米松10～16mg静脉给药，随后4mg q4～6h或8mg bid，在放疗或外科治疗后应逐渐减量。

3）术前减压前30分钟给予甲泼尼龙1000mg静脉输注，15分钟内输完，术后第1天起给予甲泼尼龙80～120mg bid，共应用3～5天。

4）甲泼尼龙冲击疗法：30mg/kg剂量一次给药，15分钟内输完，休息45分钟，在后续23小时内以5.4mg/（kg·h）剂量持续静脉输注，本法仅用于受伤后8小时以内的患者。

（2）镇痛治疗：根据患者当前的治疗采取一定的镇痛措施。

（3）双膦酸盐：双膦酸盐通过抑制破骨细胞介导的骨吸收作用，减轻骨转移引起的疼痛，降低骨髓瘤及乳腺癌椎体转移造成椎骨压缩性骨折的风险。

1）使用时间：双膦酸盐持续用药的疗效肯定且安全，建议情况允许时双膦酸盐用药时间在6个月以上。骨转移患者接受双膦酸盐治疗期间如果再次出现骨相关事件仍然可以继续应用，可减少骨相关事件再次发生的风险。

2）常用药物：第一代药物为氯屈膦酸，每天口服1600mg，或氯屈膦酸盐注射液300mg/d静脉输注大于2小时，连续5天后改为口服制剂；第二代药物为帕米膦酸，90mg静脉输注大于2小时，每3～4周重复一次；第三代药物为唑来膦酸和伊班膦酸，前者4mg静脉输注大于15分钟，后者6mg静脉输注大于2小时，均为每3～4周重复1次。

3）注意事项：重点关注血肌酐、血清钙、磷、镁等指标，长期使用双膦酸盐应注意每天补充钙500mg和适量的维生素D（200U/d）；对于肾功能不全（肌酐清除率大于30ml/min）的患者，应根据不同产品的说明书进行减量或延长输注时间。

本例患者本人和家属知晓治疗的益处和风险，都希望接受手术治疗。遂急诊行C7～T2椎管内占位病变探查切除、神经粘连松解、椎管减压术，病理回报:（颈胸椎管内占位病变）符合转移性乳腺癌。术后患者接受放疗，并康复医学科指导患者卧位下肢肌力锻炼，双下肢无力逐渐好转、恢复至3级，肢体麻木平面逐渐下降，后转至康复医院继续治疗。

六、恶性脊髓压迫症的预后

下肢轻瘫患者的预后比完全截瘫患者的预后要好得多。括约肌功能的丧失是最严重的不良预后指征。如果脊髓束的压迫是快速发生的（1～2天），最大可能的原因是恶性疾病的压迫/扭转引起继发性脊柱动脉栓塞及脊髓束梗死。这种类型病况对治疗没有反应。

对于治疗后仍不能恢复行走的患者，中位生存时间为1～3个月。对于那些治疗后能够行走的患者，中位生存时间为5～8个月。有些患者，特别是淋巴瘤或多发性骨髓瘤的患者，生存时间为1～2年，偶尔会活得更加长久。

七、恶性脊髓压迫症的持续照护

对于具有康复可能性的患者，应进行多学科的评估，特别关注自主反射功能障碍的风险，如威胁生命的截瘫等并发症，尤其是突发的难以控制的血压升高，最常见的原因是膀胱和直肠膨胀引起的交感神经自主性过度兴奋，此时应安置导尿管或检查导尿管、保证其通畅，以及检查直肠和肛门、人工排出任何嵌塞的粪便，必要时给予降压药物治疗。

对于留置导尿管的患者，同时注意随后根据对治疗的反应进行评估，及时拔除导尿管。

第五节　高 钙 血 症

患者，男，66岁。主因“恶心、呕吐1周，加重伴意识障碍半天”就诊。患者为肺癌伴骨、肝、肺、皮肤、腹腔转移，皮肤转移灶多处破溃，全身疼痛明显。近2个月卧床，自主活动受限，完全需要别人帮助，已经停止了针对肿瘤的治疗。经过初步评估，患者存在严重脱水表现。生命体征：血压90/60mmHg，脉搏112次/分，SpO_2 95%。实验室检查：白蛋白30g/L，血钙3.88mmol/L，血清乳酸7.0mmol/L。腹平片：患者存在小肠多发气液平伴肠管扩张。考虑高钙危象，转入抢救室。患者本人未表达过临终前有创救治的意愿，家属也没有想过相关问题。抢救室给予补液和唑来膦酸输注后，患者血钙逐渐降至正常，神志逐渐转清晰，表示不愿意在抢救室，不愿意再接受有创伤的、痛苦的治疗。遂离开抢救室。2个月后患者再次出现意识障碍伴皱眉、身体扭动，被家属送到急诊，家属表示不希望抽血或其他检查，只希望患者平静地在急诊离世。

这个案例能诊断高钙血症吗？

一、高钙血症的定义

血清校正钙浓度＞2.6mmol/L称为高钙血症。高钙血症在癌症患者中相对常见，所有恶性疾病的患者中，20%～30%的患者会出现高钙血症。

生命期有限并出现高钙血症的患者往往存在肿瘤转移的情况，因此，在发现高钙血症时，患者的预计生存期常比较受限，预后很差，3个月内死亡率很高，1年内的死亡风险也可高达80%。

二、高钙血症的病因

最常见的疾病为乳腺癌、骨髓瘤、肾细胞肿瘤、鳞状细胞肿瘤和淋巴瘤，还可见于头颈部肿瘤、宫颈癌。

高钙血症的患者往往伴随副肿瘤综合征，由于甲状旁腺素释放过多，血钙水平升高，这种血钙水平的升高不一定与肿瘤导致的骨骼转移程度呈相关性。

三、恶性肿瘤导致高钙血症的发生机制

1. 肿瘤分泌甲状旁腺激素相关蛋白是恶性肿瘤高钙血症最常见的原因，常见于非转移性实体肿瘤和一些非霍奇金淋巴瘤患者。此类患者往往预后不良。

2. 溶骨性转移伴局部释放细胞因子（包括破骨细胞活化因子）。小部分恶性肿瘤是由溶骨性转移所致，非实体肿瘤和乳腺癌多见。这主要是由细胞介导，在肿瘤产生的因子作用下刺激骨细胞在局部生成和发挥作用，增加骨吸收导致高钙血症。

3. 肿瘤可产生1,25-二羟维生素D，主要见于霍奇金淋巴瘤。

4. 较为少见的发生机制还包括肿瘤异位分泌甲状旁腺激素。

四、高钙血症的临床表现

高钙血症的临床表现往往是一系列非特异性的症状。

1. 消化系统症状

患者可以表现为烦渴、口渴、恶心、呕吐、厌食、便秘、麻痹性肠梗阻。

2. 神经系统症状

由于消化系统症状导致摄入不足和液体丢失，加之肾脏浓缩功能受损导致容量更进一步不足，患者可以出现乏力、倦怠、精神恍惚、虚弱的轻症表现，随着病情加重，可表现为意识障碍更进一步加重，出现谵妄、嗜睡，甚至昏迷。

3. 泌尿系统症状

较为轻微的高钙血症患者可以伴有多尿的表现。

4. 心血管循环系统症状

当患者血钙水平达到极高浓度后，会出现循环系统症状，主要表现为心率减慢、传导阻滞、心脏停搏，甚至死亡。

5. 疼痛

这类患者常伴骨转移或骨质破坏引发的疼痛。

本例患者为肺癌伴骨、肝、肺、皮肤、腹腔等多发转移，皮肤转移病灶多处破溃，全身疼痛明显且伴有自主活动受限。为终末期恶性肿瘤，存在恶性肿瘤性高钙血症可能，他的恶心、呕吐和意识障碍都可以用高钙血症的临床表现解释。应尽早完善血钙

水平的测定，同时还应对较为常见的致死重要原因的循环系统进行评估。同时，必要的临床鉴别诊断是不可或缺的：应警惕患者是否存在其他可能的原因导致的临床症状，如肿瘤腹腔转移导致的恶性肠梗阻，以及进食量明显下降导致的循环休克等。引发症状的病因不同，干预方法会完全不同。

五、高钙血症的分型

血钙水平不同，患者可出现不同的症状（表6-6）。

表6-6　高钙血症的分型

严重程度	校正血钙水平（mmol/L）	症状
轻度	2.6 ～ 3.0	恶心、厌食、便秘、疲劳、多尿
中度	3.1 ～ 3.5	呕吐、口渴、意识障碍（轻微）、无力
重度	3.6 ～ 4.0	脱水、肠梗阻、谵妄、嗜睡
极高危	＞ 4.0	心律失常、昏迷、死亡

六、高钙血症的诊断

当患者存在肿瘤性疾病的诊断时，特别是存在上述不同程度的临床表现时，应警惕高钙血症。高钙血症的临床诊断依赖实验室检查及对血清钙的测定和矫正钙的测定。

校正血钙（mmol/L）＝血钙测定值 ＋［40－血清白蛋白（g/L）］×0.02

本例患者是恶性肿瘤多发转移，突发恶心、呕吐、意识障碍。结合他恶性肿瘤多发转移，考虑到有高钙血症的可能性，结合他的实验室指标，计算他的血钙水平：血白蛋白30g/L，钙3.88mmol/L，代入公式计算，患者的校正血钙为4.08mmol/L，立即判断出患者属于极高危高钙血症。高钙血症也能够解释他突发的恶心、呕吐、意识障碍。当然，还需要对其他引发恶心、呕吐、意识障碍的原因进行鉴别诊断，如在患者肿瘤多发转移的情况下，这3个症状出现也要排除脑转移的可能性，结合病史为1周，没有头痛的症状，也没有肢体活动障碍，因此，脑转移支持点尚不充分。在控制血钙后如果仍然有神经系统症状，则需要进一步除外颅内转移的可能性。

七、高钙血症的治疗

对于怀疑高钙血症的患者，迅速获取相关检验结果以明确诊断。

在重病、末期患者中，高钙血症的处理不仅仅是一个医学技术的问题，还是一个需要考虑治疗目标再行动的话题。诚然，末期患者的每一个症状在处理时都有类似的规律，即弄清治疗目标是一切行动的基础。需要根据患者的疾病轨迹、结合患者本人和家属的治疗目标进行共同决策，再启动治疗。

（一）治疗前操作流程

1. 评估患者生存期

正如前文所介绍，恶性肿瘤性高钙血症，往往标志着患者的生存期明显受限，在展开积极的药物治疗的准备期间，应及时深入地与患者及照护决策者共同商讨治疗的目标，即以治疗目标为导向的病情告知。当患者和共同决策者清楚即将面临的临床结局终点时，药物治疗并不是唯一的治疗方法。换句话讲，药物治疗的目标并不是以降钙治疗作为首要治疗目标，而应以患者的舒适程度作为目标进行药物治疗的决策。

2. 评估患者的治疗意愿

当患者清楚地知晓治疗的利弊之后，决策以症状控制作为治疗方向时，应充分考虑给予患者水化治疗可能带来的不良反应，如水肿、喘憋，并不需要进行极强的水化，也不推荐多次采血造成患者不必要的伤害。

3. 协助共同决策

对于在高钙血症的急诊应急情况，围绕治疗目标需要根据患者的生存期向患者及治疗共同决策者进行详细告知。

共同决策的内容除是否降血钙外，还包括照顾地点、离世地点及有创救治等内容。

常规情况下，高钙血症伴有高钙高危、极高危水平是进入抢救室的标准，但作为恶性高钙血症的患者，当患者对死亡已经做好准备，治疗地点的选择就变得非常重要，有时候很具挑战性。

对于生存期以天计的患者，当患者和家属明确知晓病情细节，确定不再进行有创抢救措施而以舒适照护为治疗目标后，应把“控制症状、减少痛苦”作为目标进行治疗：如果降低血钙对控制症状有利，如降钙可以减轻恶心和呕吐的症状，那么降钙治疗是符合患方治疗目标的，应立即选择患者可以耐受的降钙措施。如果患者已经处于深昏迷状态，其家属接受这种情况并准备好患者这样平静离世，那么降血钙的措施就不需要进行。

除降血钙的技术措施外，同样重要的是需要确保这些患者能够被创造条件给予临终陪伴，甚至指导家属如何做到居家离世。

对于预计生存期以周、以月、以年计算的患者，需要向患者和家中的决策者充分告知患者的治疗目标、治疗相关风险、照顾地点及离世地点等，共同协商较为长期的治疗规划。

本例患者来到急诊后，经过评估发现患者本人和家属对治疗的目标尚没有进行深入的讨论，对患者迅速离世的现实没有准备好，因此，需要先处理高钙血症的急症，赢得时间后引导家属思考治疗目标和未来再次出现类似情况时的治疗选择。

（二）高钙血症的药物治疗

药物治疗的一般性原则包括在符合患者治疗目标的前提下充分水化；控制并降低血钙水平；增加尿钙排泄；抑制破骨细胞活性；终止一切补充钙离子的药物和饮食；纠正已知的潜在致病因素；在不增加患者痛苦的前提下，做与治疗目标一致的维持生命体征的治疗。

1. 水化治疗的方案

如果患者的消化系统症状能够耐受经口进食，可考虑口服补液，水化治疗的液体中切记不应含有钙离子。如果患者难以承受口服补液，如患者存在严重的恶心、呕吐、肠梗阻，可考虑经静脉补液作为水化途径。但应注意的是，这类患者的营养状态往往不佳，低白蛋白水平可导致水肿，在补液时应注意适当补充胶体，用来维持血管张力，降低水肿加重的风险。

2. 控制并降低血钙水平的药物选择

（1）降钙素：降钙素的作用是抑制骨重吸收，增加钙排泄，还可以透过血脑屏障达到镇痛的效果，它能够在数小时内起效，并且在12～24小时达峰。

鲑鱼降钙素是临床应用较为广泛的药物，不需要根据肾脏功能指标调整用药剂量。但由于起效快、代谢快，对于致病原因无法纠正的终末期肿瘤患需要同时考虑其他药物治疗方案加强长期控制血钙。例如，可以在应用降钙素的同时进行充分水化，并且在有效水化的基础上应用利尿治疗促进钙的彻底清除。

使用方法可以为2～8U/kg im q6～12h。药物不良反应包括过敏、低血钙和恶心等。

（2）膦酸盐类

1）唑来膦酸：推荐的应用剂量为4mg（表6-7），可与生理盐水和5%葡萄糖溶液配伍输注，静脉输注时间大于15分钟。如果单次输注无效，可以在1周后再次给药，在应用前一定要充分水化。

给药后药物通常在4日内起效，在4～7日达到峰值，90%的患者在用药后维持正常血钙的时间为4周。

表6-7　对于肾功能受损患者的治疗调整

肌酐清除率水平（ml/min）	推荐剂量（mg）
＞60	4.0
50～60	3.5
40～49	3.3
30～39	3.0

2）帕米膦酸盐：可用于中度及以上的高钙血症患者，起始治疗剂量为60mg/4h或90mg/24h。而对于重度高钙血症患者，可以直接应用起始90mg/24h的剂量。不良反应包括一过性的体温升高、白细胞减少和血磷水平降低。

膦酸盐类的不良反应包括肾毒性、下颌骨坏死等，需要警惕治疗不良反应带来患者生活质量的变化。

（3）地诺单抗：地诺单抗可以作为存在双膦酸盐禁忌证、耐受性差的患者、恶性难治性高钙血症的患者的替代治疗方案，肾脏功能受损患者无须调整剂量。

本例患者进入抢救室，经补液、利尿和唑来膦酸治疗后，血钙逐渐降到正常，患者神志转清，之后出抢救室。主管医生和缓和医疗团队共同协助患者和家属讨论治疗目标，并明确了未来“不去抢救室，不愿意再接受有创伤的、痛苦的治疗”的意愿，为他后续到达“生命终点”时刻做了进一步准备。

参考文献

[1] 李立立，王艳军. 恶性脊髓压迫症的诊治进展［J］. 癌症进展，2021，19（1）：19-22，75.

[2] 乔瓦尼巴蒂斯塔·泽沛泰拉. 临床实践中的缓和医疗［M］. 宁晓红，译. 北京：中国协和医科大学出版社，2017.

[3] 石远凯，孙燕，马飞，等. 临床肿瘤内科手册［M］. 6版. 北京：人民卫生出版社，2015：670-675.

[4] 孙燕，马军，王杰军，等. 恶性肿瘤骨转移及骨相关疾病临床诊疗专家共识（2014版）［M］. 北京：北京大学医学出版社，2014.

[5] 台湾安宁缓和医学学会. 安宁缓和医学手册：以个案为基础［M］. 新北：合记图书出版社，2011.

[6] 汤钊猷，蒋国梁，邵志敏，等. 现代肿瘤学［M］. 3版. 上海：复旦大学出版社，2011.

[7] 王学峰，王康，肖波. 成人全面性惊厥性癫痫持续状态治疗中国专家共识［J］. 国际神经病学神经外科学杂志，2018，45（1）：1-4.

[8] 王英伟. 安宁缓和医疗临床工作指引［R］. 台北：台湾安宁照顾基金会，2010.

[9] 张洁，公保才旦，王伟，等. 肿瘤急症［J］. 中国急救医学，2018，38（3）：263-268.

[10] AGAR M R. Delirium at the end of life［J］. Age and ageing，2020，49（3）：337-340.

[11] BACH F，LARSEN BH，ROHDE K，et al. Metastatic spinal cord compression. Occurrence，symptoms，clinical presentations and prognosis in 398 patients with spinal cord compression［J］. Acta Neurochir（Wien），1990，107（1-2）：37-43.

[12] BRAMATI P，BRUERA E. Delirium in palliative care［J］. Cancers，2021，13（23）：5893.

[13] FISHER R S，CROSS J H，FRENCH J A，et al. Operational classification of seizure types by the International League Against Epilepsy：Position Paper of the ILAE Commission for Classification and Terminology［J］. Epilepsia，2017，58（4）：522-530.

[14] GRÖNHEIT W，POPKIROV S，WEHNER T，et al. Practical management of epileptic seizures and status epilepticus in adult palliative care patients［J］. Frontiers in Neurology，2018，9：595.

[15] HARRIS D G，NOBLE S I R. Management of terminal hemorrhage in patients with advanced cancer：a systematic literature review［J］. Journal of pain and symptom management，2009，38（6）：913-927.

[16] Hosker C M G，Bennett M I. Delirium and agitation at the end of life［J］. bmj，2016，353.

[17] MERVYN DEAN. 缓和医疗症状舒缓指引［M］. 6版. 王英伟，译. 新北：合记图书出版社，2015.

[18] PATEL DA，CAMPIAN JL. Diagnostic and Therapeutic Strategies for Patients with Malignant Epidural Spinal Cord Compression［J］. Curr Treat Options Oncol，2017，18（9）：53.

[19] PENA A B，CAVINESS J N. Physiology-based treatment of myoclonus［J］. Neurotherapeutics，

2020，17（4）：1665-1680.
［20］ROBERT TWYCROSS，ANDREW WILCOCK. 引领姑息关怀［M］. 5版. 李金祥，译. 北京：人民卫生出版社，2017.
［21］SHARMA A，BESBRIS J M，KRAMER N M，et al. Top ten tips palliative care clinicians should know about seizures at the end of life［J］. Journal of palliative medicine，2021，24（5）：760-766.
［22］TWYCROSS R G，WILCOCK A，STARK TOLLER C. Introducing palliative care［M］. 6th Edition. London：Pharmaceutical Press，2021.
［23］YENNURAJALINGAM S，BRUERA E. Oxford American handbook of hospice and palliative medicine［M］. 2nd Edition. New York：Oxford University Press，2016
［24］ZEPPETELLA G. Palliative care in clinical practice［M］. Springer Science & Business Media，2012.
［25］ZUTT R，VAN EGMOND M E，ELTING J W，et al. A novel diagnostic approach to patients with myoclonus［J］. Nature Reviews Neurology，2015，11（12）：687-697.

第7章 濒死与死亡

本章围绕缓和医疗中濒死与死亡展开。通过案例引入，详细介绍了濒死的定义、判断方法、照护目标与内容，以及死亡的表现和丧事指导。强调了识别濒死阶段的重要性，包括对患者、家属和专业人员的意义。详细阐述了濒死阶段的照护，包括有效沟通、舒适护理、常见问题及症状管理，以及提供心理、社会、灵性层面的支持。最后，介绍了死亡表现和丧事指导。本章旨在帮助医疗专业人员更好地帮助患者和家属度过这一艰难时期。

L先生，69岁。诊断肺癌2年，手术、放化疗后肿瘤复发进展，肺、骨、肝、淋巴结多发转移。既往糖尿病病史10余年，高血压病病史7年，冠状动脉粥样硬化性心脏病、冠脉支架植入术后3年，规律皮下注射胰岛素，服用缬沙坦、氨氯地平、氯吡格雷及阿托伐他汀治疗。近2个月患者胸和腰部疼痛，呼吸困难较前加重，痰中带血，体力下降，逐渐卧床，进食减少，口服硫酸吗啡缓释片和吲哚美辛缓释片控制疼痛，自觉效果满意。5天前患者出现间断胡言乱语、认错人、四肢乱动症状，并逐渐加重，服药困难，尿量减少，5天未排大便，半天前呕吐咖啡色液体数口，一共2次，每次约50ml。查体：体温36.3℃，脉搏112次/分，呼吸24次/分，血压98/60mmHg，SpO_2 92%，反应迟钝，不能正确回答问题，交流困难，强迫半坐位，间断烦躁，表情痛苦，喉中痰鸣，双侧颈静脉怒张，左侧肺呼吸音消失，心音低钝，腹膨隆，肝肋下5cm，下腹可及包块，有压痛，双下肢水肿，肢端湿冷，足底皮肤呈花斑样改变。

这个患者处于生命期的什么阶段？下一步应该怎么办？

一、濒死阶段的定义

濒死阶段是指患者死亡前功能状态持续且不可逆转的衰退阶段。濒死阶段可以持续数小时到数天，偶尔也可能延续至数周。

个体的死亡方式和死亡所需的时间差别很大，主要受到潜在疾病、体质强壮程度及社会环境等因素影响。因灾难、严重创伤或医疗意外猝死的人，则可能根本没有经历过濒死阶段。患有痴呆、癌症或脑卒中等进行性疾病的人，则可能会在数周或数月的时间里出现逐渐或间断性衰退。

虽然本章关注的是处于生命最后几天的患者，但对于所有慢性病患者，尤其是已经出现衰退迹象的患者，医患沟通、医患共同决策和预立医疗照护计划的制订等均应在病程早期进行。以上内容适用于所有临终患者，无论他们的意识状态是否清醒。与临终患者和家属平等、坦诚地交流和分享，支持他们做出符合其观念的选择，适时给予合理的水化和控制症状，同时避免带来痛苦的不良反应，以保持患者的舒适和尊严。

濒死阶段对于患者及其家属来说既痛苦但又非常宝贵，及时识别临终阶段并及时恰当控制痛苦症状、应对死亡相关议题都具有非常重要的意义。患者死亡时的状态和氛围极大地影响家属的哀伤程度。

二、濒死阶段的判断

生命末期照护计划的实现，首先需要识别濒死阶段是否到来。对于患有危及生命的疾病如癌症、心力衰竭、COPD 或痴呆晚期的人，即使疾病已经处于不断恶化的进程中，要判断何时是终点，在实践中尚存在相当的难度。在此介绍两个经验性的识别方法。

（一）根据患者病情进展的速度来估计患者的生存期

1. 每个月都在进行性恶化，则患者可能还有一到几个月的生存期。
2. 每周疾病都在加重，则患者可能还有几周生存期。
3. 如果疾病每天都在加重，则患者可能就只有几天的生存期。

（二）根据患者的临床表现来判断

如果患者出现下列多项征象，则提示可能已处于濒死阶段。

1. 体力极度衰弱，只能卧床，尿便失禁。

2. 意识障碍，一天中大多数时间都嗜睡、昏睡，甚至昏迷。

3. 认知功能障碍，仅有很少的时间注意力能集中，时间和空间定向力丧失，甚至出现激越型谵妄，间断或持续出现幻觉（看到不在场或已经故去的人或与之交谈）、妄想（害怕隐藏的敌人，感觉自己无敌），或变得焦躁不安（扒床单或衣服，漫无目的或毫无意义的动作）。

4. 不能口服药物，或者吞咽药物十分困难。

5. 极少或不能进食和饮水。

6. 呼吸模式改变，如陈–施呼吸、噪声性呼吸（临终喉鸣）、下颌式呼吸和呼吸暂停。

7. 出现循环功能障碍的体征，如皮肤花斑和发绀、四肢冰冷、心搏快和外周脉搏细弱或桡动脉无脉，尿量减少（≤ 200ml/d）。

8. 肌张力下降，如鼻唇沟下垂、颈部过度伸展和眼睑闭合不全。

9. 对语言/视觉刺激反应降低，对光反射消失。

10. “回光返照”（terminal lucidity），是指反应迟钝甚至昏迷的重症患者在临终前突然变得清醒和警觉，精力充沛，可能会进行有意义的对话和/或要求进食或饮水的短暂经历。

L先生肺癌进展病史清晰，症状进行性加重、已经完全卧床、不能进食、意识混乱、烦躁、血压低、肢端湿冷、皮肤花斑样改变，这些提示他已处于濒死阶段，生存期判断大约以小时至以天计。

三、识别濒死阶段的重要意义

（一）对即将离世者的意义

识别濒死阶段能让患者在生命的最后时光里，以自己期望的方式度过，尽可能减少痛苦和不适，同时也能让家属有充分的时间做好心理准备，更好地陪伴患者，并妥善安排相关事宜。在心理和情感方面，患者可能会表现出对生命的释然、对亲人的牵挂与嘱托，或者情绪的波动与释放。

（二）对家属的意义

对于家属而言，准确识别濒死阶段有助于他们更好地满足患者的情感需求，及时充分地表达关爱和尊重，并有机会共同营造温馨、安宁的氛围，为患者的生命画上一个温暖的句号。

（三）对专业人员的意义

专业的资深医务人员要尽量及时、准确地做出生命末期的判断，才能主动、及时地帮助患者及其家属更好地面对死亡。

四、濒死阶段的照护

（一）濒死阶段照护目标与实现

此阶段的照护目标是不再做延命性治疗，以减轻痛苦为目的，尽可能地给予患者个体化的舒适照护。

一旦明确患者可能处于濒死阶段，需要进行恰当、有效的沟通。一方面要及时了解患者和家属的期待和诉求，以实现医患共同决策；另一方面要保持医护团队内部的沟通，以确定和实现团队对患者的照护内容。

舒适照护是整体的，以人为本，身体、社会、心理和灵性层面必须平衡兼顾。这需要停止已经无效的干预措施，重点是缓解症状和“全人”及“全家”支持，从而实现最佳的生活质量和有尊严的死亡。为生命末期患者提供临床管理具有巨大的挑战性，这些挑战可以通过缓和医疗团队与患者原医疗团队协作的方法来解决，后者应协调必要的资源以进行有效和及时的干预。

（二）濒死阶段照护内容

1. 有效沟通

有效沟通是实现濒死阶段舒适照护的基础。在评估患者进入濒死阶段后，应尽早与患者和家属讨论其预后（除非他们拒绝知晓）。通过恰当的交流让患者和家属了解当下的情况，以及应如何调整医疗目标及相应的措施，通过沟通实现医患共同决策。

对于一些临终患者来说，理解和参与共同决策的心智能力可能是有限的，并且可能是暂时的或波动性的。故照护团队在沟通方面可能需要在不同时间段反复尝试，让患者的重要亲友参与进来。

（1）专业的沟通：此类交流是一个专业的沟通过程，具体沟通技能需要接受专门培训，此时可采用的句式："您的丈夫病得很重，可能随时有生命危险。我们正在尽可能地为他做支持治疗；但是，我们担心这些治疗可能起不了多大作用。""您知道，我们正尽最大努力去帮他，希望他能好起来，但是他病得很重，很难逆转。如果他病情继续加重，很可能会危及生命，他的时间可能很有限了。"适时地与患者及家属讨论，探询患者及家属的意愿，更好地制订和实施适合患者的临终照护计划，并共同应对不确定因素。

（2）沟通的时机：生命末期与患者及家属关于临终相关议题的讨论应尽量争取在疾病早期就开始，而不是等到危重状态发生或死亡已迫在眉睫才进行，并且在患者每一次的病情发生重大变化时都应进行类似讨论，沟通的原则是说实话、倾听对方、保持冷静、允许哭泣和沉默、保持开放。

（3）沟通的内容和具体方法：讨论内容主要包括了解患者和家属希望得到什么样的信息、不希望知道哪些，应由谁参与有关患者临终照护的讨论，重要的决定应该如何产生，关键决策是由患者、家庭成员或临床医生做出，还是共同决定。

1）询问患者对当前医疗状况的理解，以及对未来的期待，包括其他可能的诊疗选择。

建议尽量采用开放式问句开始，比如："您好！我是W大夫，您愿意跟我谈谈吗？""我刚刚接诊您，可以请您跟我说说情况吗？""我注意到您之前也看过很多医生，可以给我讲讲吗？""您这次住院期待达成一个什么样的治疗效果呢？"

2）患者在不了解预后的情况下，无法对其治疗做出正确的决定。对于意识还清醒、可以交流的患者，应紧贴其需求，尽可能清楚地解释和回答问题，提供有关病情、预后和治疗方案的简单、清晰、无术语的信息。核实并澄清患者或家属可能存在的任何误解。

可以提出试探性的问题："您现在感觉怎么样？关于病情，你有什么想要问我的吗？""关于下一步的医疗计划，我应该和谁一起讨论安排呢？""我了解到您之前一直都是自己做的医疗决定，现在我是您的主管大夫，愿意谈谈您接下来的打算吗？""有关病情，您还有什么想要了解或不明白的吗？"

3）关于患者预后的相关信息（除非他不希望了解），解释可能的不确定性及如何应对，但要避免虚假的希望。

可以这样问："如果时间有限，您会希望怎么安排？""时间确实不多了，你还有哪些重要的事情要处理？"

4）在患者被告知病情和预后之后，讨论并明确患者的价值观、目标和照护偏好。患者希望接下来得到什么样的照护？了解患者的担忧，询问"您希望极力避免的状况是什么？"

可以这样问："目前病情发展到了延长生命和减轻痛苦很难再兼顾的阶段，对您而言，哪一个目标更重要？""如果病情继续加重，你希望去ICU吗？""如果有一天必须依赖鼻饲管灌食（或呼吸机）才能维持生存，您会怎么选择？""在接下来有限的时间里，对您来说，哪些是需要讨论和安排的重要事情？有什么需要极力避免的状况吗？比如有的患者就曾经告诉我们'千万不要给我做有创伤的抢救！'""如果最后的时刻到来，您希望谁在身边？"

5）在了解了患者和家属需求的基础上，达成照护目标的共识，拟定一个濒死阶段照护计划，而不只是简单地问"你想要什么？"

临床医生不应推荐使用有害或无益的治疗方法（如心肺复苏术）。当不需要紧急做出决定时，给患者时间思考选择，了解更多的信息，或与家属进一步讨论。比如根据患者实际症状和期待，在力保患者舒适的前提下，与家属就监护、吸氧、输血、输液、吸痰等可能会用到的具体措施逐一讨论，达成一致后制订并记录照护方案。

6）确保尽量使患者舒适，讨论症状管理及预期可能需要的用药、停用不必需的长期用药和干预措施。

7）讨论疗效的有限性，如是否还应用抗菌药物或心肺复苏术，以及水化和营养的细节。

8）重视心理和灵性需求，比如了解患者还有哪些未了心愿、如何评价自己的一生、与家人的关系、希望临终时谁在身边，以及任何对他和家人重要的文化、宗教、社会、灵性及习俗要求。

9）了解患者对临终场所的选择偏好，如果可能的话，优先考虑居家照护，而不是住院。

10）讨论可能需要安置的儿童、其他被抚养的人和宠物。

11）身后事的安排。

12）探讨家庭和照护者对支持和信息的需求，如有困难问题，建议转介给缓和医疗团队。

比如对于有年幼孩子的患者，需要专业人士提供支持和指导，帮助孩子为父/母的死亡做好准备，活着的母/父能够支持和培养孩子悲伤情绪的健康表达，是限制负面结果最重要的保护因素。在患者临终前后，应提供与孩子沟通的适当支持和建议，在可能的情况下，包括家人、朋友和社交网络，应努力维持孩子的日常生活。除患者配偶的身份、生前抑郁症状、受教育程度低和经济劣势外，死前痛苦大和对死亡的准备差也与不良的丧亲结局相关。

13）家庭会议可以探讨家属对预后的理解，并评估家属对死亡的准备情况。它还可以通过确定和解决未满足的需求和关切来使家庭照护者受益。

14）在照护过程中，随时保持与患者及家属的沟通互动，予以同理和支持。

如果可能的话，让跨学科的缓和医疗团队参与进来，为患者和家属提供全面专业的家庭支持，同时促进临床团队之间的良好沟通，并全程做好记录。

入院后L先生经评估已经确认他进入濒死阶段，因谵妄患者已不能表达自己的意愿，故尽快与家属沟通召开了家庭会议，了解到患者是佛教徒，知道自己罹患癌症，已到末期，曾明确表示“不惧死亡，但害怕受罪，怕不死不活，千万别折腾我，平静地走就好，希望能以佛教仪式往生”。向患者家属解释了目前患者已处于临终状态，引导家属尊重患者自己的选择，最终全家人一致同意尽量按照患者的想法度过最后的时光，指导家属在陪伴患者的过程中道爱、道谢、道歉和道别。

2. 保持舒适，实现无痛苦的临终过程

对于临终患者，以舒适照护为核心，重点如下。

（1）要注意观察和了解患者不舒服的原因，尽可能地进行处理。舒适护理干预措施在满足患者和家庭成员的全面需求方面可以发挥关键作用，心理咨询师、社工、音乐治疗师、志愿者等也可以提供支持。

（2）只保留控制症状的药物以保持舒适，停止所有的长期预防性药物，如抗高血压药、华法林、他汀类药物。

（3）在实施会导致痛苦的操作（如拔除胸腔引流管、清醒患者停止机械通气或压疮换药）前，应采取预防性镇痛或镇静措施，以防给患者带来不必要的不适。

（4）对于临终患者，体位变化可能引起不适。在护理中翻身时要与患者沟通，并与诊疗活动整合，应用泡沫敷料或脂肪垫等保护措施预防压疮，尽量减少不必要的翻动，以避免体位变化引起的痛苦。

（5）鼓励以愉悦为目的的经口进食，但要平和地告知患者和家属，通过鼻胃管喂食或静脉营养支持对濒死阶段患者的舒适和生存都没有益处。

（6）保证一直有人陪伴，有助于让患者心安。

（7）注意患者的认知和行为表现，警惕是否有谵妄。

（8）停止不必要的检查和操作。临床医生和家属不能仅凭生命体征的变化来预测死亡，使用监测仪通常会给病房环境带来噪声和干扰，分散照护者的注意力。考虑到患者最大舒适的需求，不建议对临终患者进行常规的生命体征监测。

缓和医疗团队在与L先生的家属沟通过中，达成了尊重患者本人的意愿，不再做任何延长生命的抢救性治疗，目标是尽可能保持患者舒适和平静，并就具体诊疗措施的选择逐项做了细致的讨论。医生向家属详细地解释了患者目前正在经历的临终过程，就是身体各系统功能逐渐关闭的过程，此时患者的胃肠道已经不再工作，也不再有饥饿的感觉。任何形式的被动进食，包括静脉营养，对于已不堪重负的机体代谢能力而言，都是在增加负担，火上浇油，可能会带来额外的痛苦。而患者现在可能存在的消化道出血，包括谵妄，也是临终过程中的常见表现之一。如果还按照常规原则抢救，进行多途径监测、建立深静脉通道、大量补液、使用止血药和升压药等措施，可能会延长濒死期，但同时也会延长痛苦的时间，有悖于患者和家属的主观愿望。经过深度的沟通，家属都一致认同“最大限度舒适”的照护目标，决定不再输血和不要有创救治措施，将自然离世的权利还给患者，接下来只要预防和控制痛苦症状的医疗措施。

3. 临终阶段的常见问题及症状管理

（1）水化补液：目前还不确定给予临床辅助水化是否会延长患者生命或延长死亡过程，也不确定不给予输液是否会加速死亡。辅助水化可减轻与脱水有关的痛苦症状或体征，但也可能引起其他问题。

濒死阶段的患者经常出现饮水和进食困难，一般不建议管饲或人工水化，因为管饲对于临终患者没有帮助。另外，临终患者身体功能下降，不能排出多余的水分，会引起肢体水肿，甚至肺水肿，增加患者痛苦；且静脉补液在衰弱的患者可能引起静脉炎或软组织感染。而有理论认为逐渐发生的脱水状态可以使分泌物减少，进而减少咳嗽、呕吐和临终喉鸣，减少尿失禁及导尿操作，减轻水肿和腹水，诱导内啡肽释放，可以减轻患者的痛苦。因此，目前建议辅助患者饮水，但注意避免呛咳。

若不能确定水化的获益时，可试用1～2天生理盐水500～1000ml/24h静脉输注，观察目标症状是否有好转，无效则停用。对于原来就依赖输液的患者，至少每12小时监测一次脱水情况的变化，以及是否有任何水化有益或有害的证据。如果临床获益，输液继续；但如果有液体超载、水肿加重等迹象，则停止水化。

L先生的老伴对患者不能正常喝水感到非常担心焦虑，“都说不吃饭还能坚持七天，可要是不喝水，人三天就没了！”医护团队与她再次梳理、核实照护目标：“那您是希望老爷子坚持得更久呢？还是不遭罪就行？”“少遭罪！”“那咱们是一致的！您觉得怎么才能达成这个少遭罪的目标呢？老爷子应该没有三天了！您看他两只腿肿得挺明显，嗓子里也呼噜呼噜的，感觉像有痰，是因为他现在的身体越来越没有力气了，不能把淤在那儿的那些废水排到体外。如果再人为灌进去更多的液体，他会更难受。”“我明白了，那医生看怎么办合适吧！”最终与家属共同商定只静脉滴注控制患者痛苦症状的药物所需的液体，每日总量不超过500ml，根据患者的水肿和喉鸣变化情况再临时调整。

（2）口腔护理：对于临终患者，保持口腔清洁。用滴管或海绵棒，每30分钟湿润口腔黏膜，或口含冰块，口唇涂护唇膏。天气干燥时，口鼻局部加湿，有助于保持口腔清洁，减少口鼻局部不适症状。

终末期患者常出现意识障碍、进食困难、经口呼吸、咳痰无力等症状，患者口腔易出现痰痂、舌苔、口腔黏膜溃疡、异味、感染等口腔问题，保持口腔清洁，增加患者舒适对于临终患者及家属都非常重要。

在口腔护理过程中，应先评估患者的口腔情况，根据口腔情况选择合适的口腔清洁用具及漱口液，如海绵棒、棉球、止血钳、茶水、柠檬水、苏打水、3%碳酸氢钠溶液、氯己定含漱液、康复新液。对于口干严重的意识清醒患者，可使用人工唾液、小口啜饮、口含小冰块等方法维持口腔湿润；对于意识障碍患者，可以用小喷壶、滴管或海绵棒等工具以水湿润舌头和口腔，同时注意患者的体位及口腔护理液的用量，防止误吸。对于口唇干裂患者，可涂抹食用油或润唇膏；对于舌苔厚重患者，可口含冰冻新鲜凤梨片或发泡性维生素C，对舌苔进行软化，可用氯己定含漱液或专门的口腔护理液浸湿棉棒进行擦拭，或用海绵棒刮除舌苔，每天4～5次；对于口腔异味明显患者，可使用茶水、蜂胶或清香抑菌的漱口液改善口腔异味；若患者有口腔溃疡，可先用局部麻醉剂利多卡因外用镇痛后再进行口腔护理。对于可交流的患者，应在口腔护理的全程与患者互动。

对L先生的口腔情况进行评估，发现患者的口舌和唇黏膜干燥，口腔有大量褐色痰痂，护士指导家属如何在尊重患者感受的前提下使用海绵棒蘸绿茶水为患者做口腔局部清洁，为防止口唇干裂局部涂抹橄榄油或润唇膏，在操作过程中与患者保持交流，以其感受最舒服的方式和频次进行口腔护理。

（3）尿失禁和尿潴留：尿失禁和尿潴留是临终躁动的常见原因，会给患者及照护者带来极大的痛苦和焦虑。对于濒死阶段患者，可以留置导尿管持续导尿，以实现最大限度的舒适护理；粪便嵌塞是濒死患者尿潴留的常见原因，通过灌肠或手动排便等方法促进大便排出后可能缓解尿潴留。

1）尿潴留：首先评估尿潴留的原因，可能是由膀胱出口梗阻（尿道流出受阻）或逼尿肌收缩无力导致。如果床旁超声显示膀胱残余尿增多，提示尿潴留。对于可能无法通过语言交流的濒死患者，烦躁可能是尿潴留的信号。应先尝试保守措施，如排空直肠（通过泻药或手动排便）。此外，应进行药物核查，以停用可能引起便秘或降低逼尿肌活性的药物。如果这些措施无效，可以使用留置或间歇性导尿管，具体选择取决于护理环境，包括是否有能够进行导尿的护理人员及患者的偏好。

2）尿失禁：首先评估原因，如果体位和热敷等物理方法无效，通常使用留置导尿管，此方法可能会使尿失禁患者保持干燥，但插入和留置导尿管本身可能会引起不适，并可能会出现渗漏、堵塞和感染等问题。

选择合适的排泄辅助或控制产品（如坐便器、尿壶、尿套、尿垫）需要综合考虑患者的体能、个人偏好和护理能力（家庭照护还是医护）及设备的可用性。

L先生躁动明显，肛门指检触及硬粪块，床旁超声显示膀胱充盈，估测残余尿

200ml。诊断谵妄、粪便嵌塞和尿潴留。予利多卡因胶浆纳肛后人工手动排便，尿潴留未缓解，行留置导尿后患者逐渐安静。

（4）疼痛：死亡过程包括进行性肾衰竭伴少尿和无尿。对于一直服用阿片类镇痛药的患者，当其不能再口服时，应仔细评估镇痛的持续需求，并考虑减少剂量或延长给药间隔，或改为丁丙诺啡、芬太尼和美沙酮，以外贴、持续皮下或静脉注射方式给药。

原来口服的NSAID如停用后发作疼痛可改为经直肠或注射给药；其他口服辅助药物（如加巴喷丁、普瑞巴林或SNRI）应逐步停用，要注意预防出现戒断综合征。

并非所有患者在临终阶段都会经历疼痛。如果发现疼痛，应及时评估疼痛程度并有效地处理，治疗导致疼痛的可逆性因素，如尿潴留。如果可能的话，根据患者的喜好来选择用药途径。

对于无法有效表达疼痛的患者，如痴呆患者或表达障碍的患者，可以使用经过验证的行为疼痛评估量表来帮助疼痛评估。通常通过观察患者的声音语言表达（如哭喊、呻吟）、表情（如皱眉、面部肌肉紧张）、频繁位置调整、有无重复性动作、行动异常（如肌肉紧张、跛行）和自主神经功能紊乱（如心率、血压变化）等来判断（详见“疼痛”章节）。

（5）呼吸困难：临终患者会害怕死于窒息，需要明确告知患者和家属，呼吸困难可以通过药物予以控制，以打消其顾虑和恐惧。具体用药方案如下。

1）初用吗啡患者，使用吗啡10mg＋咪达唑仑10mg 持续皮下注射/24h，或吗啡2.5 ～ 5mg＋咪达唑仑2.5 ～ 5mg ih qh（必要时）

2）对阿片类药物耐受的患者，按照25% ～ 33%的比例增加阿片类药物的定时和必要时剂量（详见“呼吸困难”章节）。

临终阶段，低氧血症是伴随死亡过程的必然表现，此时氧疗的目的不是纠正低氧血症，而是缓解症状。如果患者感觉吸氧带来不适，可以与患者和家属协商一致后停止吸氧。良好的通风环境、小风扇吹口鼻三角区和体位调整有助于缓解呼吸困难。

（6）烦躁不安和谵妄：临终患者可表现为辗转反侧、烦躁不安、坐卧不宁，可伴有幻觉和妄想；不是所有临终患者的兴奋表现都是谵妄，但谵妄的患者多数表现为兴奋。可以在安静的环境，放一些舒缓的音乐，家人握着患者的手、轻拍或者按摩等，让患者感知到亲人的陪伴，有助于缓解症状。如果无效，可以进行药物治疗。对于谵妄患者，首选氟哌啶醇，必要时同时应用氟哌啶醇和咪达唑仑或右美托咪定（详见“临终躁动”章节和“谵妄”章节）。单独使用苯二氮䓬类药物可能诱发或加重谵妄。

（7）临终喉鸣（噪声性呼吸）：由于患者的喉头及气管分泌物淤积，随呼吸发出的声音。因为患者多已昏迷，此时的处理更多的是减轻患者家属的痛苦，故需要了解家属的担心和恐惧，解释该症状通常不会增加患者的痛苦。

临终喉鸣的处理是非常系统有条理的，与急性病医疗的处理思路不同，需要在体会和实践中达到熟练应用。

1）提前控制液体量。

2）调整为半俯卧位可能有助于引流，如果家属有强烈需求，昏迷患者可抽吸口腔及口咽部分泌物。

3）可选丁溴酸东莨菪碱、氢溴酸东莨菪碱或格隆溴铵等减少分泌，但效果不肯定。

4）未完全昏迷并有痛苦表现的患者可加用吗啡和咪达唑仑（详见“临终喉鸣”章节）。

（8）濒死阶段的药物调整

1）停用无效药物：应停用预防性药物，如降脂药、抗凝药、双膦酸盐类药物或地诺单抗和质子泵抑制剂。如果患者有癫痫发作史，应继续使用抗惊厥药物，可改为皮下注射苯二氮䓬类药物。由于器官功能受损和食物摄入减少，糖尿病相关药物应停止。血糖应控制在 5 ～ 15mmol/L 的目标范围内，以尽量减少症状。唑来膦酸可用于缓解恶性高钙血症引起的谵妄。此阶段输注红细胞和血小板作用有限。

2）保留有助于舒适的药物：通便药在使用阿片类镇痛药的患者有助于预防便秘，此类药物建议保留。镇痛药、镇静药、镇吐药、退热药、利尿剂、激素、化痰药及控制心率的药物，被认为是濒死患者必备的药物。通常建议停抗菌药物，但如果可以控制体温、尿路或皮肤感染等有助于减轻症状，则可以继续使用。

3）濒死阶段的用药方式调整：濒死阶段面临的具体用药问题是患者已无法口服，这种情况下如何给药呢？

患者处于临终阶段，吞咽往往变得困难，对于无法口服的患者常改为注射方式给药。对于原来没有静脉管路的患者，优先选择间断和持续皮下给药的方式，可根据需要或使用注射泵进行持续皮下注射，常见症状控制用药见表7-1。由于外周灌注不良、出汗或发热等原因，透皮贴剂的疗效可能无法预测。

对于大多数患者来说，首选的给药途径是连续皮下输注，被认为是有效、可行、安全且价廉的。将皮下套管针留置在锁骨下和腹部等躯干部位最多7天（通常为 3 ～ 5 天），用透明黏性敷料固定即可。控制暴发症状选择静脉或皮下注射、舌下含服或直肠给药。由于患者通常已经无法表达自己的需求，按时常规给药控制症状很重要，除非患者拒绝。

表7-1 濒死阶段常见症状的皮下给药方案

症状	药物（必要时）	备注
疼痛	非吗啡耐受的患者，盐酸吗啡1～5mg，吗啡耐受的患者比原来剂量增加30%	•如有肾衰竭，可改为注射阿芬太尼
躁动不安	咪达唑仑2.5～5mg＋氟哌啶醇	•如果诊断谵妄，联合使用氟哌啶醇等抗精神疾病药物而非单用咪达唑仑
临终喉鸣	丁溴东莨菪碱20mg（≤120mg/24h）或格隆溴铵200～400μg（≤1.2mg/ 24h）	•也可选择氢溴酸东莨菪碱400～600μg（≤2.4mg/24h），可能导致镇静和意识混乱
恶心呕吐	首选药物是甲氧氯普胺滴定至有效或氟哌啶醇0.5～3mg（≤10mg/24h） 左美丙嗪6.25～12.5mg（≤25mg/24h）或昂丹司琼8～24mg/24h	•如果症状得到很好的控制，继续患者的常规镇吐药 •高剂量的氟哌啶醇、左美丙嗪和奥氮平可作为抗精神疾病药物使用
恶性肠梗阻	奥曲肽＋氟哌啶醇	•适当的补液和纠正电解质紊乱，持续鼻胃管抽吸减压仅短期应用
呼吸困难	吗啡1～2.5mg（必要时）	•可酌情增加剂量

注：对于原有保留静脉通路的患者可以通过静脉给药。

本例患者入院时已经不能顺畅吞咽，故停用所有口服药物，根据血糖检测结果临时调整胰岛素用量，防止出现血糖明显异常导致痛苦症状；因患者平素害怕注射方式，故将每日吗啡缓释片和吲哚美辛等剂量换算调整为硫酸吗啡栓和吲哚美辛栓，定时入肛。经过上述处理后，患者大部分时间安静，偶尔躁动时予暴发痛控制剂量的吗啡临时入肛，患者很快恢复安静。

（9）临终阶段可能出现的紧急事件：临终阶段急性并发症的处理原则不同于非临终期的患者，目标聚焦于为患者减轻痛苦，维持尊严。

1）大出血：保持冷静，立刻求助，保证一直有人陪伴并安抚患者。尽量用深色毛巾直接按压出血部位，指导照护者尽可能坐在或站在患者身后加压，以减少出血事件对照护者的影响，并与患者保持交谈或抚触，陪伴和非药物干预比注射镇静药物更重要。使用镇静药：咪达唑仑3～5mg或地西泮10mg iv、咪达唑仑10mg im，或咪达唑仑10mg舌下含服，可使用肠外制剂或口含液（颊部）给药方式。同时应安抚患者家属。

2）大气道阻塞和窒息：应用阿片类药物和苯二氮䓬类药物或其他强镇静剂，吗啡2～5mg ih/iv，或咪达唑仑3～5mg ih/iv。

3）癫痫持续状态：可以给予地西泮5～10mg iv。

本例患者入院后评估存在大出血风险，患者家属在充分理解患者此时如果出现大出血则是临终表现，一致同意一旦出现大出血同意接受镇静治疗，并准备了深色毛巾和手套。

五、提供心理、社会、灵性层面的支持

临终患者的照护不能只局限于躯体症状的管理，同时需要为患者及家属提供心理、社会、灵性层面的支持。

（一）为患者提供积极的倾听、咨询和社会/情感支持

1. 确保患者自己的意愿和想法被听到和尊重。当患者意识清醒时，即使很虚弱、交流困难，也要经常询问患者对治疗的想法和对病情的感受。最好提前了解哪些是患者本人期待的照护方式，同时解决患者的担忧。

2. 临终前的交流原则是“报喜不报忧”，但避免说假话——“真话不全说，假话全不说”。

3. 建立信任，使患者有机会倾诉焦虑、恐惧等情绪；了解愤怒是预期哀伤的表现之一，包容接纳对方的情绪。

（二）尝试探讨灵性议题

非常重要，如果患者愿意的话，与其讨论灵性相关议题。

1. 倾听、尝试探讨患者和家属对于即将到来的死亡的反应。

2. 尽量帮助有宗教信仰的患者满足愿望。

3. 医生不要强加自己的观点，同时尽量保护患者不被他人（如过度热情的宗教人士）干扰。

4. 对于不愿谈及死亡话题的患者，可以谈谈他们生活的意义。

本例患者入院后的次日下午突然清醒，虽然虚弱，但是可以进行交流。当被问及“你是想告诉我们些什么吗?”患者主动表达自己将要离世，口头做了遗产安排，嘱咐孩子们照顾好老伴。还说自己这一生过得很满意，明确表示不做抢救，希望以佛教的方式在助念中往生，希望家人都能陪伴在身边，并交代了穿哪些他喜欢的衣服，选定了最后用的照片。

（三）指导家属积极参与照护和与患者的交流

1. 提供指导，鼓励家属参与患者的照护过程。让家属有机会尽一己之力，有利于降低哀伤。

2. 了解家属需求，他们通常担心患者痛苦，想知道患者是否舒适。向家属解释在临终时可能遇到的情况，有助于减轻家属的恐惧。

3. 鼓励家庭内部沟通，探讨解决儿童监护、老人赡养、财产安排、重大分歧、丧葬方式等具体问题。

4. 协助患者与家人道爱、道谢、道歉和道别，让家庭内部能有机会深度交流。彼此原谅和放下内疚，修复关系，达成和解，这对于减轻哀伤至关重要。在这个阶段，患者更关心的通常是他们的家庭，而不再是自己。因此，指导家属向患者表达如何具体照顾好自己和其他家庭成员，有助于患者放下牵挂，平静离去。

缓和医疗团队利用L先生清醒的机会，指导L先生的子女向父亲道谢、道爱、道歉和道别，并且帮助患者为他的家人们准备了一些小礼物作为留念。在这个过程中，患者从外地赶来的小儿子因为没有机会在床旁尽孝哭着向父亲表示道歉，L先生告诉儿子因为他工作出色，一直是自己的骄傲。安宁疗护社工指导患者的子女向L先生承诺接下来会具体做些什么照顾母亲，并将之后按照患者的想法在保障能控制痛苦症状的前提下去佛堂往生的安排一一汇报，最终L先生入睡。

六、死亡表现

当患者出现下列情况时，表明生命已经终止。

1. 呼吸完全停止。

2. 心搏和脉搏停止。

3. 对摇动和呼叫完全没有反应。

4. 眼睛固定在一个方向，眼睑张开或关闭。

5. 皮肤颜色由白变灰。

在医疗环境中，有心电图机等设备可以协助确定死亡。但在居家情况下，只能通过上述表现判断，进一步联系社区卫生机构核实并开具死亡证明书。

七、丧事指导

患者死亡后，有许多现实问题需要立即处理。作为哀伤关怀的一部分，应给予家属相应的指导，或者至少能给他们提供进一步的资讯和相关信息。在医院，应该有专人或部门协助丧葬事宜；在社区，全科医生、护士及丧葬承办人等都应能提供有效帮助。

患者死亡后，通常家属可能涉及的问题如下。

1. 指导家属为逝者擦洗身体和按照之前逝者自己的喜好穿衣服，整理遗容，并在这个过程中完成道别。

2. 就是否拔除遗体的体腔引流管、缝合伤口等与家属达成一致。

3. 开具死亡证明书。

4. 决定是否让逝者接受尸检。

5. 如果患者曾签署遗体捐赠协议，协助家属办理完成相关事宜。

6. 协助家属联系具体丧葬机构和安排相关事宜。

7. 对于有明确宗教信仰的逝者，应尽量满足其举行相应宗教告别仪式的需求。

8. 提供哀伤关怀的相关宣教材料及可以寻求帮助的机构或资源。

L先生在入院后的第4天陷入昏迷状态，血氧饱和度开始逐渐下降。判断患者即将离世，故帮助家属携带2日药量、哀伤指导手册和咨询电话办理出院，将患者转送至事先联系好的佛教安养院，患者当天就在佛教助念仪式中安详离世。1周后家属专程来病房表达对缓和医疗团队的感谢。

在患者临终前，支持家属接受亲人将要离世的事实并着手准备，建立美好的回忆和做好财产安排，了解患者身体的状况并留下美好的形象，患者得到身、心、社、灵的整体支持，整个家庭得到连续性的缓和医疗照顾；在患者临终时，让亲人尽可能陪伴照顾、患者离世时看起来平静安详、在患者离世过程中支持家属的情感表达，是有效降低哀伤的策略。

参考文献

[1] IJAOPO E O，ZAW K M，IJAOPO R O，et al. A Review of Clinical Signs and Symptoms of Imminent End-of-Life in Individuals With Advanced Illness [J]. Gerontology and Geriatric Medicine，2023，9：23337214231183243.

[2] TWYCROSS R G，WILCOCK A，STARK TOLLER C. Introducing palliative care [M]. Sixth edition. London：Pharmaceutical Press，2021.

[3] CRAWFORD G B，DZIERŻANOWSKI T，HAUSER K，et al. Care of the adult cancer patient at the end of life：ESMO Clinical Practice Guidelines [J]. ESMO open，2021，6（4）：100225.

[4] BRUERA S，CHISHOLM G，DOS SANTOS R，et al. Variations in vital signs in the last days of life in patients with advanced cancer [J]. Journal of pain and symptom management，2014，48（4）：510-517.

[5] DAVIS M，HUI D，DAVIES A，et al. MASCC antiemetics in advanced cancer updated guideline [J]. Supportive Care in Cancer，2021，29（12）：8097-8107.

第8章 缓和镇静

本章深入探讨了缓和医疗中的重要治疗手段——缓和镇静（palliative sedation）。通过具体病例，详细介绍了缓和镇静的定义、类型、适应证、规范决策流程及实施方法。强调了缓和镇静在终末期患者难治性症状管理中的重要性。本章还介绍了常用的缓和镇静药物及其用法，并讨论了实施缓和镇静过程中对家属及医护人员的支持，以及涉及的伦理考量。旨在帮助读者掌握缓和镇静的知识与操作规范，为终末期患者提供更优质的缓和医疗服务。

患者，女，83岁。3个月前因腹痛发现胰头癌伴肝转移。近9天出现皮肤、巩膜黄染，发热、腹痛加重3天。查体：意识清楚，大部分时间卧床，搀扶下可下地走路，上腹部压痛阳性，无反跳痛。实验室检查：白细胞20×10^9/L，中性粒细胞百分比88%，血总胆红素98μmol/L，血直接胆红素70μmol/L，血肌酐189μmol/L。诊断为急性梗阻性化脓性胆管炎、急性肾损伤。既往高血压、糖尿病、冠心病、陈旧性脑梗死、胃食管反流病。入院后给予抗感染、镇痛治疗，同时进行经皮肝穿刺胆管引流术+胆管内支架引流术。患者出现夜间烦躁不安、谵语、思维混乱、注意力不集中，临时皮下注射氟哌啶醇2.5mg，症状缓解不满意。患者基础疼痛控制不满意，增加口服镇痛药。同时，常规口服奥氮平2.5mg控制症状，躁动程度下降。家属很担心，询问医生患者发生了什么，向家属宣教谵妄的原因、预后和治疗策略，并同理、安抚家属，降低其焦虑。入院1周后患者出现体力下降，吞咽困难，口服药物受限，夜间躁动加重，先后尝试氟哌啶醇、咪达唑仑间断给药，效果不稳定，且患者常在白天也发生谵妄。

这个患者可以考虑缓和镇静吗？

一、缓和镇静的定义

缓和镇静是终末期患者难治性/顽固性症状的一种缓和医疗手段。通过使用镇静药物，不同限度地降低患者的意识水平，减轻患者不可忍受的痛苦。与安乐死不同，缓和镇静并不改变患者的生存期。因出现顽固性症状的患者预计生存期一般较短，故缓和镇静实施时间通常较短。但在少数情况下，非持续深度镇静的时间可达数月。

二、缓和镇静的类型

1. 根据镇静深度分类

分为浅度镇静和深度镇静。浅度镇静不影响意识或容易唤醒。深度镇静是有意使患者丧失意识。

2. 根据镇静时间分类

分为间歇镇静和持续镇静。间歇镇静是指对患者进行短时间镇静，如仅夜间实施镇静以辅助患者入睡。持续镇静分为持续渐进镇静和持续深度镇静（continuous deep sedation，CDS）。前者指持续使用镇静剂并视情况增减剂量；后者用于预计生存期小于2周的患者，可镇静到生命最后一刻。

三、缓和镇静的适应证

1. 常规缓和镇静的适应证

（1）处于终末期：终末期无明确的时长定义，也难以准确评估。部分学者认为终末期应以预计生存期小于2周为界，亦有部分学者认为应以预计生存期小于6个月为界。

本例患者高龄，有恶性肿瘤，存在多器官功能障碍（肝脏、肾脏），合并多种基础疾病，生存期严重受限。告知家属患者疾病所处的阶段、治疗方案的利弊及近期和远期预后。家属多次表达“希望患者少痛苦，如果不能有质量地活着，就安安静静地离开”。符合缓和镇静的第一条适应证。

（2）存在一个或多个顽固性症状：顽固性症状指在不降低意识水平时，经多学科综合治疗后仍无法有效缓解的症状。顽固性症状应符合以下特征：①去除心理、社会、灵性因素影响后症状仍未有效缓解。②现有治疗效果不佳。③无法在可接受的时间范围内得到有效治疗。④可能的治疗手段存在无法接受的风险。常见的顽固性症状为疼痛、呼吸困难。对于心理生存痛苦是否适用于缓和镇静尚无统一结论。一方面，患者的心理状态往往会随病情和时间产生较大波动，难以评估心理生存痛苦是否为顽固性症状；另一方面，心理生存痛苦并不能反映患者的疾病状况是否发生极度恶化。值得注意的是，上述治疗指不降低意识水平的治疗手段。评估流程见图8-1。

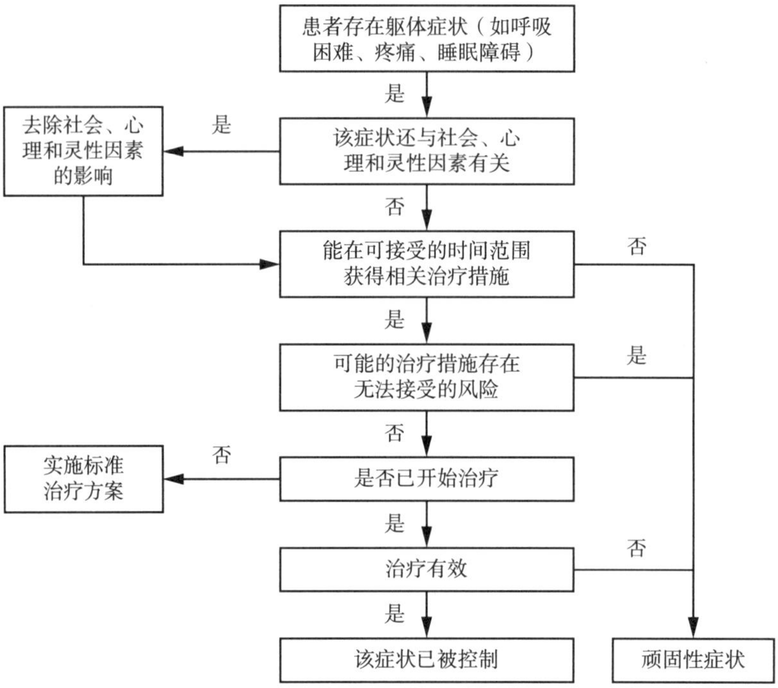

图8-1　评估是否存在顽固性症状的流程

本例患者入院后给予抗感染、改善循环、营养支持外，同时接受了充分的缓和医疗服务：在医生参与和指导下召开家庭会议，共同商讨下一步的医疗诉求。家属表示理解并拒绝肾脏替代治疗，入院初期以家属陪伴、安抚、增加时间空间定向力为主应对谵妄，患者可安静入睡；人工唾液改善患者口腔干燥症状；予温水擦浴、加强保湿、苯海拉明乳膏等缓解瘙痒。入院1周后谵妄加重，且逐渐失去配合吞咽的能力，先后尝试氟哌啶醇、咪达唑仑间断给药，效果不稳定，符合缓和镇静的第二条适应证。本例患者的谵妄状态去除心理、社会、灵性因素影响后，应用家人陪伴安抚、氟哌啶醇及奥氮平药物治疗仍然控制不佳，经过顽固性症状评估流程确定谵妄是其顽固性症状。

（3）顽固性症状产生了无法忍受的痛苦：无法忍受的痛苦常由患者主观定义，但医护人员可使用NRS等辅助评估疼痛级别。

（4）存在接受缓和镇静的主观意愿：以减轻患者疼痛为核心。

患者躁动、谵妄、皮肤瘙痒明显，无法清楚表达个人意愿；陪同家属情绪低落，体力和心力均产生较大消耗，多次表达希望以减轻患者痛苦为目标。符合缓和镇静的第三条适应证。

家属表示以对症治疗为主，希望“减轻患者的痛苦，不要延长痛苦时间”，希望患者可以无痛苦地走，必要时可接受镇静治疗。符合缓和镇静的第四条适应证。

2. 持续深度镇静的适应证

持续深度镇静的适应证更为严格，在上文基础上还应包括以下内容：①间歇镇静效果不佳。②团队已再次确认患者情况。

持续深度镇静只有在极少情况下才能使用。此外，持续深度镇静涉及伦理问题，其实施时机值得关注。目前我国尚无相关指南出台，皇家荷兰医学会和挪威医学会认为可在预计生存期小于2周时实施，而美国则允许为预计生存期小于6个月的患者实施持续深度镇静。若生命末期突发大出血、窒息等严重症状，可紧急应用持续深度镇静。

四、不适用于缓和镇静的情况

患者不存在顽固性症状，但为避免直面死亡而要求进行镇静；产生痛苦的症状存在未被纠正的可逆因素；痛苦可忍受；患者拒绝；家属单方面要求；医生为减少自身工作量而让患者接受镇静等。

五、缓和镇静的规范决策流程

缓和镇静的决策流程应在顽固性症状出现之前启动。应充分告知患者缓和医疗的目的与措施，让患者意识到当症状无法控制时，缓和镇静可作为最后的手段来保证患者舒适、有尊严地离世。

1. 患者提出书面（推荐）或口头申请

申请内容应包括申请人、申请理由、希望接受何种形式的缓和镇静和家属意见等。当患者家属对此决定不知情时，缓和医疗团队应在征得患者同意后与家属沟通，向家属告知患者的病情、治疗方案、实施缓和镇静的意愿、偏好等信息，帮助家属和患者有效沟通。极少情况下患者会拒绝家属参与决策，若拒绝则说明仍存在某些尚未解决的痛苦。缓和医疗团队应再次与患者深入交流，并建议重新考虑。

此外，医生可根据病情建议患者接受缓和镇静治疗，但最终仍需患者主动地提出申请。

2. 评估缓和镇静指征及方案

当终末期患者出现严重的痛苦症状且由患者本人或家属提出缓和镇静需求时，应进行评估，需由2名临床医生评估并一致同意缓和镇静，明确患者满足缓和镇静的指征，排除造成痛苦症状的可逆或可治疗因素（如急性肠梗阻、颅内压增高）。若患者符合指征，缓和医疗团队应制订详细的缓和镇静方案，包括缓和镇静目的、用药方案、监测、维持生命医疗选择等。同时把患者知情同意书、缓和镇静方案选择依据、专家讨论记录等信息记录在病历中。

3. 与患者和/或家属讨论并签署知情同意书

当患者具有自主决定能力时，缓和医疗团队应与患者及家属充分讨论以下内容：①患者病情、预计生存期等。②承认病情无法痊愈。③缓和镇静的目的、用药方案、不良反应等。④实施缓和镇静期间对维持生命医疗的选择，如补液、输血、抗菌药物及心肺复苏。⑤除缓和镇静外其他治疗方案。

当患者不愿直接参与讨论或做出最终决定时，可要求患者通过书面方式指定代理人。此时知情同意书还应注明：①患者已通过书面方式指定代理人。②已向代理人提供患者病情、缓和镇静方案、替代方案等信息。③代理人做出选择时已充分考虑风险与获益。

当患者缺乏自主决定能力时，相关讨论和决策过程应在合乎法律及伦理的基础上进行。

六、缓和镇静的实施方法

1. 确定缓和镇静方案

缓和镇静中所需要意识水平降低的程度和持续时间应以患者的症状管理效果为准。除临终时的紧急情况外，一般应以浅度镇静或间歇镇静开始，根据患者症状进展再转为深度镇静或持续镇静，随着患者症状的进展，最终都可能根据需要将方案调整为持续深度镇静直至死亡。

2. 缓和镇静药物的实施

实施缓和镇静时须非常谨慎，精确滴定缓和镇静药物确保患者的舒适度，并避免药物过量可能对生存期的影响。实施缓和镇静时，须遵循相称性原则，通过滴定的方式，用最浅的镇静深度、最小的药物剂量、最小的副作用达到最好的症状控制。

3. 缓和镇静评估与记录

诱导患者进入镇静状态后，需定期评估患者的生命体征和症状控制效果，及时调整缓和镇静药物维持剂量，根据镇静效果及时调整缓和镇静方案。在开始进行缓和镇静时，应至少每20分钟评估1次，直到达到满意的镇静效果。在缓和镇静的稳定期，每8小时评估1次患者的生命体征、疼痛、意识水平和与缓和镇静药物有关的不良反应（如谵妄、躁动或误吸），并对所使用的缓和镇静药物剂量进行回顾。需每天评估患者是否有缓和镇静之外的替代治疗可能。

对于缓和镇静的细节须全程详细记录，包括缓和镇静的适应证、药物起始剂量和滴定过程及症状控制的情况。

本例患者最初谵妄状态主要发生在夜间，给予间歇缓和镇静控制谵妄躁动症状。

七、缓和镇静药物

ESMO和欧洲缓和医疗协会（European Association for Palliative Care，EAPC）推荐使用的缓和镇静药物见表8-1。

表8-1 ESMO和EAPC推荐使用的缓和镇静药物

药物	特点	给药方式	起始剂量	通常有效剂量
咪达唑仑	推注时效应达峰时间短（2～5分钟）；半衰期短，利于滴定；适合居家镇静	皮下注射、静脉注射	0.5～1mg/h，诱导时按需1～5mg	1～20mg/h
劳拉西泮	效应达峰时间更长（约30分钟）；半衰期较长，代谢产物无镇静效应	皮下注射、静脉注射	每2～4小时予0.05mg/kg	

续 表

药物	特点	给药方式	起始剂量	通常有效剂量
氯丙嗪	控制激越型谵妄效果更好，适合居家镇静	静脉注射、肌内注射、经直肠、经口	每4～12小时静脉或肌内注射12.5mg或经直肠25～100mg，持续输注3～5mg/h	肠外37.5～150mg/d 经直肠75～300mg/d
苯巴比妥	适用于苯二氮草类药物耐受的患者	皮下注射、静脉注射	单次1～3mg/kg，然后持续输注0.5mg/（kg·h）	50～100mg/h
丙泊酚	适用于诱导和维持持续深度镇静	静脉注射	0.5mg/（kg·h）	1～4mg/（kg·h）

（一）咪达唑仑

咪达唑仑是目前临床上最常用的缓和镇静药物，也是ESMO、EAPC和荷兰缓和镇静国家指南推荐的首选缓和镇静药物。

1. 药理学特点

（1）无论通过静脉注射给药还是皮下注射给药，咪达唑仑均具有极高的生物利用度（＞96%）。

（2）咪达唑仑的达峰时间取决于给药方式：若以单次静脉推注给药，可在4分钟内达90%效应室浓度（effect site concentration）；若以持续静脉输注给药，可在50分钟内达90%效应室浓度。

（3）咪达唑仑的半衰期短：持续输注时半衰期在1～3小时内，利于快速地根据症状控制效果滴定剂量。

（4）咪达唑仑脂溶性强，表观分布容积较大，造成个体间的滴定后维持剂量相差较大。

（5）咪达唑仑的代谢产物1-羟基咪达唑仑仍具有镇静效应，长期应用可造成蓄积。

2. 药物用法

（1）给药方式：咪达唑仑可持续静脉输注，也可静脉注射、肌内注射。持续输注给药用于缓和镇静的维持阶段，静脉注射可在缓和镇静的诱导阶段按需使用。

（2）起始剂量：ESMO和EAPC推荐的咪达唑仑起始剂量为持续输注0.5～1mg/h，按需推注1～5mg。

（3）维持剂量：ESMO和EAPC提出的咪达唑仑通常有效维持剂量为1～20mg/h，但由于咪达唑仑滴定后维持剂量差异较大，根据目前现有的临床研究报道，咪达唑仑的维持剂量多在0.5～60mg/h，最高可达480mg/h。若在缓和镇静前接受过苯二氮䓬类药物，咪达唑仑平均剂量相对更高。对临终患者应用咪达唑仑行持续缓和镇静的时间不应超咪达唑仑适用于所有缓和镇静类型，咪达唑仑可经皮下注射给药的特点使其适合于居家使用。

（4）咪达唑仑适用于几乎所有顽固性症状的缓和镇静，但对于呼吸困难，咪达唑仑联合使用吗啡可能是更好的选择。有临床研究显示，联合应用吗啡（2.5mg/4h或已用剂量增加25%）和咪达唑仑（5mg/4h）镇静能更好地控制临终患者的呼吸困难。

3. 不良反应

咪达唑仑作为苯二氮䓬类药物，其主要的不良反应包括呼吸抑制及加重或诱发谵妄发作。尤其是应用于已有呼吸困难或谵妄的患者，其不良反应的发生率更高。对咪达唑仑用于缓和镇静时发生不良反应的处理应根据患者病程考虑。以呼吸困难为例，ESMO缓和镇静临床实践指南认为，对濒临死亡的患者给予苯二氮䓬类药物行缓和镇静时，其剂量无须根据患者病程中的呼吸频率降低进行调整；但对于非濒临死亡的患者在给予苯二氮䓬类药物行缓和镇静时，应检测呼吸频率，且当患者发生危及生命的呼吸抑制时，可减少其剂量或予氟马西尼拮抗。

（二）劳拉西泮

除咪达唑仑外，EAPC还推荐其他苯二氮䓬类药物，如劳拉西泮作为缓和镇静药物。劳拉西泮在缓和镇静中的使用率在不同国家和中心之间差异较大，可能与医生的经验和偏好有关。

1. 药理学特点

与咪达唑仑相比，劳拉西泮具有以下药理学特点。

（1）在同样以单次静脉推注给药的前提下，劳拉西泮的达最大效应时间更长（约30分钟）。

（2）劳拉西泮的半衰期相对更长。其清除不受肝肾功能异常的影响。

（3）劳拉西泮的葡糖醛酸化代谢产物没有镇静效应。

2. 临床用法

（1）给药途径：劳拉西泮可静脉或皮下给药。

（2）给药方式：推注给药为主，持续输注相对不常用。

（3）起始剂量：EAPC推荐的劳拉西泮起始剂量为每2～4小时注射0.05mg/kg。

（4）维持剂量：尚无指南给出劳拉西泮的通常有效剂量。由于静脉推注劳拉西泮的达最大效应时间较静推咪达唑仑更长，滴定维持剂量的难度也更大，滴定时应注意镇静深度。

（5）由于劳拉西泮的半衰期相对更长，且葡糖醛酸化后的代谢产物没有镇静效应，间歇静脉推注劳拉西泮适用于间歇镇静，单次静脉推注劳拉西泮适用于暂时需要缓和镇静的患者。

（6）由于劳拉西泮的达最大效应时间较长，不适用于需要紧急行缓和镇静的患者。

（三）氯丙嗪

ESMO和EAPC推荐两种适用于缓和镇静的抗精神疾病药物，分别为左美丙嗪（未在中国注册）和氯丙嗪。以下仅介绍氯丙嗪。

1. 药理学特点

氯丙嗪除具有镇静效应外，还具有抗精神疾病作用和镇吐作用。

2. 临床用法

（1）氯丙嗪可经静脉注射、肌内注射或经直肠给药，亦可经口服给药。

（2）起始剂量：ESMO和EAPC推荐的起始剂量为：①静脉注射或肌内注射，每4～12小时给药1次，每次12.5mg。②经直肠，每4～12小时给药1次，每次25～100mg。③持续静脉输注，3～5mg/h。

（3）维持剂量：ESMO和EAPC推荐的氯丙嗪一般有效剂量为经肠外37.5～150mg/d，经直肠75～300mg/d。

3. 适应证

（1）多数情况下氯丙嗪可作为继咪达唑仑之后的二线缓和镇静药物。对于激越型躁动患者及伴有恶心、呕吐的患者，氯丙嗪的抗精神疾病作用和镇吐作用使其对患者的症状管理更为有利。

（2）氯丙嗪作为居家缓和镇静药物较咪达唑仑具有如下优势：居家镇静患者中谵妄占顽固性症状的比例更高，氯丙嗪的给药途径更方便、获得程序更简单、价格更便宜。

（四）苯巴比妥

苯巴比妥可快速降低患者的意识水平，推注给药可用于诱导缓和镇静。

1. 临床用法

（1）给药途径：皮下注射或静脉注射。

（2）给药方式：推注给药或持续输注给药。

（3）起始剂量：ESMO推荐的苯巴比妥起始剂量为1～3mg/kg。

（4）维持剂量：ESMO推荐的苯巴比妥维持剂量为0.5mg/（kg·h），通常有效剂量为50～100mg/h。

2. 适应证

ESMO推荐苯巴比妥作为极度耐受苯二氮䓬类药物患者的缓和镇静药物。

（五）丙泊酚

丙泊酚作为全身麻醉药物，需要麻醉科医生执行医嘱。ESMO缓和镇静临床实践指南推荐丙泊酚作为极度耐受苯二氮䓬类药物患者的缓和镇静药物。

1. 药理学特点

以静脉推注方式给药时，其起效时间（可低至10秒）、达最大效应时间（60～90秒）和效果持续时间（4～8分钟）均很短。因此，可用于紧急控制患者的症状发作及快速诱导患者进入深度镇静状态。

2. 临床用法

（1）给药途径：仅能通过静脉注射给药。

（2）给药方式：可静脉推注或持续静脉滴注给药。

（3）起始剂量：EAPC推荐的持续静脉注射剂量为0.5mg/（kg·h），另有综述推荐起始静脉推注剂量为0.25mg/kg，推注时间须≥10秒，若2分钟未起效，再给予静脉推注0.5mg/kg。

（4）维持剂量：EAPC推荐的丙泊酚维持剂量为1～4mg/（kg·h），另有综述推荐若已接受丙泊酚持续输注患者的症状发作需紧急控制，可每5分钟按需给予丙泊酚0.25mg/kg或0.5mg/kg静脉推注，并增加10～30μg/（kg·min）的静脉输注剂量。

3. 适应证

（1）当其他缓和镇静药物均不能有效管理患者症状时，可考虑使用丙泊酚。

（2）丙泊酚仅适合用于持续深度镇静，当尚未决定采用持续深度镇静时，不应使用丙泊酚。

（六）右美托咪定

虽然EAPC和ESMO目前均未推荐右美托咪定作为缓和镇静药物，但近年来其在缓和镇静中有广泛应用。右美托咪定的特点在于兼具镇痛效应，可减少合用的阿片类药物剂量；诱导的镇静可被唤醒，唤醒后患者神志清醒，沟通交流无碍。

现有文献支持右美托咪定用于顽固性疼痛、谵妄、呼吸困难和阿片类药物引发痛觉过敏患者的缓和镇静，可用于浅度镇静和间歇镇静。当应用右美托咪定行缓和镇静的患者需要调整为持续深度镇静时，应更换为其他药物，如咪达唑仑。

Massey's Thomas缓和医疗单元推荐右美托咪定用于顽固性疼痛患者的缓和镇静时的起始剂量为0.2μg/（kg·h），并可每30分钟根据疼痛控制效果滴定增加0.1μg/（kg·h）。

八、实施缓和镇静过程中对家属及医护人员的支持

1. 对家属的支持

无论缓和镇静的决策过程是否有患者本人参与，患者家属对镇静的理解和接受有助于帮助他们建立合理预期、减少哀伤。缓和镇静过程中，需关注家属对镇静后的症状控制是否满意，在患者镇静后的感受和担心，解释在镇静中可能出现的情况及濒死状态的表现和应对，及时调整镇静方案。

2. 对医护人员的支持

临终患者的镇静可能会对医护人员造成压力和创伤，对参与照护患者的医生、护士、护工表达出的困扰和情感需求给予相应的支持，才能继续为患者和家属提供合适的关怀。

九、伦理考量

缓和镇静涉及复杂的伦理问题，包括区分其与安乐死、医生辅助自杀的不同，患者处于临终阶段的预测是否准确，顽固性症状的判断是否正确，由患者家属提出的缓和镇静申请是否合理等。缓和镇静应在已采用全面的缓和医疗后仍无法缓解患者痛苦的情况下使用，需严格把握使用指征。不规范的缓和镇静可能会加快患者走向死亡的进程，严重违背伦理原则，甚至存在违法问题。因此，需要制订严谨、合理、详尽的

制度流程以规范缓和镇静的临床应用。

本例患者出现波动性的意识障碍、无法交流和躁动，考虑为谵妄。发生谵妄的可能原因包括高龄、感染、肝肾功能异常、疼痛、管路刺激、所用治疗药物等。在处理上，遵循缓和医疗的原则，选择熟悉的家人陪伴，避免束缚、鼻导管吸氧等引起不适感的护理，增加镇痛药，完善镇痛后患者的谵妄躁动状态仍没有改善。她的激越型躁动行为会加重患者的躯体不适症状，甚至引起躯体伤害，也引起照护者的恐慌和担忧，并增加护理量和护理难度。根据顽固性症状的评估流程，可以明确该患者出现了顽固性症状并因此有了无法忍受的痛苦。在家属充分了解患者病情和预后，明白缓和镇静的目的、用药方案和不良反应后，在有授权的情况下提出了缓和镇静的需求。医护团队给患者进行了间歇缓和镇静，帮助患者夜间入眠，控制症状，缓解痛苦。

末期患者白天谵妄越加明显，照护者的精力消耗增加。经过间歇镇静，家属体验到了患者无法交流“不在”的状态，且患者的整体状态也在衰弱。家属陪伴患者经历了病情逐渐恶化到急剧恶化的过程，慢慢接受死亡的不可避免。患者处在痛苦的挣扎之中，告知家属可以逐渐延长镇静时间，并逐渐过渡到持续深度镇静。向家属再次解释镇静、镇痛可能对呼吸、中枢抑制，可能存在睡眠中离开等可能，家属表示理解并希望患者可以少痛苦地离开。尊重患者家属的选择，继续咪达唑仑镇静控制谵妄。使用缓和行为量表及缓和预后量表，估计患者生存期以日或周计，本人在清醒时也接受持续深度镇静联合镇痛治疗，同时停用抗菌药物、保肝药等对于患者远期预后无改善的治疗。其间定时翻身、拍背，警惕压疮。患者家属陪伴在床旁，给以充分的时间与心理准备，指导家属做陪伴、舒适护理、抚触、梳头，指导四道人生等。患者于翌日上午安静离世。

参考文献

[1] 余佳文，刘红菊，宁晓红，等. 北京协和医院安宁疗护缓和镇静临床诊疗流程规范［J］. 中国医学科学院学报，2023，45（1）：64-70.

[2] WACHHOLTZ A B，FITCH C E，MAKOWSKI S，et al. A comprehensive approach to the patient at end of life：Assessment of multidimensional suffering［J］. Southern medical journal，2016，109（4）：200.

[3] PATEL C，KLEINIG P，BAKKER M，et al. Palliative sedation：A safety net for the relief of refrac-

tory and intolerable symptoms at the end of life [J]. Australian journal of general practice, 2019, 48 (12): 838-845.

[4] VAN LANCKER A, VAN HECKE A, VERHAEGHE S, et al. A comparison of symptoms in older hospitalised cancer and non-cancer patients in need of palliative care: a secondary analysis of two cross-sectional studies [J]. BMC geriatrics, 2018, 18: 1-10.

[5] PRADO B L, GOMES D B D, USÓN JÚNIOR P L S, et al. Continuous palliative sedation for patients with advanced cancer at a tertiary care cancer center [J]. BMC Palliative Care, 2018, 17: 1-7.

[6] WEIXLER D, ROIDER-SCHUR S, LIKAR R, et al. Austrian guideline for palliative sedation therapy (long version) Results of a Delphi process of the Austrian Palliative Society (OPG) [J]. Wiener Medizinische Wochenschrift, 2017, 167: 31-48.

[7] CHERNY N I. ESMO Clinical Practice Guidelines for the management of refractory symptoms at the end of life and the use of palliative sedation [J]. Annals of oncology, 2014, 25: iii143-iii152.

[8] BODNAR J. A review of agents for palliative sedation/continuous deep sedation: Pharmacology and practical applications [J]. J Pain Palliat Care Pharmacother, 2017, 31 (1): 16-37.

[9] GAMBLIN V, BERRY V, TRESCH-BRUNEEL E, et al. Midazolam sedation in palliative medicine: retrospective study in a French center for cancer control [J]. BMC Palliat Care, 2020, 19 (1): 85.

[10] HUI D, DE LA ROSA A, WILSON A, et al. Neuroleptic strategies for terminal agitation in patients with cancer and delirium at an acute palliative care unit: a single-centre, double-blind, parallel-group, randomised trial [J]. The Lancet Oncology, 2020, 21 (7): 989-998.

[11] BODNAR J. The use of propofol for continuous deep sedation at the end of life: A Definitive Guide [J]. J Pain Palliat Care Pharmacother, 2019, 33 (3-4): 63-81.

[12] MANO A, MURATA T, DATE K, et al. Dexmedetomidine for dyspnoea [J]. BMJ Support Palliat Care, 2020.

[13] TWYCROSS R G, WILCOCK A, STARK TOLLER C. Introducing palliative care [M]. Sixth Edition. London: Pharmaceutical Press, 2021.

第 2 部分

缓和医疗团队工作案例

团队协作是为患者及其家属提供全方位缓和医疗照护的关键。本部分通过三个生动的案例，详细展示了缓和医疗团队在不同情境下如何开展工作。这些案例不仅体现了缓和医疗团队在症状管理、家属支持、离世准备等方面的专业性，还突显了团队成员之间及与患者家属之间沟通、协作的重要性。通过学习这些案例，读者可以深入了解缓和医疗团队如何在实际工作中提升患者的生活质量，为患者和家属带来希望与支持。

2

第9章 ICU濒死患者的团队视角照护

李先生，69岁。确诊肺癌，手术切除后多程放化疗。既往有高血压、慢性阻塞性肺疾病，近期因肠梗阻行十二指肠壶腹部占位切除，术后出现胰漏，引起感染性休克，入住ICU并予气管插管呼吸机辅助呼吸，多脏器功能衰竭，无尿，生存期以天计。目前患者处于镇静镇痛状态：异丙酚 40mg/h＋瑞芬太尼 11.66μg/（kg·h）＋咪达唑仑 2mg/h。

ICU主管团队已向家属多次交代病情：胰漏不排除愈合的可能性，但近期连续2次感染性休克，多学科会诊认为预后不好。2天前已下病危通知书，告知家属生存期可能非常短。患者的老伴和儿子因手术的决策而自责不已，不能接受患者即将离世的信息，患者老伴情绪崩溃。

ICU主管医生请求会诊，希望缓和医疗团队协助明确治疗目标，并对家属的情绪给予支持。

缓和医疗团队应召会诊。由于本例患者涉及的主要是家属支持，会诊护士邀请缓和医疗团队社工共同对患者进行评估。

一、评估

1. 与ICU主管团队沟通

通过与ICU主管团队沟通，患者半个月内已发生2次严重的感染性休克，目前已经有2个脏器（肺及肾脏）衰竭，因此，判断原发病不稳定，近2天病情变化快，出现感染性休克，有随时离世的风险。通过了解患者病情变化、目前体征及检验结果、支持治疗的强度等信息，判断患者目前处于濒死期。

2. 患者情况及家庭支持系统

床旁看患者，李先生处于镇静状态，气管插管接呼吸机辅助呼吸，尿少，床旁间断血滤，球结膜水肿。

患者平素和爱人同住，育有1子，未婚。患者有2个兄弟，患者爱人有1个姐姐，他们都在外地，不能来陪伴和探望。

二、确定缓和医疗团队的工作内容

负责评估的缓和医疗团队成员将评估结果与团队其他成员同步并讨论，确认患者目前处于濒死期，并制订会诊工作计划。

1. 与家属沟通，促进家属理解患者可能随时离世这一事实。

2. 同理和支持家属的感受。

3. 给予家属哀伤指导和舒适照护。

4. 指导离世准备，包括感官陪伴、讨论有创抢救、离世地点、身前身后愿望、墓地、衣物、照片等。

5. 为患者提供舒适照护，重点关注口腔护理、球结膜水肿。

三、实施照护

（一）与家属确认患者进入濒死期

结合ICU主管团队对患者病情的判断，虽然家属仍期待病情有转机，但患者很有可能在短期内发生病情恶化并死亡，因此，需要按照濒死期做相应的沟通和准备。

1. 照护濒死期患者的常见问题

在患者临近生命终点的关键时刻，对于疼痛及其他身体症状，以及心理、社会、灵性层面细致全面的评估与管理，构成照护中不可或缺的一环。如疼痛，虽然气管插管限制了患者的语言交流，但在某些清醒状态下，患者仍可能通过眨眼或手势等方式对疼痛进行自我报告。昏迷及镇静的患者可以通过量表来进行评估。

（1）对于清醒、可以听清指令的患者：可以选择使用1种评分方法或2种配合使用，便于患者更容易理解分值含义。可以使用大数字打印的量表，患者能够清晰地看到并做出选择。这时候的患者注意力很难持久，会诊人员可以根据患者的情况先给出一个预判范围。

“如果你同意就眨一下眼睛（或动动手指/握握我的手）。”

“是4～6分吗？如果是，你可以眨一下眼睛。”

患者眨眼后再问：“是5～6分吗？”

当患者同意后，在表格进行分值记录时，应记录较高的分值“6分”，在病历记录中可记录“5～6分”。有时也可以通过询问“夜间会疼得睡不着觉（会疼醒）吗？”等问题，澄清分值所表述的内涵，便于患者对具体分值进行选择。

（2）对于昏迷（镇静）或无法正确表述的患者（患者无法自我报告）：可以使用观察行为量表，如CPOT、RDOS等来评估。这些量表通常基于患者的面部表情、身体姿势、心率、呼吸节律、运动等和其他行为来评估疼痛程度。会诊人员往往会根据患者呈现的体征来给予相应的评分。

2. 濒死期患者家属常提出的问题及回应

（1）我们要讨论这个（突发离世）问题了吗：随着原发病的治疗，可能会出现一些随时危及生命的因素，如出现多脏器功能衰竭、感染性休克、大出血。由于患者随时可能离世，很难准确预估生存期。我们需要尽早讨论的问题包括有创抢救、未实现愿望、离世地点、身后事的准备等。

这一时期，缓和医疗团队需要担负起提醒、协助讨论及指导的作用。

（2）还有多长时间：当家属问患者还能活多久时，首先需要判断家属真正的想法是什么。是需要讨论具体时间，还是有什么事需要完成，或者是仍然对病情信息了解不够，不能接受即将离世的结果。讨论时，要告知生存期的预估通常并不能很准确，通常以数小时、数日、数周、数月来表示；通过倾听、陪伴，引导家属说出自己的担心和需求；对于病情，通常需要原医疗团队的医生来回答（在会谈前应提前与原医疗团队沟通，尽量用简洁清晰的话语澄清病情）。

（3）你们缓和医疗是干什么的：一般这样回答：“我们是负责控制症状的”“我们是帮助让你能舒服一些的”“××医生特别关心您，请我们来看看您的（疼痛）……”等。之后在合适的时机，将缓和医疗团队成员组成，即团队中的医生、护士、社工等同伴介绍给患者。并向患者及其家属介绍，缓和医疗可以提供全面的身心支持，提升生活质量，减轻痛苦。向家属介绍缓和医疗团队时，要明确团队的角色、服务内容及协作方式，以增强家属的信任感和接受度。

本例患者家属抵达后，缓和医疗团队的社工（作为会诊的负责人之一）在ICU的谈话室内组织了一场“家庭会议”。在会诊过程中，特别是在急诊和ICU的病例处理中，这种即时的、小规模的家庭会议已成为一种常规做法。在这样的会诊中，团队的医生、护士及社工都应具备主持家庭会议的专业能力。在家庭会议中，不仅要传达医疗信息，更要倾听家属的心声，理解他们的情感需求。目标是建立一个支持性环境，让家属感到被尊重和理解，同时为他们提供必要的指导和支持。

（4）我们该怎样告诉患者这个坏消息：坏消息告知一定是有准备的，是循序渐进的。可采用提问的方式来展开话题，引导患者或家属自己发现或找出问题的真相（具体沟通方法见“濒死与死亡”章节）。

在这个案例里，会诊社工循序渐进地跟家属聊，让他们清晰地认知到患者现在的情况很严峻，生命随时都可能面临风险。我们需要帮助家属全面地梳理事情可能的进展，家属也要好好商量接下来该怎么办，包括要不要继续有创的抢救措施。

社工这样引导家属：

“您感觉他现在的身体状态是往好的方向走呢，还是……”

“咱们要不要听听ICU医生怎么说……”等家属点头，社工把主管医生请来，再详细告知病情。

“您是最了解您老伴（父亲）的人，要是他知道自己现在的状况，您觉得他会怎么决定？”

话题转到了家属的选择上：“您觉得，怎样做才是对他最好的照护呢？”

当说到最关键的问题“如果真的到了那个时刻，那些有创的抢救，如心肺复苏，咱们还做吗？”患者的老伴眼眶红了，轻声说：“别让他再受罪了，得让他走得有尊严”“后面的事……”。患者的儿子也哽咽着说：“如果真的没希望了，就让他走得舒服些……”借着患者老伴提到的“后面的事……”，社工顺势把话题自然而然地引到准备离别的话题上。

3. 本例患者的濒死期告知

对于家属准备不充分的濒死患者，可采用的做法是先评估，然后支持家属情绪。本例具体做法如下。

（1）评估：首次会面时，社工首先观察患者的行为，对是否存在痛苦症状做出初步判断。患者皱眉、流泪、身体扭曲等疼痛相关行为，可作为疼痛评估的依据。会诊时关注家属对患者目前情况的看法（注意不同文化背景的患者对疼痛的表达方式和耐受程度存在差异），这要求会诊人员灵活地调整对不同谈话对象采取的沟通方式，以确保评估结果的准确性。对于气管插管患者，应特别注意其通气情况，避免评估过程中干扰患者的呼吸。评估过程中，应确保患者处于安全、舒适的环境中，尽可能减少不必要的干扰和刺激。评估结果应及时与原医疗团队沟通，以便制订和调整疼痛管理计划。本例患者李先生面部表情平静，四肢肌张力正常，处于镇静镇痛状态，异丙酚40mg/h＋瑞芬太尼 11.66μg/（kg·h）＋咪达唑仑2mg/h持续泵入，患者平卧时未见痛苦表现。与当班护士沟通了解到，患者翻身、操作过程中亦无痛苦表现。

（2）支持家属情绪：此阶段家属的情绪复杂且多变，具体可以分为以下几个方面。①悲伤与失落：在本案例中，社工注意到患者的儿子频繁地做出吐气的动作，这或许是他内心压抑情感的一种释放方式。同时，他不断地向会诊团队追问："真的一点希望都没有了吗？""不能再尝试手术了吗？"这些反复的问题透露出他内心深处对亲人即将离去的深切悲痛与无法接受现实的失落。②焦虑与恐惧：在本案例中，患者的老伴不停地给患者的手机发送信息，尽管她知道对方已经无法看到。这一举动虽然看似是无望的尝试，更是她内心焦虑与恐惧的直接体现。她害怕面对即将到来的永别，这种情绪通过不断发送信息的方式得以宣泄。③愧疚与自责：对于手术的决策，家属内心充满了复杂的情感。患者的老伴在微信中流露出深深的自责："我不应该一直要求做手术"，这句话背后是家属对是否做出了最佳选择的反复思量，以及对可能因决策不当而加速亲人病情恶化的深深愧疚与悔恨。④无助与绝望：面对疾病的无情与生命的脆弱，家属常感到束手无策，陷入深深的无助。在本案例中，李先生的儿子日复一日地坐在ICU门外，目光紧随着每一位路过的医护人员，渴望从他们口中得到关于父亲哪怕一丝一毫的好消息。然而，面对疾病的不可逆转，这份期待逐渐转化为一种深深的绝望感，笼罩在他的心头。

社工面对、同理和支持患者家属的情绪，尤其是沉重的哀伤情绪：需要缓和医疗团队用心去听、真心去感受。就像本次会诊：社工轻轻地用开放式的问题开了个头："你们是怎么看待叔叔的病情……"这一问，就像打开了话匣子，家属们开始倾诉治疗路上的迷茫、无助、内疚，以及强烈的治疗期待。缓和医疗团队成员跟着患者家属的情绪起伏，时不时地点点头，或者在他们难过掉泪的时候，轻轻拍拍他们的手臂，传递着无声的安慰。患者的老伴坚强地说："我不能垮掉……""我不想让他再受苦……"；而患者的儿子哭得像个孩子，一遍遍说着："肠子不能再重新接上吗？""他说过做完手术要跟我聊聊的""我没听我爸的话……"。在这些话语中，缓和医疗团队评估发现，儿子是最需要哀伤指导的对象。

（二）指导离世准备

在谈话前或谈话中，需要确认主要决策人，本例中为患者老伴。与主要决策人交谈（儿子陪伴在侧），明确离世地点。

1. 家属的困惑

本案例中家属的困惑主要在于后续事情的准备。

患者老伴：“后面还有什么事需要准备吗？”

会诊社工：“老伴在医院离世可以吗？还是打算回家离世呢？”

患者老伴：“我们的衣服、墓地、照片（准备）……”

会诊社工：“您是否想到了他还有没有什么特别想见的人，或者有什么未完成的心愿、想做的事情呢？”

患者老伴：“我想让他在有一口气的时候回家，怎么办？”

2. 家属常提出的问题

（1）能不能别让他难受：可采用的回应：“我们有办法可以让患者不难受，如吗啡可以起到镇痛及减轻呼吸困难的作用，对于难治性疼痛等症状，还可以让患者睡觉——临终镇静，睡着了就不难受了。”

（2）我们还能做些什么：可采用的回应：“如果您愿意的话，我们可以一起探讨做些什么可以帮到您父亲/老伴”“您可以选择陪伴在他身边，抱抱他，表达爱意和支持；也可以考虑记录下这段时光，作为将来回忆的一部分”“即使患者处于昏迷状态，他们也可能感知到周围的声音和情感”。

（3）能介绍好的安宁病房给我们吗：可采用的回应：“我们医院没有安宁病房，可以根据您居住的城区，对病房环境的要求等，给您推荐几家合适的安宁疗护病房，希望您可以走访一下，是否和您的需求匹配。”

3. 本例患者的家属支持具体做法

（1）为帮助患者及患者家属实现关于离世地点的心愿，会诊人员需要及时与原团队同步信息，协助原团队与家属沟通，评估患者情况，制订合理的计划。本例中，当患者家属明确表达要回家后，缓和医疗团队在第一时间与原团队同步消息，表示需要ICU团队配合，给家属留下足够完成回家心愿的时间。ICU团队医生得知消息后，与家属面对面沟通具体的离院细节。过程中，缓和医疗团队一直陪伴在家属身旁，给予建议及澄清信息。

（2）关注到患者儿子的高哀伤，向患者家属及原团队提出可以由缓和医疗团队社工再为儿子做哀伤辅导。患者老伴儿听到提议后的回应是“帮帮我儿子，他走不出来，我还可以”。儿子的哀伤根源有多方面，一是最初医疗决策选择所带来的自责与懊悔，社工为其澄清“您的情绪和想法都是很正常的”，引导儿子回想当时选择手术的决定是全家人共同决定的，当时的初衷是什么？如果回到过去会改变选择吗？二是对于父亲离去深深的不舍，这种情感是一种对父亲即将离世的本能反应，充满了对过去共同时光的怀念和对未来没有父亲陪伴的恐惧。在这种情况下，需要提供更多的心理支持和安慰，帮助家属表达和处理这种复杂的情感。我们可以鼓励家属分享与患者之间的美好回忆，让他们知道即使患者不在了，那些回忆和爱是永远不会消失的，也鼓励儿子多陪伴父亲，多讲让父亲放心的话。

（3）向患者家属反馈患者目前面容平静，没有痛苦的征象。

（4）讲解不施行心肺复苏术（do not resuscitate，DNR）的做法及意义，与家属确认DNR的时机，告知家属患者存在危及生命的风险。

（5）原团队医务人员发现在家人陪伴时，以及社工将儿子的话转达给患者时，患者有心率变化，及时与家属同步信息。

（6）教会并指导家属做好感官陪伴：轻柔地握着患者的手或轻抚患者，给予身体的接触和安慰；可以提供一些患者喜爱、熟悉的味道。

（7）告诉家属听觉是人类最后消失的感觉之一，可以播放患者喜欢的音乐，或者在患者旁边说一些能让他安心的话语。

（8）提供安宁病房的信息：入住的时机及条件，与ICU在照护目标上的差异；需要家属共同讨论决定是否入住。

（9）冥想放松，在紧张焦灼的状态下，给予家属短暂的喘息放松。

（三）缓和医疗团队护士进行舒适照护

1. ICU患者舒适照护常见问题

（1）插管患者的口腔护理：对气管插管的患者进行口腔护理时，应严防气管插管移位的发生。在撤除固定胶布时，应观察气管插管深度及是否存在口唇等部位受压。

在为患者进行口腔清洁操作时，邀请团队医生配合，在操作过程中协助固定气管插管，避免气管插管移位。对于气管插管患者的舌苔，可尝试少量多次应用去除舌苔的啫喱或湿敷以清除。

本例患者气管插管分泌物较多，因此，建议原团队增加清洁频率，每日进行2～3次全面口腔清洁。可在吸痰操作时，用海绵刷、棉签或口水湿巾清理口腔分泌物，口腔清洁后及时使用保湿喷雾及啫喱增加舒适度，避免痰痂的产生。

（2）球结膜水肿护理：可在夜间及非操作期间暗化病室，予红霉素眼药膏或人工泪液保持球结膜湿润；有些患者也可用湿纱布或婴幼儿口水湿巾覆盖双眼。

2. 家属常提出的问题

（1）这么多管子，怎么翻身：ICU内患者的皮肤照护有一套严谨的流程，辅助工具也比较多，如气垫床、防压疮肉垫、减压贴，根据患者的病情规划翻身时间，每次翻身时有多名医生、护士共同完成操作，每班进行交接，并记录。

（2）我们怎么才能知道他的治疗进展到什么程度了：如果需要了解病情，可在每天探视时间主动与主管医生预约时间。

3. 本例患者舒适照护的具体做法

在本案例中，会诊团队给予家属指导后，探视时患者家属会握患者的手、抚摸头部，给患者闻喜欢的橙子的味道，播放患者喜欢的歌曲。会诊团队肯定并鼓励了家属的做法，并进一步指导可将少量的无渣橙汁滴在患者舌面上。原团队护士表示已经在床旁为患者播放喜欢的歌曲，患者儿子听后表示感谢。

此外，家属提出希望患者离世前家属能在床旁探视陪伴的需求。会诊团队与原团队沟通后表示，会在合适的时间让家属进入ICU与患者度过最后时光，并表示家属可以参与最后的清洁及换衣的环节。

本次会诊主要目标是与家属沟通、澄清近期随时会有危及生命的风险（感染休克发生），需要协助家属做好相应的离世准备，但李先生经原团队（ICU医生）判断，如度过感染休克期，仍有胰漏修复的可能，因此，谈论是否撤出气管插管未作为本次会诊沟通的重点。

会诊后，和ICU医生再次同步消息，梳理重点信息后离开。

第10章 癌性伤口与疼痛患者的团队视角照护

王先生，61岁。2年前拔除智齿后伤口不能愈合，确诊口腔鳞状细胞癌，行左下颌骨扩大切除术及左颈淋巴结清除术，1年前再次行口底肿物复发扩大切除术及右颈淋巴结清除术，其间进行过多程放化疗及免疫＋靶向治疗，半年前入组头颈部肿瘤临床试验组。近1个月来，左颈部癌性赘生物急速增长，溃烂、渗血严重伴腐臭味（图10-1），伴有严重疼痛。昨日收入肿瘤科，继续给予临床试验用药治疗，拟定化疗后出院，肿瘤科医生为指导癌性创面换药，请缓和医疗护理会诊。

在原发病治疗效果不佳的情况下，癌性伤口分泌物增加，伴恶臭的气味、出血及疼痛，病情不断进展，给患者和其家属（主要是患者爱人）带来很大困扰，也是影响终末期患者生活质量的重要因素。做好癌性伤口的规范化管理及个体化的指导，可以有效提高患者的生活质量，降低焦虑及恐惧。

申请缓和医疗团队会诊，由于本例会诊主要涉及肿瘤伤口，因此，安排团队中的护士作为第一个接触患者的团队成员，承担评估任务。

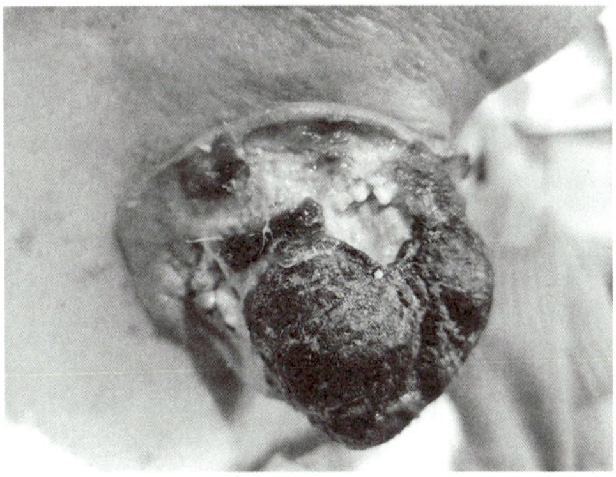

图10-1　下颌癌性伤口

注：颈部癌性肿物突出皮肤，黑痂覆盖创面，有少量渗液，居家照护给予清创换药。

一、评估

1. 初步评估

（1）与肿瘤科医生进行沟通，目前患者已到晚期，肿物增长较快，可以侧面印证肿瘤治疗效果不佳。

（2）与家属沟通居家换药情况，硼酸溶液擦洗，每日1～2次，由保姆完成，患者爱人“害怕，不敢动”；近日开始有少量渗血，有“豆腐渣样”腐肉脱落。

（3）与家属沟通家庭情况，患者与爱人育有一女，已婚未育，目前在国外工作和生活。目前是患者爱人与保姆共同照顾患者。

2. 床旁评估

患者神志清楚，可自行吃饭、如厕。具体症状如下。

（1）左下颌骨见10cm×15cm×5cm创面，渗液、溃烂严重伴腐臭味，黑色结痂覆盖约2/3面积，1/3为混合型创面，有少量渗血，Mulder伤口渗出量评估为中等渗液，近距离1米左右可闻到恶臭；创面有大片结痂覆盖，部分按压呈空洞感；肿物位置在左下颌，血管丰富，不断有渗血自结痂下流出，不排除结痂下动、静脉暴露风险；肿物累及左颈动脉，后期有大出血风险，危及生命，需要提示患者及家属；患者创面大，需限制头部的活动。

（2）疼痛NRS评分8分，疼痛性质为持续性，且影响睡眠，活动时明显有放射性痛，换药时剧烈疼痛。

（3）便秘，患者5天未排大便，已开乳果糖口服，查体中上腹叩诊呈鼓音，腹平片提示肠内很多粪便影，肠内气体不多。

（4）患者和爱人表示希望能帮助患者减少痛苦，指导换药方法，减少换药频次，减少出血。患者爱人担心在家中发生大出血。

二、确定缓和医疗团队的工作内容

与缓和医疗团队医生、社工讨论，确定团队工作内容。

1. 与原团队同步信息，警惕大出血可能，本次会诊以创面处理、告知大出血风险、处理疼痛和便秘等痛苦症状及居家指导为重点内容。

2. 癌性创面换药，评估出血风险。

3. 指导居家伤口管理。

4. 关于大出血的风险告知、讨论治疗目标、离世地点的选择、提示身前身后事的准备等。

5. 症状控制/舒适照护，包括疼痛、腹胀/便秘照护，教会患者疼痛评估方法及居家大出血应对等。

三、实施缓和医疗团队照护

（一）癌性伤口及疼痛

1. 来自患者的常见问题及回应

（1）为什么伤口越来越大（图10-2）：癌性伤口和其他伤口的护理目标不一样，癌性伤口的增大与缩小，与原发病治疗密切相关，不是以创面愈合为目的，而是以清洁、干燥、没有异味、患者舒适为主要的控制目标。

（2）伤口总是渗血怎么办：如癌性伤口少量渗血，可以给予收缩血管的药物进行湿敷或云南白药外用止血。为预防较大的出血，可以备用明胶海绵、纱布垫及大量的云南白药，放置在患者常活动及休息的区域，可以方便取用，避免来回奔波引起更大的慌乱；家里的枕套、床罩更换为深颜色，沙发上铺上深颜色的垫巾，并在不同的区域准备深色的毛巾备用，减轻因血液殷红的颜色而产生的焦虑和恐惧。

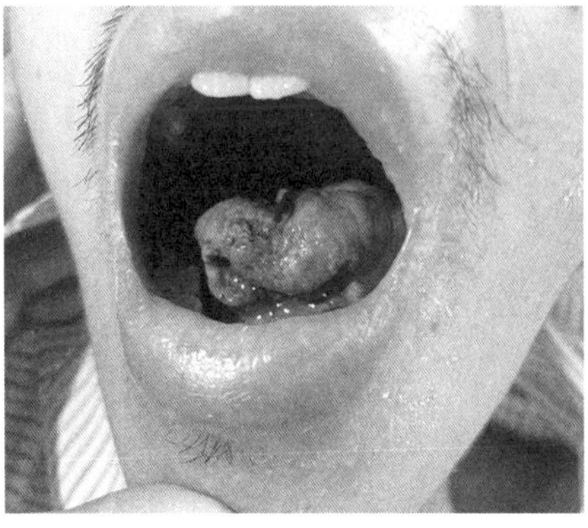

图10-2　舌癌

注：舌癌切除术后，创面愈合不佳，局部溃疡，疼痛剧烈，给予局麻下清创换药。

2. 患者家属常提出的问题及回应

（1）伤口一碰就痛怎么办：针对疼痛，换药时给予局部麻醉药物，冲洗或外敷镇痛，同时联络缓和医疗团队医给予镇痛药物支持，如氨酚羟考酮、普瑞巴林，请原团队协助发医疗会诊，便于记录用药情况。

（2）是不是化疗不管用了：癌性伤口肿物的增大与原发病控制不好有直接的关系。随着肿瘤的进展，癌细胞会破坏上皮组织的完整性，形成癌性伤口。肿瘤治疗如放化疗，会影响伤口修复，出现渗液增加、腐败组织脱落的情况。癌性伤口（肿物体积引起）增大或缩小与药物治疗效果有关。

（3）我（家属）太累了怎么办：引导家属认识自己的状态，告诉家属保持自己的良好状态，是照顾好患者的基础，家属可以轮流照顾，每周适当脱离环境2小时到半天时间。

（4）如果大出血怎么办？是去急诊还是来找肿瘤科：癌性伤口最大的危险就是破裂出血，如果出现突发血管破裂大出血，选择居家离世的患者，用深颜色的毛巾覆盖出血部位，等待患者平静离世，这一时刻，患者是无痛苦的。离世地点选择医院的患者，首先用家中现有物料按压止血，同时拨打120急救车，送往最近的医院急诊。

（5）想出门但不敢出怎么办：癌性伤口患者普遍存在自卑感，形象受损，社交恐惧，对伤口经久不愈、出血的担忧，常见表达如下。

“我是不是有味道？别人会不会也能闻到？”

“我这个样子还是不要出门了，会不会吓到别人？”

“我不能出去，人家看到我的伤口又该问东问西。”

“我这样活着太辛苦了，为什么让我受这么大的罪？”

（6）我不知道现在我该做什么：明确告知患者和家属，换药无法让肿瘤缩小或者愈合，但可以帮助减轻味道，减少出血、渗液，帮助患者和家属提高生活质量。

美化伤口是缓和医疗理念下癌性伤口换药中必不可少的步骤，可以通过自制口罩帮助患者外出，鼓励家属一起帮助患者重塑社会形象。可以与患者和家属一起讨论，愿意和谁见面相处，逐渐重新建立社交群体。

对于久不愈合的伤口，患者往往会出现死亡临近的感觉。面对“死亡”话题，我们可以根据患者和家属的实际情况，指导、协助患者及家属讨论DNR及离世地点的选择，引导患者及家属做生命回顾及四道人生，充分表达内心的愿望与感受，从而达到“生死两相安”。

3. 针对本例患者的具体做法

（1）伤口照护：①清除伤口上的坏死组织，感染部位可加用甲硝唑外敷，以清除创面异味。结痂腐肉是恶臭气味的主要来源。换药时清除多余的结痂腐肉，使创面充分暴露，再用生理盐水冲洗创面后，气味会明显减轻；银离子敷料可以减少伤口的感染，有效降低感染引起的恶臭，但价格较贵，可建议家属准备活性炭敷料、带有炭片的造口袋、茶包等，伤口周边衣物可滴用患者喜欢味道的精油，以掩盖创面异味，减轻异味对患者及家属的影响。②换药过程中，应温和清除粘连、坏死、半脱落的结痂及腐肉。晚期患者不建议外科清创；肿瘤伤口血运丰富，清除结痂及腐肉时，需密切关注渗血情况及血管走行，避免误伤血管。③可使用清创胶自溶清创，将清创胶以条形涂抹在结痂或腐烂组织上，湿性密闭护理，第2天更换敷料评估创面，观察创面情况，根据清创效果调整清创胶用量及换药时间；每次换药均要对易于去除的结痂及腐肉进行修剪。④可使用有去腐作用的油膏（如溃疡油）软化结痂后，修剪进行清除；利用油膏清创，需要注意始终保持创面湿润。

（2）疼痛管理：①与缓和医疗团队医生同步患者信息，给予镇痛药物方案：吗啡5mg q4h，注射间期出现疼痛，可以给予吗啡5mg po，对乙酰氨基酚 650mg q12h，加巴喷丁100mg qn，逐渐增加到300mg q8h，24小时后如果疼痛控制满意，将吗啡片换算成吗啡缓释片。另外，换药前30分钟予吗啡5mg po处理预期性疼痛。②积极通便：给予石蜡油50ml po，同时甘油灌肠剂110ml置肛，麻仁软胶囊2片po tid，请家属给予腹部热敷和顺时针按摩。③在换药时，预先应用利多卡因局部湿敷，减少换药时的疼痛。由于创面过大，换药过程中，可同时给予0.1%利多卡因冲洗伤口，或分布位，外敷5～15分钟，疼痛感减轻后再行操作。④采用密闭、湿性愈合方法，可减少真皮暴露在空气中引起的疼痛。⑤选用合适的伤口清洗液减轻疼痛，如生理盐水冲洗伤口。⑥选用合适的伤口敷料，如低敏、黏性好但易撕揭或非黏敷料，减少移除敷料时对伤口造成的疼痛，移除旧敷料使用0角度移除手法。⑦患者焦虑、不安等心理因素所致疼痛，需要正确识别，清除导致疼痛的因素。

（3）告知与沟通：①换药中观察到下颌骨部位肿瘤破溃创面有动脉血管已完全暴露在外，肿瘤边缘蔓延覆盖至颈部动脉区域，告知家属随时有动脉破裂出血的可能，指导家属在床旁、沙发旁边、卫生间等患者时常活动的区域放置云南白药及纱布垫，出血时随时取用按压止血。②告知患者及家属随时有大出血离世的可能，针对突发大出血的预先处理给予指导。③建议家属联系患者女儿，指导患者与家属讨论有创救治、离世地点、身前身后事准备等的相关问题。④请社工介入哀伤支持、后续相关事宜安排。

（二）同理和支持家属的感受

1. 家属的常见感受

（1）担忧与焦虑：家属会担心患者的病情恶化，焦虑伤口的疼痛和状态。

（2）无助与绝望：面对癌性伤口带来的持续痛苦和不确定性，家属感到无法有效帮助患者，产生无助感。当治疗进展缓慢或病情持续恶化时，会产生绝望感。

（3）心疼与同情：患者因伤口而痛苦不堪，家属会感到非常心疼，并对患者的遭遇表示深切的同情。

（4）愤怒与不公感：家属可能会感到愤怒，认为命运对患者不公。

（5）疲惫与压力：长期照顾癌性伤口患者，可能导致家属身心疲惫，每日还需要承担伤口换药的相关工作，会给他们带来巨大的压力。除此之外，他们需要承担照顾日常起居、协助治疗及与医疗团队沟通等责任。

（6）希望与坚持：家属会保持希望，相信患者能够战胜疾病。希望看到病情的好转和患者的康复。

（7）情感波动：家属的情感会随着患者的病情变化而波动。有时他们会感到乐观和充满希望，但有时也会陷入悲伤无助。

2. 同理与支持家属

这部分工作医生、护士及社工都可以做。如果有社工，可以请社工主要承担这部分工作。

（1）同理家属从倾听开始，准备比较充足的时间，倾听家属的担忧、无助、愤怒、压力、希望、绝望、恐惧，先让家属有表达的机会。

（2）在表达的过程中，理解和同理家属的种种情绪，说出他的不易，对他的努力表示肯定。

（3）注意随时使用点头、轻抚、眼神关注、身体微微前倾等非言语信息。

（4）邀请家属表达他们的担心与期待。

（5）既往有重大事件发生时是如何应对的。

（6）身边还有什么人可以帮忙，如同事、亲戚及朋友。

（7）引导家属复述医护团队给予的指导，告知随时愿意给予支持。

3. 针对本例患者具体做法

团队的医务人员在探访患者时都会问及患者爱人的生活细节，如吃饭的情况，睡觉的情况，身体的情况，也会问到患者女儿的情况。医务人员了解到患者爱人在伤口处理和恐惧伤口大出血方面精神压力很大，因此，请团队社工来病房进行支持。社工每次与患者爱人沟通40分钟～1小时，沟通内容包括后期照顾地点，患者女儿是否会回国帮忙，如果自己承受不住，是否会找保姆帮忙等细节。社工还通过微信联系到女儿，一起讨论了离世地点、有创救治与身后事准备等细节。经过社工支持，患者爱人觉得心里不慌了，知道后面可能面临哪些事情，都该如何应对，女儿也表示会赶回来帮着妈妈一起陪爸爸最后一段。

社工还向患者爱人介绍了缓和医疗医联体病房的信息，患者爱人去看了其中的两家病房，说“心里有数了，踏实了”，对社工及缓和医疗团队表示感谢。

（三）给予患者舒适照护

这部分工作由护士完成。如果护士未到场，医生也需要发现需求，并及时与团队中的护士同步。

本例患者舒适照护的主要问题是恶性伤口、疼痛及腹胀。

1. 关于疼痛

教会患者或家属准确对疼痛进行评估，描述部位、性质，说明现在的用药感受，便于医生更容易去讨论、了解疼痛控制是否到位。这种做法在更换药物时尤为重要，我们需要知道，口服镇痛药、局部麻醉药使用时患者的感受：是肿物固定限制活动引起的牵拉痛，还是创面的神经痛，这对医生的药物调节至关重要。

可采取的引导如下：疼痛从何时开始？身体哪部分疼痛？疼痛是持续，还是时隐时现？什么情况下疼痛加剧或减轻？疼痛的类型是酸痛、刺痛、烧灼样痛还是闪痛（放电痛）、刀割样疼痛？疼痛有没有因为身体位置移动而改变？疼痛是轻度、中等还是严重（0～10分，你自己的疼痛是几分？）？

2. 关于腹胀

给患者做腹部按摩，并指导患者家属按摩的手法。

（1）顺时针按摩腹部：患者取仰卧位，双腿屈曲，双手掌心叠放于腹部，以肚脐为中心，顺时针方向按摩。力度要均匀、柔和，以患者感到舒适为宜。每次按摩5～10分钟，每天2～3次。此方法能模拟肠道蠕动的方向，增加结肠蠕动，促进粪便到达直肠，并刺激肠壁神经感受细胞传入大脑，进而产生便意。

（2）掌推侧腹：患者取仰卧位或舒适坐姿。左手掌内侧放在小腹左侧，稍微用力由上向下推按，重复30次左右。此方法有助于改善食物在腹部的积聚问题，增强腹部力量，并刺激排便反射。

（3）其他按摩方式：按摩时必须涂油，避免摩擦带给患者不适及疼痛。针灸可以有效地刺激肠蠕动，促进肠道气体及粪便顺利排出。

（4）使用热水袋：热水袋应用防水袋包裹，100℃热水灌入1/3～1/2满，用毛巾包裹，手感温度保持在40～50℃，用手腕内侧测试，以免烫伤，每次20～30分钟；确保腹部皮肤无破损或敏感。最佳时间为饭后1小时内。在温暖、安静的环境中进行，避免受凉。热敷后可适量补水、休息，避免剧烈运动。热敷可以促进肠蠕动，有利于排气，对便秘及气体引起的腹胀可以起到一定的作用。

会诊后，缓和医学中心会诊护士再次与原团队同步上述相关信息细节。因为患者再过3天即将出院，在随后的2天会诊护士再次访视了患者，查看了换药后的创面情况，为离院后转为居家做好准备。同时，为患者预约了缓和医学中心医护联合门诊的复诊时间，从而给予患者出院后的持续支持。如果家属奔走困难，也可以安排在线诊疗给予指导和建议。

第11章 肠梗阻患者的团队视角照护

李女士，69岁。确诊卵巢癌，手术切除后多程放化疗。最新血常规：白细胞$16.06 \times 10^9/L$，血红蛋白56g/L，血小板$85 \times 10^9/L$，白蛋白20g/L。目前患者神志清楚，精神差。完全卧床，营养不良，腹胀严重，甘油灌肠剂之后可以排少量条形便，一直无排气。立位腹平片提示肠梗阻（图11-1）。近期发热，抗菌药物治疗有效。夜间睡眠不好。家属知晓病情及预计生存期有限的事实，已签署DNR。女儿希望尽快控制妈妈的症状，让她不痛苦。妇科团队与家属沟通顺畅。女儿主动提起缓和医疗会诊，希望协助更好地做到舒适照护及给予临终指导。

缓和医疗团队应召会诊，由于本例会诊患者有明显的痛苦症状，安排团队中的医生作为第一个接触患者的成员，承担评估任务。

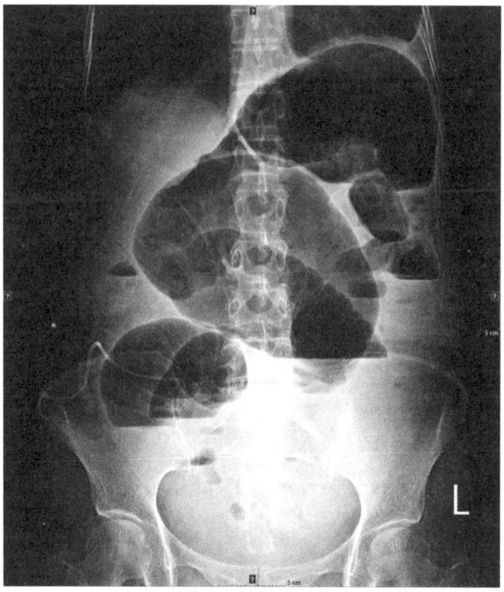

图11-1　立位腹平片示肠管扩张，可见多发气液平

一、会诊工作的步骤和内容

（一）评估

1．从会诊请求开始进行评估

从会诊请求的文本中了解到患者为卵巢癌末期，有控制症状、舒适护理指导和临终指导的需求后，与患者主管团队的医生电话联络，了解到患者的预计生存期以周至月计；核实了会诊需求，知道目前腹胀症状突出，希望减轻症状并支持患者的女儿，给予女儿一些指导。

2．进入病房进行评估

（1）与主管护士、主管医生面对面核实患者目前的情况，他们对病情、患者及其女儿需求的理解，以及医护对缓和医学中心会诊的期待：医生希望协助控制腹胀症状，护士觉得女儿需要支持。

（2）与患者的女儿见面，再次了解女儿对缓和医学中心会诊的期待：女儿知道妈妈病重且时间不多，但不知道如何减轻妈妈的痛苦，希望缓和医疗团队给予全面的帮助。了解到患者在身后事方面未启动准备。

（3）床边评估查体

1）全部症状：①腹胀。NRS评分5分，与肠梗阻有关，持续胃肠减压、间断腹腔引流，腹胀稍减轻。目前仍有腹胀，不影响睡眠。CT提示肠管胀气明显，肠腔内有较多液体，腹腔中等量积液。②口干。长期不敢进食，口唇脱皮，口干。主管医生给予禁食水，补液每天在2500～2800ml。③大便。隔日1次，布里斯托大便分类3型，量少。④睡眠：睡眠质量很不好，不能持续入睡1小时，未用助眠药。

2）患者疾病认知：知道自己是卵巢癌，“来协和了，肯定会好起来的吧”，其他事情均未准备。

3）家庭支持系统：一儿一女，女儿是主要照护者，和患者关系近。老伴已经去世。一个哥哥，一个妹妹，可以偶尔来看望，都不能参与照护。

4）预计生存期：结合患者神志情况及营养状况，初步判断患者预计生存期以周至月计。

5）身后事，有创救治，离世地点：首次接触，故对这三部分暂未有深入触及。

（二）确定缓和医疗团队的工作内容

医生作为第一个接触患者的团队成员，评估后，与团队的护士和社工同步核心信息，梳理团队工作的内容。

1. 将预计生存期以周至月计的情况与家属同步，了解患者本人对疾病的认知和治疗期待。

2. 充分控制症状（腹胀、失眠、口咽干）及给予舒适照护（舒适体位）。

3. 在建立关系后择机讨论治疗目标、离世地点的选择、提示身前身后事的准备等。

4. 了解家属支持系统。

5. 如果需要，向家属介绍安宁疗护病房信息。

（三）实施缓和医疗团队照护

1. 医生给出症状控制的方案及完成主要沟通

（1）针对肠梗阻引发的腹胀：目前腹胀的原因是肠梗阻引发的肠管内积液积气。处理建议：减少液体输注量，每日1000 ～ 1500ml，根据患者腹胀症状及下肢水肿情况调整；地塞米松 8mg iv入壶 qd，连用3天，如果有效可以逐渐减量到6mg qd、4mg qd，直至2mg qd持续用；生长抑素 300μg ih q8h。

（2）针对口干：请护士指导口干的舒适护理。可以少量饮水或无渣饮品，含服冰块等。

（3）针对失眠：在腹胀、口干减缓的情况下，可以于夜间给予助眠药，如米氮平7.5mg qn或奥氮平5mg qn。

（4）医生主导床边和患者讨论病情认知和治疗期待，协助召开线上线下结合的家庭会议讨论下一步治疗计划。

2. 舒适护理

（1）口干、咽干症状：①使用小喷壶或海绵棒湿润口腔。②间断口含冰块（可自制各种口味的冰块），在缓解口干的同时，融化的冰水咽下能有效缓解咽干、咽痛症状。③使用口腔保湿啫喱，清洁口腔后涂于舌面、两颊等黏膜覆盖部位。蓄积唾液后缓慢下咽，可有效缓解咽干症状。④使用大雾量雾化器，改变口鼻周围环境湿度。⑤若患者口腔无溃疡且可进食，进食刺激唾液分泌或滋润口腔的食物，如淡柠檬汁、无糖口香糖、陈皮、话梅、果汁。⑥咽痛的患者，颈部局部冰敷，可有效缓解疼痛。⑦患者喜凉，冰块放置在保温杯内，按照患者需求含服；过大的冰块，用水融化棱角后含服，避免口腔黏膜受伤。⑧按照患者的喜好，冲泡绿茶水备用，漱口时在口腔内尽量保留一段时间。⑨喝可乐时，教会患者在口腔内保留一段时间，气泡消散后再咽下。⑩教会患者自己使用海绵棒清洁口腔，每次清洁口腔后给予鼓励或奖励。

（2）舒适体位：①翻身前询问患者意愿及评估症状。②先固定病床，确保患者安全，摇高床到适合自己高度，保护护理人员自己的腰。③将枕头置于患者双肩下，以利移动；将患者双手放于胸前，床栏拉起，保护患者安全。④避免患者关节强直，不要牵强扭曲；避免肢体相互重叠或摩擦，如两个膝盖重叠。⑤所有凹陷的关节下垫软垫，以支撑关节，避免任何身体部位受到压迫。⑥患者翻身摆体位前需先告知患者，尽管是昏迷或半昏迷的患者，听觉仍存在。⑦避免右侧翻身，可利用调节床头高度，变换受压部位。⑧指导家属参与翻身、皮肤清洁、床上洗头等舒适护理工作，皮肤涂油保护，尤其关注尿便后涂护臀霜或溃疡油保护。⑨本例患者不排除腹腔肿瘤压迫，不建议腹部按摩，可轻揉腹部，引导皮下淋巴回流，减轻局部不适。

（3）腹胀：①告诉患者及家属保持大便通畅很重要；告知家属协助患者品尝她喜欢的味道，可以喝可乐，不强迫患者进食；减少入液量，可以有效地缓解腹胀；教会家属尊重患者的选择。②按顺序［升结肠（患者右侧）—横结肠（中央）—降结肠（患者左侧）］做腹部环状抚触，促进淋巴回流。根据患者的意愿给予热敷。③腹腔、肠腔有肿瘤者禁止腹部按摩。先确定腹腔或肠腔内有无肿瘤，小心避免压迫肿瘤，造成肿瘤破裂，引起患者生命危险。④配合医嘱给予西甲硅油乳剂或片剂口服消除肠道积气，配合医嘱关注腹腔引流量，即放水的量以减轻症状为目标，不求放得很多。及时向主管医生同步。⑤将排气和排便情况及时记录和反馈给主管医生。

3. 家属支持

此阶段的家属常感到的情绪有：①悲伤与哀痛，家属面对亲人即将离世，难以接受这一现实。②焦虑与恐惧，面对死亡，家属会感到焦虑和恐惧。③无助与绝望，当亲人病情恶化，家属可能感到无助和绝望，觉得无法改变现状，只能眼睁睁看着亲人受苦。具体应对建议如下。

（1）同理和支持：同理家属的无助，倾听他们的诉说。

（2）肯定与赋能：家属会觉得是自己的决策影响患者的病情，也会觉得自己没有很好地照顾患者。要肯定家属的照顾与付出。

（3）协助他们走出困境：获得患者真实的意愿，才是最好的爱和孝顺的体现；教会家属感官陪伴的技巧，床旁示范道谢、道爱。

（4）给予相应的信息：病情知晓对患者和家属很重要，身前身后事应提早安排，要考虑离世地点的选择等。

二、患者常提出的问题及回应

1. 我说不清楚怎么不舒服?

教会患者熟练使用NRS，鼓励患者用自己的语言将不舒服描述出来，如“嘶嘶啦啦的疼……”“针扎样”，鼓励患者积极主动地与医生沟通自己用药的感受，参与自我的疼痛管理，使药物的调整有据可依。

2. 能不能别让我难受?

可采取如下回应：“您跟我说说您的难受都有哪些，咱们来排个顺序，一个个解决”“身体上难受的我们可以用药物控制，减轻您不舒服的感觉”“特别难控制的难受我们还可以让您睡觉，家人在您身边陪伴您，您睡着了，就感觉不到痛苦了”。

3. 我想吃东西可以吗?

满足患者的合理诉求。有负压引流的患者，可以饮用液体（持续引流）；临终患者通常可以用棉棒蘸取喜欢的食物（可乐、冰激凌，果汁、菜汤等无渣的液体），在舌头上轻轻点蘸和涂抹；对于固体食物，可以让患者在嘴里尝尝味道，咀嚼后吐出，让患者品尝到家的味道和温暖的关怀。

4. 为什么会是我得这个病？

可采取如下回应：“您也没想到会得这个病，是不是遭了不少罪？”（同理患者这个问题背后的痛苦，倾听患者诉说生病遭受的痛苦和害怕）；“得知生的是这个病，您会不会感觉很害怕？”

5. 我还能不能治？

可采取如下回应：“您期待达到的效果是什么？如果好起来，您希望做些什么吗？”（询问患者希望好起来的想法背后是否有放不下的事或者遗憾，在患者表达还有很多遗憾时进行同理与倾听）。

6. 我是不是快要死了？

可采取如下回应：“您依据什么判断会这么说呢？”“如果确实好不了，时间不长了，您还有什么想做的吗？”“想到这个结果您会害怕吗？”（不逃避患者的这个提问，借此机会询问患者的想法与心愿，支持患者与家属之间的沟通。）

三、患者家属常提出的问题及回应

1. 能不能放个支架进去，把肠子撑起来？

并不是所有的患者都适合放置肠道支架。需要医生对肠道情况进行评估，支架置入的并发症也需引起关注，如肠道穿孔、肠道出血及支架移位、脱落、阻塞。因此，在进行肠道支架置入术时，医生会严格掌握适应证和禁忌证。

2. 他还有多长时间？

恶性肿瘤引起的肠梗阻，预后取决于肿瘤的性质、位置、大小、转移情况及患者的整体健康状况。一般来说，预后较差，反复发生，具体生存期因个体差异而异。晚期肿瘤患者并发完全肠梗阻后，多数患者提示生存期以月计。

3. 吃东西越来越少，他会不会饿死？

处于重病/末期患者的营养照护与一般疾病营养支持不同。患者在走到生命终点的过程中，进食会逐渐减少。在接近生命终点时，大部分患者仅需极少量食物及水，这是人正常的生命规律。除非患者本人有进食意愿，可以提供他喜欢的食物或一定的肠内营养。强迫进食是误吸发生的重要原因。

4. 我们还可以做些什么？

在这个时期，对患者的陪伴与倾听很重要，不论患者是清醒或昏迷。可以进行“四道人生”，道谢：感谢……（描述具体的某个事件）；道歉：对过去做过的某件事表示抱歉，请求原谅；道爱：说出你的爱；道别：让患者放心。让患者知道爱他的人一直在身边。可以通过抚触、拥抱、熟悉的声音来实现。替他/她完成心愿，参与一些照护工作，也可以有效地缓解家属焦虑情绪。感官陪伴的核心是“尊重他”。

5. 不敢告诉他，怕他崩溃

患者往往比我们想象得更聪明和敏感，“医生一把他们叫出去，我就知道不是好事”“他们不告诉我，可我知道”“我得的是癌”。会诊时很多“不知道病情”的患者都谈到了“他们不告诉我”这个话题。家人可以尝试问“您对您的病是怎么考虑的”，也许能走进患者的内心世界，看到患者的真实感受和需求。

6. 别让他难受

在临终阶段，吗啡可以有效地控制疼痛、憋气等不舒服的感觉，减少输液等营养摄入，也会让患者感到轻松。这个阶段，家人的陪伴对患者是莫大的安慰，帮他完成心愿也可以让患者安心、放心。

7. 患者离世后什么时候穿衣服？眼睛闭不上该怎么做？

当患者离世后，鼓励家属和护士一同送患者最后一程。使用温热毛巾轻轻擦拭全身，穿上衣服。换穿衣服时若肢体僵硬，可用热毛巾热敷关节，并告诉患者要为他穿衣。翻身更衣及擦拭遗体时，可能会有分泌物由口鼻处流出，可以预先垫上看护垫，预防沾污衣服。如果患者去世后眼睛尚未全闭，用热毛巾热敷5分钟后协助眼皮闭合。可以帮患者画上淡妆，看起来会更安详。

8. 孩子/家里老人/我爸/我妈还不知道这个情况？

患者本人什么意思？我们支持其他家属能够知晓患者现在的情况，也是希望他们可以更平安地度过哀伤。如果不知道发生了什么，很多心里话没说也会留下很多遗憾。能够参与这个阶段的照顾，对他们来说很重要。

数 字 资 源

呼吸困难——小风扇疗法

口腔护理

腹部按摩

皮肤瘙痒护理

血渍处理

临终告别

附录A　药物用药方法缩略语

bid	每天2次
ih	皮下注射
im	肌内注射
iv	静脉注射
ivgtt	静脉滴注
po	口服
prn	必要时
q*h	每*小时1次
qd	每天1次
qid	每天4次
qn	每晚1次
tid	每天3次

中英文对照索引

5- 羟色胺 - 去甲肾上腺素再摄取抑制剂（serotonin-norepinephrine reuptake inhibitor, SNRI） 41

A

安宁疗护（hospice care） 6

澳大利亚缓和医疗协会（Palliative Care Australia，PCA） 2

C

持续深度镇静（continuous deep sedation，CDS） 217

D

癫痫持续状态（status epilepticus，SE） 166

癫痫发作（epileptic seizure） 165

多学科诊疗（multidisciplinary team，MDT） 44

E

呃逆（hiccup） 82

恶性肠梗阻（malignant bowel obstruction，MBO） 96

恶性脊髓压迫症（malignant spinal cord compression，MSCC） 184

F

非惊厥性癫痫持续状态（nonconvulsive status epilepticus，NCSE） 166

非甾体抗炎药（nonsteroidal anti-inflammatory drug，NSAID） 32

G

国际安宁缓和医疗协会（International Association for Hospice and Palliative Care，IAHPC） 1，2

国际抗癫痫联盟（International League Against Epilepsy，ILAE） 166

国际疼痛研究学会（International Association for the Study Pain，IASP） 12

H

呼吸困难观察量表（respiratory distress observation scale，RDOS） 52

缓和医疗（palliative care） 1

缓和镇静（palliative sedation） 216

J

脊髓压迫症（spinal cord compression，SCC） 184

脊柱骨转移不稳定评分（spine instability neoplastic score，SINS） 186

加拿大安宁缓和医疗协会（Canadian Hospice Palliative Care Association，CHPCA） 2

简化麦吉尔疼痛问卷（short-form of McGill pain questionnaire，SF-MPQ） 19

简明疼痛量表（brief pain inventory，BPI） 19

经皮内镜胃造瘘（percutaneous endoscopic gastrostomy，PEG） 101

惊厥性癫痫持续状态（convulsive status epilepticus，CSE） 166

K

卡诺夫斯凯计分（Kanofsky performance score，KPS） 101

L

利兹神经病理性疼痛症状与体征评价量表（Leeds assessment of neuropathic pain symptoms and signs，LANSS） 24

临终喉鸣（death rattle） 67

颅内压（intracranial pressure，ICP） 127

颅内压增高（intracranial hypertension，ICH） 127

M

麦吉尔疼痛问卷（McGill pain questionnaire，MPQ） 19

慢性阻塞性肺疾病（chronic obstructive pulmonary disease，COPD） 57

美国安宁缓和医学学会（American Academy of Hospice and Palliative Medicine，AAHPM） 3

美国国立综合癌症网络（National Comprehensive Cancer Network，NCCN） 43

美国临床肿瘤学会（American Society of Clinical Oncology，ASCO） 43

面孔视觉模拟量表（facial visual analogue scale，F-VAS） 18

N

脑脊液（cerebrospinal fluid，CSF） 127

O

欧洲缓和医疗协会（European Association for Palliative Care，EAPC） 221

欧洲肿瘤内科学会（European Society for Medical Oncology，ESMO） 43

P

匹兹堡睡眠质量指数（Pittsburgh sleep quality index，PSQI） 122

Q

全胃肠外营养（total parenteral nutrition，TPN） 100

S

三环类抗抑郁药（tricyclic antidepressant，TCA） 35

伤害感受性疼痛（nociceptive pain） 12

伤害可塑性疼痛（nociplastic pain） 12

神经病理性疼痛（neuropathic pain） 12

失眠严重程度指数（insomnia severity index，ISI） 122

世界安宁缓和医疗联盟（Worldwide Hospice Palliative Care Alliance，WHPCA） 4

世界卫生组织（World Health Organization，WHO） 1，2，3

视觉模拟量表（visual analogue scale，VAS） 18

数字评分量表（numerical rating scale，NRS） 18

T

体重指数（body mass index，BMI） 76

X

行为疼痛量表（behavioral pain scale，BPS） 22

修订版面部表情疼痛量表（faces pain scale revision，FPS-R） 18

选择性 5- 羟色胺再摄取抑制剂（selective serotonin reuptake inhibitor，SSRI） 35

Y

厌食（anorexia） 76

意识模糊评估法（confusion assessment method，CAM） 139

英国缓和医疗委员会（National Council for Palliative Care，NCPC） 2

预立医疗照护计划（advanced care planning，ACP） 4

Z

谵妄（delirium） 136

中文版晚期老年痴呆症疼痛评估量表（Chinese pain assessment in advanced dementia

scale，C-PAINAD） 19
肿瘤周围水肿（peritumoral brain edema，PTBE） 128
重症监护病房（intensive care unit，ICU） 23
重症监护疼痛观察工具（critical-care pain observation tool，CPOT） 22

后　　记

七年，我们一起走过的路

这本书，宛如一个承载着无数温暖与力量的宝盒，凝聚着太多人炽热的期盼与倾洒的心血。回首往昔，自2018年那个怀揣着无限憧憬、满是希望萌芽的起点出发，直至2025年3月这个满载收获的时刻，长达七年的悠悠时光里，我们携手同行，历经了迷茫时的徘徊、停滞期的无奈，也迎来了重启后的奋进，更收获了成长带来的蜕变、感动引发的热泪及始终熠熠生辉的希望。

2018年，缓和医疗的理念如同春日里刚刚破土的新芽，在国内悄然萌芽。那时的我们，心中燃着熊熊烈火，怀揣着满腔热忱，毅然踏上了这本书的策划征程。可现实的风浪远比想象中汹涌，到了2021年，项目也不得不无奈搁置。那段日子里，挫败、绝望、痛苦、无助如影随形，像一层厚重的阴霾，沉甸甸地压在我们心头。但即便如此，写一本适合国人的缓和医疗图书的念头未曾熄灭过。

直至2024年，在北京协和医学院人文和社会科学学院李飞老师温暖有力的鼓励与支持下，我们再次鼓起勇气，如同破茧而出的蝴蝶，带着全新的力量，重启了这本书的编写之旅。这一次，我们不再是形单影只的孤勇者。来自协和医院多个专科的伙伴们，国内和国际的同道们如同闪耀的星辰纷纷汇聚而来。他们不仅带来了各自领域深厚的专业知识与丰富的实践经验，更带来了对缓和医疗那份源自灵魂深处的理解与热忱。缓和医学中心的郑莹护士长、戴晓艳医生、杜铁宽医生、耿瑞璇医生、孙晨晨、张宁社工……每一位团队成员都毫无保留地将自己的心血与精力倾注其中。还有李飞老师、北京协和医学院人文和社会科学学院研究生周家欣、本书责任编辑杨小杰、张竹花教授、杨露凝医生、李娜老师、董哲老师……每一位参与者都如冬日里的炭火，让我们在前行的道路上倍感温暖与力量。

在编写的日日夜夜中，我们一次又一次被症状控制背后的每位患者那些触动心灵的故事深深打动。那些故事里，有生命的顽强、有对生活的眷恋、有亲人的不舍。与此同时，我们也被彼此之间毫无保留的支持所温暖。在讨论陷入僵局时，一个鼓励的眼神；在压力如山时，一句贴心的安慰；在思路受阻时，一个灵感的碰撞……每一个瞬间都如同涓涓细流，汇聚成一股强大的暖流支持着我们。也正是在这个过程中，我们愈发深刻地体会到，缓和医疗的基础首先是控制症状，然而，它更是对患者和家属身、心、社、灵全方位的深情关怀，是对生命最崇高的尊重与敬畏。这份珍贵的体会如同点点繁星，悄然融入了这本书的字里行间，成为我们最渴望传递给读者的核心信念。

放眼国内，缓和医疗方面的书籍有限。部分是从国外著作翻译而来，更多的则侧重于理论性阐述，缺乏与本土实践紧密结合的呼应。而我们这本书，正是带着填补这一空白的使命应运而生。我们期望通过理论与实践的完美交融，让大家真切地看到缓和医疗在中国这片土地上落地生根、开花结果的无限可能。我们斟酌每一个文字，力求这本书通俗易懂，便于大家将书中的理念真正付诸实践。同时，我们也热忱地鼓励同道们积极分享自己的实践经验，相互交流，携手共进，共同为推动中国缓和医疗事业的蓬勃发展添砖加瓦。

为了能将如此丰富多元的内容，以最清晰、最易读的方式呈现在大家面前，经过深思熟虑，我们决定将本套书分为两册。第一册专注于症状控制，如同为患者解除痛苦的利刃；第二册会更全面，还聚焦人文、沟通和其他重要领域，恰似温暖患者心灵的阳光。我们衷心期望这套书能够成为医务工作者学习和实践缓和医疗的实用指南，也能让更多人了解、关注缓和医学，凝聚起众人的力量，共同推动这门充满爱与希望的学科不断发展壮大。

此刻，千言万语涌上心头，我最想对每一位参与本书编写的伙伴们真诚地说一声“谢谢你们！”谢谢你们在漫长岁月里始终如一的坚持与倾尽全力的付出，谢谢你们毫无保留的信任与坚定不移的支持！我也想怀着深深的歉意对大家说一声“对不起！”对不起让你们在这段旅程中经历了那么多艰难困苦与严峻挑战！但我更想饱含深情地对大家说一声“我爱你们！”我爱你们对缓和医疗那份炽热的热爱与执着坚守，我爱你们对患者无微不至的关怀与无私奉献！

这七年的时光里，我们并肩走过的每一步，都印刻着艰辛与挑战，也洒满了感动与希望。展望未来，我们必将继续手牵手、心连心，为建设缓和医学学科全力以赴，为造福每一位中国人不懈奋斗！

北京协和医院缓和医学中心主任　宁晓红
2025年3月